永遠對生命熱情、保持感性與性感
並以靈性來增長智慧

女神歲月無痕

克里斯蒂安·諾斯拉普 醫生
Dr. Christiane Northrup 著
馬勵 譯

GODDESSES NEVER AGE

THE SECRET PRESCRIPTION
FOR RADIANCE, VITALITY
AND WELLBEING

獻給每個女人體內的不老女神，以及大地之母蓋亞。

目錄

前言

我一個二十多歲的好友對我說：「女孩，妳是個謎。妳不年輕，也不老。我不知道妳到底是怎麼回事。妳是異類。只要做異類就好！對妳有好處！」

托沙．西爾弗，《無限制開放》（*outrageous openness*）作者

最近我去一家體育用品商店調整滑雪鞋固定帶，一位看起來明顯比我年輕的銷售員問了我的年齡。顯然地，如果妳超過某個年齡，她們會認爲妳的平衡感已經很差，比較容易跌倒，所以需要能夠快速鬆開的固定帶。但我身體活動力很強，甚至比年輕時還強，而且經常跳阿根廷探戈，所以平衡感很好。我跟那位正在研究固定帶的銷售員說：「只需要輸入40。」我使用健身器材時也都這樣做，我不需要像一個器材快一點就會受傷的孱弱老太婆那樣踩著樓梯機。我如果感覺不對，就會停下來調整機器，不會因爲不得不使用較低的設置而感到尷尬或羞愧，也不會讓別人對於40、50、60或任何其他數字的看法，去影響我如何看待自己。

年齡不能決定價值

有人問妳年紀多大時，妳會記得嗎？還是說，除非一個足以成爲「里程碑」的生日即將到來，否則年齡其實是不重要到可以忘記的程度？年齡只是一個數字，歲月無痕意味著不接受用一個數字決定妳從健康狀況到吸引力的一切價值。妳可以比六十歲時更年輕，因爲妳改變自己的態度和生活方式。要歲月無痕，就要藐視所謂屬於「這個年齡」或「那個年齡」的規則。很簡單，就是永遠不要變「老」——永遠不要覺得彷彿最好的日子已經遠去，而現在要開始走下坡。

讓我說清楚這一點：從我們出生的那一刻起，就開始變老了。但我們在到達五十歲之前，在美國文化中不會使用「老化」一詞，而我們大多數人將「老化」與「惡化」聯繫在一起。事實是，說到這樣的老化時，有好些人在二十多歲甚至更年輕時已經顯示出「老化」跡象：肌肉含量下降、血糖不穩定、失去平衡感。與此同時，一些七十多歲的人反而展示出健康形象。

根據美國太空中心生命科學部門研究科學家兼前任主任喬恩・韋爾尼科斯博士（Joan Vernikos, Ph.D.）的說法，她曾負責讓七十七歲的前參議員約翰・葛倫（John Glenn）重返太空。衰老只不過是一種緩慢的失重狀態：也就是當妳不站起來，無法四處走動、過積極的生活以及體驗地球的引力時，這是妳身體出現的狀況。年齡增長並不表示身體健康會不可避免地往下走或逐漸失去修養。

《女神歲月無痕》這本書談的是歲月無痕與歲月無痕的生活，也就是妳在不擔心自己會倒下、喪失身心功能的情況下積極生活的經歷。我們早就應該改變對於年齡增長的既定想法。百歲老人是美國人口增長最快的部分（以每年七萬五千人的速度增長）①，目前美國約有五萬三千名百歲老人，到二〇五〇年，將有六十萬人。妳沒看錯：從現在開始的兩代，美國的百歲人瑞將超過目前數量的十倍，而這只是人們壽命延長的全球故事的一部分。如果妳想長壽，我相信妳不會希望在生命的最後幾年健康欠佳、總是想著自己多麼「老」。妳可以採取一種新的、歲月無痕的態度，幫助自己在身體、情感、心智和精神上蓬勃發展，從今天開始改變自己的未來。

隨著掌控記憶儲存的河馬體以及整個大腦裡面的神經連結增加，年齡增長會成爲妳價值和能力增加的機會，妳認眞活過的生命智慧融入了大腦和身體，使妳不再害怕讓別人失望和自身不完美。沒有年齡概念的生活就是勇敢的生活，意味著不被生活中的小事分心，因爲妳有足夠的經驗知道什麼不值得擔心、什麼應該是妳的優先事項。這也就是說跟時間建立新的關係，妳不再害怕時間或試圖走在時間前面。最近一次調查中，有一百多人被問及自己年齡達到三位數時的感覺，前三個答案是「幸福」、「快樂」和「驚訝」，因爲不論幾歲，當妳生活在歲月無痕的狀況中，就不會注意自己的年齡②。

神聖女性的創造力

靈魂是沒有年紀的，透露出宇宙的神性與女性的創造力。傳統上，神聖的女性一直與黑暗、身體、神祕、生育、接受，以及萌發和培育生命的子宮中的生命原始漿液（原生湯）有連結。每個女人都是歲月無痕的女神，是神聖女性身體形態的一種展現。不幸的是，我們經常在年齡主義文化訊息的衝擊中忘記這一點。我們需要更清楚地意識到周遭文化對於變老的負面訊息，並有意識地拒絕接受這種訊息。

臨床神經科學家馬里奧・E・馬丁內斯博士（Mario E. Martinez, Ph.D.）是「生物認知科學研究所」（Biocognitive Science Institute）的創始人。他寫過關於文化期望，或他稱之爲「文化出入口」的文章，「文化出入口」就是我們認爲自己表現應該符合的歲數，例如達到三十歲、五十歲或六十五歲。馬丁內斯博士說妳應該一直拒絕老人優惠價，因爲那種優惠只是強化了妳認爲自己越來越老、越來越虛弱、不能工作、需要別人照顧的錯誤想法③。我哥哥最近發現了這個事實，他決定用折扣價買一張老人機票以節省二十五美元。等他到達機場時，就不得不站在另一條線上證明自己確實是老人。他說他最後感覺像是一個二等公民，當然不值得節省那二十五美元。

我的母親將近九十歲，她因爲沒有簽下老年醫療福利藥物處方計畫而有了麻煩。她認爲沒必要簽，因爲她沒有也不打算服用任何藥物。妳想過慶祝六十五歲生日的方式是思考自己可能得到哪些疾病，以便選擇哪種適合妳的處方藥計畫嗎？爲什麼到了六十五歲就會有那個妳期待走過的文化出入口？這可能是因爲在十九世紀時，六十五歲被選爲退休年齡，讓人們能領國家養老金，因爲這是平均預期壽命。從那時起，精算圖表和統計數據已經將退休年齡固定在六十五歲左右，上下大約五年，然而現在的預期壽命是六十五歲以後的二十四年！那麼爲什麼還要繼續期待在六十五歲時鬆懈下來？或者是在七十五、八十五，或任何年齡時鬆懈？

如果妳現在沒想到自己多大了，那麼一個具有里程碑意義的生日、同齡朋友和親戚得了與生活方式相關的疾病，或妳生活中的危機，都可能會讓妳重新思考如何改變生命腳本，讓自己變老而身體不會每下愈況。許多女性打電話到我的電台節目徵求我的意見，因爲她們突然得了自體免疫性疾病、癌症或過敏性疾病。如果不是一個健康危機讓她們偏離正軌，那就是失去一份工作、一段情感關係或一個幻想。有時候她們發現丈夫一直在欺騙自己，或者她們正在念大學的兒子或女兒罹患精神疾病或有藥物濫用問題。我們的靈魂設計了許多強有力的警惕方式，提醒我們回到正軌。

更年期是身體的自然轉變

當然，就像過去更年期被稱爲「變化」一樣，這是女性生命中的一個自然轉變點，我們本來就是要在最後一次生理期這個生物標誌附近開始新生活。就算我們思想上沒有準備好，身體也知道這一點。當我還在從事醫療工作時，頭腦敏銳的職業女性來做懷孕檢查，當我告訴她們結果爲陽性時，她們會說：「我不敢相信。這是怎麼發生的？」相信我，她們了解避孕和身體的生育週期，她們只是在否認自己會無意識地需要經歷一場戲劇性的變化，這種需要造成她們沒有嚴格避孕。當我們能夠意識到身體對於創造出新事物的願望，並且記住有很多方法可以做到這一點，而不再需要眞正去做母親時，經歷人生戲劇性的變化不知道會容易多少。

在進入停經前期，也就是通常持續六至十二年的更年期過渡階段，許多女性意識到自己不再願意擱置夢想並按照周圍人們的想法過生活。也許妳會強烈感覺到自己應該轉換職業，搬到一個新的地方，結束一段關係，或以一種新的方式探索妳的性慾。要注意那種嚮往，要變得更有創意！生命力量正通過妳，妳創造的新生活必須包括自己在內。

或許妳的身體還沒有意識到要做出改變，女性體驗的自然轉變往往會出乎意料地出現，就像停經前症候群一樣。跟我談過話的一個女人說，她的第一次熱潮紅非常意外和激烈，以至於她責怪丈夫給了她一杯富含咖啡因而不是無咖啡因的咖啡。她認爲熱潮感覺是咖啡因引起的，當丈夫說：「也許妳是有了熱潮紅，妳是不是到了那個年紀？」她嚇呆了。女性通常不會考慮停經前症候群，直到自己開始停經，或者同齡女友或姐妹進入這個階段。她們懷疑著：「我已經到了那個年紀了嗎？真的嗎？」接下來她們會想，所以那是什麼意思呢？我人生的下一章要創造些什麼呢？我正在成爲怎樣的人？

妳正在變成的是本來就應如此有力、甜美、繁殖力旺盛、歲月無痕的女神，這是不受影響的神聖女性生命力的呈現；而文化期望則是弱化、過於謹慎、害怕讓別人不安。妳正在發現自己歲月無痕的女神自我，有很多方法來表達自己的創造力，以及體驗生活中的快樂，從感覺自己的身體良好、重新發現自己的性慾，到展開一段新的關係、計畫或生活方式。

《女神歲月無痕》是一本適合任何年齡女性的書，今天的女人們正在享受生活，並渴望體驗生活如何可以變得更好。我不想爲女性寫一本讓她們害怕變老、告訴她們如何準備可能發生的每一件事情的健康書。這些事情從乳房疾病到心臟再到子宮，我不想將女性身體切成碎片，然後告訴她們該用哪十個技巧來確保身體保持完整或系統不會亂七八糟。我已經受夠了那種保持健康的方法，如果妳想知道如何擁有健康的乳房、如何用美味健康的食物滋養身體，以及如何讓自己年復一年看起來很棒，妳會發現這本書裡全都有。然而，妳也會發現一些挑戰自己的想法，讓妳放棄關於女人、我們彼此之間的關係、我們的身體，以及大自然的神話；女人已經內化了這些神話，並使自己受制於年齡。

事實上，《女神歲月無痕》旨在幫助妳擺脫老舊生活模式而進入新模式。這本書指出妳身體可以正常運轉的一切，以及如何在任何健康和生活情況下取得身體和健康的平衡，即使妳已罹患慢性疾病也無妨。無論妳得到的醫療診斷是什麼，本書的方法都可以強化妳的治療。第一章摧毀衰老的神話，幫助妳理解歲月無痕和女神的意義。真實情況是，我們的身體、思想以及情感並沒有分開，它們跟偉大的地球母親、天空和星星也沒有分開。理解這一點，有助妳了解何以有必要放棄讓妳無法體驗最佳健康和福祉的有毒信念和感受。而且，由於妳為健康所做的第一件事就是快樂地生活，讓自己浸淫在可持續的快樂中，本書第二章將專門討論這個話題。

在第三、四章，我將對女性在更年期和停經後的身體和健康方面常見的問題，提出非常不同的視角。在第五章中，妳將學習如何釋放悲傷、憤怒和羞恥等可能導致疾病的舊情緒。第六章將幫助妳恢復性慾，也就是妳的阿芙蘿黛蒂性質（譯註：希臘神話愛與美的女神，與性慾有關），讓妳不再僅僅因為沒有二十二歲的苗條身材就認為自己不性感。在第七章中，妳將繼續釋放有毒情緒，因為妳放掉了羞恥和完美主義，這些影響妳與自己及妳生命中重要人物的關係。第八章談妳不再介意自己腹部尺寸後，與食物和身體建立新的關係。第九章討論快樂地活動身軀，而不是強迫自己「運動」。第十章談到如果妳願意改變自己的外觀，妳會看到自己的美麗，並且帶著自信提升和欣賞那種美麗。在第十一章中，妳將受到指導聆聽女神般的智慧，並知道如何看出日積月累的唬爛指數訊號。當妳完全進入歲月無痕的女神自我時，妳還將學習如何與大自然以及大自然生物建立新的關係。最後，在第十二章中，妳將透過十四天的「歲月無痕女神計畫」得到一個實用的模板，以便應用書中的想法，之後，妳將找到有助滋養妳體內女神的資源列表。

所以，妳現在到了必須決定未來幾年生活樣貌的十字路口。鑒於妳現在正在閱讀本書，證明了妳內在的神聖女神希望妳讓她來引導妳。我這麼說是很有把握的，因為我已經活了很久才知道天下沒有所謂隨機的巧合。如果妳沒有認真考慮改變生活方式，那麼妳現在就不會在這裡讀這些文字。

因此妳打算興致勃勃地老去，還是隨著年齡的增長而衰敗？妳是否會堅持那種與身體爭鬥，讓身體不出狀況的傳統生活方式？妳會繼續把別人的需求放在自己的前面，並用加工食品、糖、咖啡因、焦慮和純粹的意志力為自己加油嗎？或者妳會離開那條導致疾病、虛弱和降低生活品質的道路而開始勇敢地生活，像妳信誓旦旦表示過的一樣？

變老用不著害怕。這不是一本讓妳武裝起來對抗老化的反老書，不管怎樣，用戰爭比喻都是不合適的。當妳對某事採取對抗態度時，妳就賦予了它力量。與其害怕和抵抗年齡的增長，倒要借助那神奇原則，即知道某些名字就得到力量。正如作家斯塔霍克所說，不是超越它，而是伴隨它。然後妳就可以成為一股中和的力量，妳可以讓變老成為一種不同的體驗。那妳就不會老、也不會年輕。妳將成為「別的東西」：成為一位歲月無痕的女神。

註釋：

① "Centenarians Are the Fastest-Growing Age Segment: Number of 100-Year-Olds to Hit 6 Million by 2050," *New York Daily News*, July 21, 2009.

② Sue Campbell, "What's Your Plan If You Live to 100?" *Next Avenue*, May27, 2014. http://www.nextavenue.org/blog/whats-your-plan-if-you-live-100.

③ Mario Martinez, Ph.D., Hay House radio interview with Christiane Northrup, "Your Culture Is Stronger Than Your Genes," *Flourish !*, November 6, 2013.

1

女神歲月無痕

我們不是長壽的支持者。
我們支持的是快樂生活，
而當妳發現自己快樂時，長壽通常隨之而來。
我們不以壽命的長短評估人生是否成功；
我們評估的依據是喜悅與否。

——亞伯拉罕（Abraham）

媽媽快九十歲了，但她還是喜歡開車。她每週至少一次在房子周圍操控著坐式割草機，在她四分之三英畝的草坪上美化環境。她開著Pleasure-Way露營車穿過波士頓的街道，與我見面吃飯。幾個夏天前，媽媽和朋友安妮開著露營車，一起橫跨美國旅行。安妮年紀稍大（最近九十一歲時去世）。她們想看紅杉，她們並不怕夜晚把車停在露營地過夜。我寧願把修剪草坪和繁忙的城市交通留給別人，但我知道，當我到達母親的年齡，我會像她一樣活躍。媽媽和我在很多方面都不同，但她是我帶著歡樂和冒險感盡情生活的榜樣。從她那裡我了解到運動和照顧身體的重要性，這樣才可以在晚年做自己喜歡的事情，而不是面對一個接著一個的健康危機。引用伊絲特・希克斯（Esther Hicks）和亞伯拉罕（Abraham）的話，我晚年的配方是「快樂、健康、死了。」①妳不是命中注定要在最後幾個月將氧氣管插入鼻樑深處，妳可以用別的方法寫那一章！

身爲醫生和健康教育工作者，我知道如果妳選擇良好的生活方式，就可以將退化性疾病和早衰的可能性降至最低。妳不用以爲健康只是暫時喘息，健康是妳與生俱來的權利。妳可以擺脫過度警惕的狀態，不要擔心妳的身體會在任何時候背叛妳。相反地，妳可以恢復與自己身體自然、和諧的關係，每天體驗理所當然的快樂、喜悅，以及活力十足的健康。然後，妳就會歲月無痕地生活，擁有女神的活力，而這一切會反映在妳的身體和精神上。

細胞老化，細胞再生

大多數人都沒有意識到，身體一直處於重塑狀態。細胞經常自我補充，舊細胞死亡，新細胞誕生。在妳所有器官中，皮膚代換最快，但每一個細胞都會再生。妳擁有的身體已經跟兩三年前不一樣，每個細胞都已經替換過。

從某種意義上來說，我們有保固期。我們染色體尖端上的結構稱爲端粒，就像炸藥棒上的燈芯一樣，在細胞分裂時會變短。當燈芯變得夠小時，細胞不再接受複製指令，它們的死亡隨之而來。然而，端粒可以不必那樣快速縮短。研究顯示，一種叫做端粒酶（telomerase）的酶會對端粒進行修復並略微擴展，因而保證我們可以藉由提高修復和延長端粒的能力而得以實現逆轉老化②。正念冥想、運動和思維方式都有助減緩衰老過程③。威斯康辛大學理查德．戴維森（Richard Davidson）等研究人員的研究顯示，練習正念能夠重新啓動大腦，產生更大的免疫力④與改善管理壓力和情緒的能力⑤。最近一項持續八年訪問年逾五十歲人士的縱向研究顯示，每週只需一小時的適度運動就可以減少七倍罹患慢性病的風險，「適度」運動指的是每週一小時的跳舞、洗車或走路。就連那些在研究開始之前一直久坐不動的人的結果，也與那些一直在運動的人相似⑥。因此，如果妳想在體內擁有充滿活力的新細胞，就要透過積極的生活方式來滋養它們，包括對自己、對妳的幸福，以及對妳的價值感都保持正向與積極的態度。

細胞分解造成我們與衰老相關的身體變化，從皺紋到輕微的疼痛和病痛都有。身體惡化很大程度上是由於毒素的積累，造成細胞惡化和損傷以及組織和器官破壞。這種毒素累積對身體的影響因緻密筋膜的發展而加劇：也就是由身體、情緒和精神壓力引起的結締組織瘢痕形成（後面將詳細介紹）。正如我在導言中提到，坐太多和躺太多會加速衰老，因此妳需要活動身體，並藉由走路、推、拉和移動，來體驗地心引力的拉力。運動至關重要的一個原因是，如果妳不是整天坐著，體液就比較容易將毒素移到處理它們的器官。事實上，長時間坐著會加劇尿失禁（勃起功能障礙也是如此，這也是男性需要運動的原因）。身體的毒素如果沒有處理，就會出現細胞破裂。

我們應該盡可能避免食物和環境中的毒素，但是許多促成衰老過程的毒素是在我們自己的身體中產生。在身體安全的直接威脅情況下，身體會使用皮質醇和腎上腺素等壓力荷爾蒙，它們會快速產生類似奔上山丘或爲保命而戰的能量。當這些荷爾蒙由於不停歇的情緒和身體壓力而在系統中慢慢升高時，就會引起細胞炎症，這是造成包括癌症在內的所有慢性退化性疾病的主要原因。

我曾經有一個朋友需要急救，我帶他到急診室，與他一起待了幾個小時，醫生和護士對他進行了測試。他的血液檢查完全正常，經過急診室幾個小時漫長的壓力，他拿了止痛藥後被送回家。第二天早上，我增加了三磅。我的身體那時正在保留水分，那是發炎過程的一部分，目的在設法減少我因前一天的壓力而留下的系統中的皮質醇和腎上腺素的數量。隨著時間過去，諸如睡眠品質差等情緒和身體壓力因素，可能會使我們體重增加且居高不下，從而減緩我們的新陳代謝。從某種意義來說，正如克萊特·巴倫－里德（Colette Baron-Reid）在她所著《多愁善感人士的減肥書》（*Weight Loss for People Who Feel Too Much*）中指出，許多女性因同情而承受周圍人的情緒壓力，結果身體負載了全世界的重量。

氧化壓力是另一個會逐漸對我們身體造成嚴重破壞的過程。自由基是細胞內新陳代謝的副產物，是缺少電子的分子，這些分子穿過系統尋找可以清除電子的細胞，使得那些細胞受損，而受損的細胞反過來尋找可使它們恢復穩定的電子。如果身體沒有足夠的抗氧化劑來定期抵抗自由基的傷害，最終就將無法自我修復。

妳在攝取能夠短暫舒緩焦慮、憤怒、悲傷、痛苦和不快的含糖食物時，會加劇炎症和氧化壓力。我說的不是含有纖維和大量營養素和抗氧化劑的新鮮水果，妳的悲傷可能不會在大啖一碗新鮮藍莓時淹沒。我們在壓力下攝食的糖分往往是高度精煉過的，這種食物中的醣類缺乏蛋白質或足以減緩糖對身體產生生化作用的纖維。來自糖的快速能量可能會讓妳感覺良好，但糖果棒、杯子蛋糕或一杯葡萄酒會刺激胰島素，並造成LDL（低密度脂蛋白）膽固醇受損。黏稠、受損的低密度脂蛋白穿過血管，引起進一步發炎，最後粘在血管壁上，形成有限制性的斑塊，最終增加阿茲海默症、糖尿病、關節炎、心臟病發作和中風的風險。此外，即使是略高水平的血糖引起的血糖壓力，也會造成免疫細胞中諸如細胞因子等發炎症性化學物質的釋放，從而損害血管壁。

過量的內臟脂肪（腹部脂肪）也會引起炎症，造成各種疼痛，讓妳想要放棄晚上散步而窩到沙發上享用一杯冰淇淋。攝取精製糖會引發β-內啡肽反應，使疼痛暫時消失，感覺暫時良好，但糖加上久坐不動的生活習慣，會造成炎症和氧化的惡性循環。圓潤的肚子不是因爲年齡，而是因爲攝食糖以及找上妳的炎症。這是一個訊號，表示妳需要改變成一個新的自己：歲月無痕的女神。她已經有過很多快樂，因而不會屈服於糖和酒精帶來的些微短暫的快樂誘惑。

雖然經常飲酒的老化效果能從外表看出來，但大部分損害是發生在體內深處。大腦內處理多巴胺這種能止痛和製造快樂物質的途徑運作不再正常。一段時間後，妳開始感覺清醒狀態比養成喝酒習慣之前還糟。「只喝一杯」啤酒或葡萄酒可以暫時改善情緒和幸福感，但隨後又開始了同樣的循環。此處必須說明，小小縱容自己攝取一點含糖食物、甜食或酒精並不會殺了妳。事實上，涉及快樂的健康儀式（如吃巧克力或享用一杯好酒）是生活的一部分。但是在這方面愚蠢地過度放縱，以緩解不想要的痛苦的方式，則是完全不同的狀況。妳眞的要選擇糖，還是比較甜美的生活？妳要在一瓶伏特加中尋找烈酒，還是靈魂？妳是自己開藥方去壓制那「不方便」、難以忍受的感覺嗎？一個很好的作法就是將那些感覺中的毒素排除，釋放它們，讓妳能夠體驗可持續的快樂，就像一個快樂的兩歲孩子！

排毒很棒，它促進身體健康，提醒我們將垃圾從自身系統中除去，和恢復自然的健康狀態是多麼美好。不過，我們大多數人都將排毒當作一種「壞」的懺悔，這可不是無視年齡的態度。那種想法是我「不乖」，假期中吃了太多美食，所以我必須用嚴厲的排毒來懲罰自己。妳不必進行為期四天、造成偏頭痛和類似流感症狀的排毒。妳可以輕易選擇開始恢復清潔飲食和愉快生活的過程，知道自己可能會在所有這些毒素離開身體時略感不適。在那輕微不適的期間，妳可以期待從感覺臃腫、疼痛和低能量到再次充滿活力的轉變。捨棄排毒的懲罰概念，專注在照顧自己、調整自己的需求，以及吃新鮮健康食品的樂趣。想想妳在清理雜亂無章的抽屜或壁櫥，然後享受留下的「白色」空間時，自己的感覺是多麼美好。同樣的感覺也會在妳除去體內垃圾時出現。

如果妳不承認當下必須眞正關心和愛護自己到一個程度，讓妳那腎上腺素激情澎拜的生活方式退去，那麼所有妳吃的垃圾，以及所有不斷重複損害健康的訊息和行為終將產生惡果。妳會發現自己比以前想像的更能控制自己的健康。老年學家邁克爾・羅森醫生（Michael F. Roizen, M.D.）做過的研究顯示，一個人可以藉由採取積極的態度，甚至只是使用牙線刷牙，就可擴展生活品質和豐富性⑦！在妳試圖發展新的習慣，以及在繁忙日程中融入新活動時，一些變化似乎頗爲困難，但是收獲可能非比尋常。

不再有老年時刻

人人都希望自己的健康配得上生命長度。許多女性不僅害怕失去健康、體力或外表，還擔心癡呆症。似乎每天都有令人恐懼的報告，許多原本身體健康的老年人認知能力開始下降或罹患老年癡呆症。一個不那麼明顯的事實是，我們可以改變許多生活方式來保護大腦健康。目前在癡呆症方面正持續進行大量的研究，但與其等待治療，何不現在過一種馬上就可以避免這種病症的生活方式？

我們通常所說的壓力，包括了精神、身體、情感或精神各方面的壓力，實際上會在大腦和身體中產生炎症化學物質，造成記憶力下降。無論這種壓力來自飲食中過多的糖、長期憂心，或是睡眠不足，都會導致細胞退化。好在妳有能力改變這種狀況，妳可以閱讀如何「管理」壓力的資料，但僅僅閱讀與打算最近找時間管理壓力，並不會發生任何事。妳需要每天進行有益健康的活動，以提高免疫力、降低皮質醇程度和炎症以及鞏固大腦健康，使妳得以體現健康和快樂。這些健康活動包括定期運動，全天有規律地從坐姿轉爲立姿，與好朋友一起享用美食、跳舞、充分呼吸，透過瑜伽或其他練習拉伸筋膜（結締組織），透過冥想平息情緒和內心活動，服用抗氧化劑等等。另外還有很多其他方法可以增強大腦健康（稍後會詳細介紹）。

如果妳發現自己在房間裡站著思索手機何在，請不要說：「我老了。」認知能力下降並非變老的正常部分。妳可能是因爲想同時做很多事，又缺少高品質的睡眠，因而心理不勝負荷（稍後會談更多）。言語很有力量，所以不要因爲妳已經過了四十就讓自己相信大腦已經糊塗！要採取不受年齡影響的健康心態，讓妳的細胞也保持年輕和健康。

不受年齡影響的心態

心理習慣對我們的健康和長壽起著重要作用。老年學家暨流行病學家貝卡·利維博士（Becca Levy, Phd）主持的著名俄亥俄州老齡化和退休縱向研究（Ohio Longitudinal Study of Aging and Retirement, OLSAR）發現，對老齡化有積極看法的人比沒有那種信念的人平均多活七年半。事實上，人們對衰老的看法，不論正面或負面，對健康長壽的影響大於低膽固醇或血壓（壽命增加四年）或低體脂數（BMI）的影響。感知比不吸煙（增加三年）更有影響⑧。

換句話說，對衰老積極方面的信念強烈地影響了妳的生物本質，從而影響妳的生存。如果這種訊息是一種藥物，那麼不開處方就不道德了！對六十至九十歲的人還進行了一項確定她們「擺動時間」的研究，也就是走路時腳離開地面的時間。擺動時間可以衡量平衡，可以確定人是否變得虛弱。研究中的兩組人員都被告知要走路，以便用她們的擺動時間作爲測量基礎。然後受試者玩了一個簡單的計算機遊戲，但她們不知道第一組遊戲包含潛意識的積極信息，如「明智」、「精明」和「完成」，第二組有潛意識的負面信息，如「衰老地」、「依賴地」和「生病地」。玩完電腦遊戲後，第二組沒有了擺動時間。她們走路時好像實際上就是「衰老地」、「依賴地」和「生病地」。然而第一組的擺動時間增加了，這種轉變似乎完全是由於她們無意識的思想以及這些思想對身體機能的直接影響⑨。

我們的態度對年齡增長和步入老年究竟有多大的力量？哈佛大學教授艾倫·蘭格博士（Ellen Langer, Ph.D.）在她的經典著作《正念》（*Mindfulness*）中講述了她如何對七、八十歲男性進行的一項著名研究。她讓一組人以二十世紀五〇年代生命鼎盛時期的方式生活：看那個時代的電視節目，看著掛在牆上自己鼎盛時期的照片，閱讀那個時期的雜誌等。另外有一個控制組則是遠離目前生活，但沒有任何提醒他們年輕時代的生活內容。研究開始之前，這些男性接受了聽力、血壓、視力和肺功能檢查，也拍了照片。兩週後，重複測試。那些過著鼎盛時期生活的男人平均看起來年輕了十歲，他們的聽力、視力、肺功能及其他功能和測量數字都有顯著改善，幸福感也增加了。當他們離開臨時居所時，都帶著自己的行李，就像他們記憶中那個健康有活力的男人一樣。對照組則未顯示任何變化。

這裡還有一個支持無關年齡思維的研究實例。著名的明尼蘇達大學修女的縱向研究始於一九八六年，至今仍在繼續。此研究審視二十世紀二十年代進入修院生活的女性，以確定八〇年代罹患阿茲海默症的女性與保持健康大腦的女性差別何在。每個修女在二十歲出頭進入修道院生活時都寫了一篇自傳，那些自傳詞藻豐富、描述生動、語言結構複雜的修女當中，只有百分之十的人後來發展出阿茲海默症，而那些自傳寫得平淡無奇的修女們有百分之八十後來罹患了這個病症。這項研究表明，生活經驗朝氣蓬勃、全然投入並享受自己的創造力，可以保護大腦健康⑩。我們對健康和幸福有如此多的控制權，眞是太棒了！現在再說那項研究中一些眞正意想不到的發現：屍體解剖顯示，那些享受生活並且沒有癡呆症跡象的修女們大腦中的斑塊，和那些在死亡前明顯存在癡呆症、不那麼活潑的修女一樣多。請重讀最後一句話。這證明健康的心靈和精神可以存在於不完美的身體中，這是不受年齡影響的態度的力量。

信仰與生理

妳需要了解，健康方面最重要的事情就是，身體和器官的健康與妳的情緒健康、思想、文化內涵和精神面貌分不開。妳的思維和信念是健康狀況最重要的指標，這是一個非常好的訊息，因爲思想和信仰可以在意識控制下進行，並在必要時訴諸靈性的治療能力（後面會談得更多）。這是西方醫學在保健上經常遺漏的一部分，但請相信我，這是妳眞正力量所在，沒有例外。妳的信仰和思想與生理緊密連結，成爲妳的細胞、體液和器官。沒有任何補品、飲食計畫、藥物，或是運動方案可以與思想和信仰的力量相匹敵。在身體出現問題時，這是妳首先需要注意的地方。讓我說得清楚一點，如果妳的身體出現了某種健康問題，妳很可能不是有意識地知道其存在的理由。如果妳已經意識到這個問題或情緒，它就不會出現在身體上，因爲妳已經把問題解決了。請盡量不要抵制這個事實，而是拿出勇氣深入內心問自己以下的問題：「我的生活、想法和信念現在是怎麼一回事？我怎樣可以從目前的情況來學習？我此刻的靈魂課程是什麼？我如何從這裡成長？」

阿育吠陀和東方醫學從業者很清楚體內各種系統之間的能量聯繫，但西方醫生往往孤立地看待一個系統。事實上，這種思想/身體分裂是建立在我們社會基礎之上的。沒有一個足病醫生可能會注意妳如何忍受腳的狀況，並詢問是否有任何尙未處理的情緒或壓力造成妳的悲傷、憤怒或哀慟，如果這位醫生這樣做了，妳可能會退縮，產生防禦心，甚至責備對方，從而無法進入那樣的醫療方式。然而，即使妳的手部受傷可能涉及工作場所不符人體工學，或是出於意外，妳關注那未經處理的情緒也可能緩解手臂和手中組織的疼痛，讓妳身體這部分自我修復。請記住，在問題解決之前，妳可能不會知道這個教訓的眞正含義。

多年來，我最深刻的靈魂課程——那些眞正帶來光明、最終帶來歡樂的課程有多種方式。我曾經有一個切入胸壁的巨大乳房膿腫，幾乎使右下半乳房部分液化，需要緊急手術。

這件事使我在照顧和滋養自己方面吸取了教訓，當時我一方面要照顧嬰兒，一方面還要每週工作八十小時。有一次，我的子宮內發展出一個足球大小的纖維瘤，必須動手術切除。這件事讓我警覺自己一直把創造力轉移到工作和人際關係的死胡同中。我的左側角膜也曾有罕見的感染，幾乎使我失明。根據傳統中醫，眼睛位於肝經（經絡是生命力流經的能量通道），是與憤怒相關的經絡。這情況在我處理童年對母親的憤怒時發展出來。當我開始寫作《母女智慧》（*Mother-Daughter Wisdom*）時，這些記憶出現了。一家眼科醫院沒有成功治癒我的眼睛，只有在我開始服用高劑量的維生素C後，感染才消失。或者依我喜歡的說法，維生素C就是「看見」（see）。我深陷童年時對母親的憤怒中，確實「看不清楚」。

由於我們體內存在相互平衡的相互關聯系統，所以將注意力集中在這個問題或那個問題上是沒有意義的，因爲那好像各個問題存在於眞空中，超出妳的情感；一樣沒有意義的是尋找奇蹟療癒或神力干預。我們已經被教導出根據遺傳學來擔心疾病，但這也是基於過時科學的過時健康思維方式。至關重要的是要知道我們的免疫力和適應力會受到同理心、愛和榮譽等高尚情感的推動，所有這些都使我們更有能力對抗細菌和病毒。不過，正義的憤怒和捍衛自己也與健康息息相關！當妳透過欣賞自己的力量來感受自己的情緒以及改變自己的思想、信念和行動，最後以妳的行爲來建立整體健康和幸福感時，妳會發現自己可以藉由體驗快樂、興高采烈、同情、快樂和正義的憤怒等情感來加強健康和免疫力。與此同時，妳可以減少慢性退化性疾病的根本原因：細胞炎症，諸如癌症、心臟病、關節炎和糖尿病。所有的健康和活力都是先透過精神聯繫而出現的。讓本書介紹的計畫作爲妳活力的基礎吧！

我在本書簡介中解釋了馬里奧・馬丁內斯博士的文化出入口模式，也就是我們對生命不同階段意義的期望。文化出入口模式也可以積極發揮作用。我的一名病人前往中國，原以爲自己的臀部疼痛與年齡增長有關，但這個問題卻在中國消失了。她認爲，這是因爲中國很尊重長輩，以至於她在那裡對自己的看法發生了變化，她的生理化學也發生變化。馬丁內斯博士舉了秘魯與日本兩地更年期紅潮的例子。熱潮紅在秘魯意味著「羞恥」，在日本則被認爲是女人進入更深智慧的第二個春天的跡象。由於有負面關聯，秘魯女性因熱潮紅發熱感染的炎症程度高於日本女性。同樣地，在非洲的！Kung部落中，沒有表達熱潮紅的字眼，女性在部落中的地位隨著她進入更年期而提高。身處西方的我們需要重新審視更年期的經驗，以便我們視其爲積極的人生階段，而不是進入衰退的途徑⑪。

阿爾法（ALPHA）女神

我們處於阿爾法女神的時代，即停經前後的女性。廣告商開始意識到五、六十多歲的女性將錢花在自己和喜歡的人身上完全不會過意不去、尷尬或猶豫。五十多歲的女性是第一批採用電子閱讀器的人，改變了圖書出版的面貌，她們也仍然是買書最多的一群人。她們知道自己要什麼，願意嘗試新事物，她們的購買力對經濟產生重大影響[12]。《美國退休人員協會雜誌》（*AARP: The Magazine*）總編輯羅伯特．拉姆（Robert Love）在最近一篇題爲「五十多歲的人是財源」的社論中寫道，「我們五十多歲的人已超過一億，很快就會控制全美七成以上的可支配收入。我們買了新車總量的三分之二、電腦總量的一半，和電影票總量的三分之二。我們每年花費七十億美元在網購上。旅行？八成以上的高端旅行費用來自我們的信用卡。全部加總……五十歲以上的美國成年人荷包滿滿，是世界第三大經濟體，緊追美國和中國國民生產總值。」[13]

那些經濟狀況不佳的女性並不一定會花錢在平板電腦或設計師香水上，但她們也毫不猶豫地滋養自己。女人進入生命第二個春天時，照顧自己和發展自己成了優先事項。在健康博覽會上，有許多女性探索她們可以增加幸福感的各種方式。她們正在接受按摩和針灸治療，甚至成爲按摩師和針灸師。她們和女性朋友們週日早上去冥想中心，或者去度假區的公寓，享受週末的談話、遠足和品酒。阿爾法女神在尋找自己的部落。她們知道，如果自己與每天在游泳池裡遇到的其他女性沒有任何共同點，那麼就可以只在更衣室裡與某人聊天，也可以透過各種方式與人見面，擴展自己的朋友聚落。就像那首老舊夏令營歌曲唱的，阿爾法女神們知道如何「結交新朋友但保持舊朋友」。如果她們的生命充滿活力而不是消耗殆盡，她們只會持續那些長久的友誼。阿爾法女神是歲月無痕的女神。

而阿爾法女神則覺得「這是我的時刻」。她們意識到要在不扼殺自己需求的情況下爲世界付出，並在不害怕傷害別人的感受下表達自己。她們的慾望和激情正在呼喚，她們知道自己的力量，因爲她們經歷過也挺過重大的損失。她們對於不能自立的恐懼隨著第一任丈夫或第一份被解僱的工作一起消失了。她們知道自己的弱點，並能與其和平相處，也已經找到辦法解決自己缺乏專注力、過度活躍、急躁、害羞、蔑視閒話的問題，或在青少年時被告知的不知什麼方法，讓自己不被喜愛，以及抓住男人等等。正如一位女士所說：「我發現即使是脾氣暴躁的女性也有享受性愛的機會。」

一些阿爾法女神面臨必須解決的嚴重財務問題，但她們對照顧自己的能力比以往任何時候都更有信心。她們可能會注意到擁有更多財務保障的女性，了解儘管擁有繳清貸款的房屋和汽車以及退休基金會很棒，但至少自己現在比以往更獨立、聰明、有能力。創造自己需要和想要的東西不再是不可能的夢想，她們正在發揮自己的力量，意識到自己不需要依照別人的定義取得成功，對自己本身和生活感覺良好。她們發現，以往錯過的機會和當時看來巨大的損失，回顧起來並沒有那麼糟。出軌的情人轉而找了一個更年輕的女人，而那個女人現在老是提醒他量血糖、處理好自己的壞脾氣和要求關注。我們的第二春讓我得以重新定義過去、現在和未來。

阿爾法女神能從宏觀角度看事情，無論問題是被拖或被盜的汽車，還是工作場所或家庭裡總是激起衝突引起注意的人。曾經讓她們拿起電話向朋友發洩，或在日記中瘋狂傾吐的事情已不再攪擾她們。她們的態度是「噢，人生就是這樣」或「都會過去的」，或者我個人最喜歡的一句古老波蘭諺語：「不是我的馬戲團，不是我的猴子。（不是我的問題！）」多年前，我在一次事故中失去妹妹。從那以後，只要有人打電話傳遞壞消息時，我的態度是「嘿，沒有家人死去，就不是最糟糕的」。當我們過了五十歲，就有足夠的生活經驗即時分辨大事小事。

多年來，我們開發了精細校準的虛假辨識器，我們認得出某些人對於自己正在自作孽的行爲不夠誠實。如果他們強迫我們拯救他們，或想讓我們因爲不改變自己去配合他們而內疚，我覺得現在比以往任何時候都更容易不被她們情緒勒索。阿爾法女神現在知道，「不」一個字就是一個清楚的回答。多麼自由啊！

年邁的母親或父親對女兒提出太多不合理的要求，這種請況我看了很多。現在妳得了解做一個好女兒並不表示讓自己的生命被父母耗盡。父母帶妳進入這個世界並照顧妳，但對妳或他們而言，讓妳的生活繞著他們的需要而轉既非必要也不健康。很多時候，年長父母眞正想要的往往是獨立和有用的感覺，如果妳拒絕他們的要求，而反要他們以某種方式幫助妳，無論多麼小，都可以恢復關係中的平衡。了解自己眞正與父母分道揚鑣是一種恩賜，妳們的人生旅途相交，但妳不能對他們的生活負責。同樣的道理適用於妳的成年子女。

阿爾法女神知道自己在「部落」中的價值。雖然我們的文化已經不像一、兩代前那樣有年齡歧視，但認爲女人進入不再有生殖力的更年期後價值減低的想法仍然有很大的影響力。這種概念在我們有生之年經常鑽入我們的意念，並且深深植入女人，就像一個空瓶、專爲孵化和培育下一代而設計的想法。一旦我們不能再那樣做了，人生目的何在？我們大多數人實際上並不認爲一旦卵巢乾涸就沒有更多的價值，但許多人確實將自身價值界定爲可以造福他人。因此，不能爲正在努力解決帳單問題的成年子女花費更多時間、精力和金錢，或爲青少年孩子解決情緒波動，我們會感到內疚。其他人的問題不斷添加到我們的待辦事項列表上，因爲我們一直努力向自己和他人證明自身的價值。如果沒有休息或接受他人幫助來平衡，我們就會弄垮自己。沒有別的方法比向別人證明妳是好母親、好鄰居、好女兒更能榨乾妳的生命能量了。正如《無限制開放：讓神聖帶頭》（*Outrageous Openness: Letting the Divine Take the Lead*）的作者托沙·西爾弗（Tosha Silver）所說：「完全無條件地接受自己。在一個瘋狂的、從妳的自我厭惡中獲利的文化中，這是妳做得到的最激進的行爲。」[14]

當我們進入無痕歲月時，最終也可以擺脫證明自己的需要，我們回過頭來看到自己畢竟沒有那麼糟糕。也許我們有些遺憾，也許我們讓一些人感到失望，但那是人類狀況的一部分。現在是時候更多地關注自己，而不是總是擔心其他人。根據中國和古代阿育吠陀醫學，女性到了六十歲時，就結束了家庭生活而開始發展自己的靈魂。我們的生育不再是關於生孩子，而是開始關注為自己創造的東西，這對我們和周圍的人都有益。

有創意的女神

這種新的創造形式意味著一直在尋找新的可能性。不老女神並不疲憊，她們知道總有新的東西需要學習和發現，也需要開始新的關係。她們對生活充滿熱情，釋放自己的好奇心和好玩心。我一個朋友乘船遊覽有著土耳其藍潟湖的熱帶島嶼，實際上就像她描述的那樣「沉醉在喜悅中」。她急切地爬上去珊瑚礁浮潛的小船，但她身旁兩個比她年輕二十歲左右的女人只一逕談論著希望如何讓浮潛船的馬達更安靜，她們抱怨風太強，以及一旦她們跳入水中海浪會很難應付。嘿，妳正在一個波光粼粼的熱帶潟湖與魚交流呢！妳如果無法樂在其中，就需要將自己的靈性和世間的樂趣重新聯繫起來，才能參與地球本身的創造過程。

所謂歲月無痕，就是有活力，也就是產生新生命的創造力——神聖的女性特質使這一切得以發生。在一片鋪上磚石的庭院中，某個磚塊下方縱使有一塊礫石，葉片也會往上冒出，因為在創造過程裡，如果有必要，大自然必定會向外、向上和向前推動。活力是我們的自然狀態，服用所有正確的補品和藥片或進行正確的手術，並不是抗衰老的處方。帶回活力和年輕感的是無關年齡的生活方式。

我完全支持運動和健康飲食，但強迫自己去光線不足的地下室健身房，盯著混凝土牆或令人沮喪的二十四小時新聞頻道，在一台機器上大汗淋漓，又避開所有妳眞正喜歡的食物，是不會讓妳永遠年輕的。當妳可以與生活共舞、快樂地活動妳的身體時，不要「對抗」衰老。重力訓練、低衝擊力健美操和間歇訓練的完美結合同樣不會讓妳青春永駐。如果妳對調整健身方式充滿熱情，儘管繼續去做，但不要認爲已經找到了神奇配方。眞正的青春之泉是快樂、幸福的泉水，以及托沙．西爾弗所謂的「神聖之愛」（或上帝——妳可以稱之爲任何妳想要的名稱，無論是上帝、女神、起源，更高的力量、宇宙、所有一切，或任何其他能對妳內心和靈魂說話的名字）。抗衰老處方就是熱愛生活，嘗試新事物，品味妳的體驗。喜悅來自於連結上生命力量的感覺。

雖然妳的皮膚可能不像二十歲時那樣發亮，但妳如果把自己視爲神祇的顯現和上帝藉以發揮功能的中介，就可以散發活力。對妳而言，年齡可能意味著自己終於找到停止染髮的勇氣，或者也可能意味著終於開始染髮，因爲會使自己感覺更好，而且妳不在乎別人對妳的決定的看法。妳可以決定是什麼讓妳感到永恆，以及妳想如何表達自己。如果妳的女兒說：「哦，媽媽，妳太老了，不能戴那個。」妳要告訴她：「不，我沒有太老！」要學習挺身而起的技巧，並且不理那些對我們的快樂和自由說三道四的人——特別是在妳自己的家庭中。我們必須教導女兒同樣無視年齡，她們需要拒絕從某個年齡開始自身價值就會開始下降的衰老觀念，這些課程從妳開始。

關於身體健康和活力，妳可以藉由對新事物的開放態度來扭轉年齡時鐘，但如果老東西仍然適合妳，也不要害怕堅持老舊。如果妳是一個在數位時代仍然愛用傳統運算方式，並且無意運用新技術的女人，那就繼續重施故技幾年，妳可以相信自己是否需要學習這個技能的決定。如果妳想嘗試一些新的東西，那就試試看，因爲妳想要，而不是因爲妳害怕落伍。另一方面，聆聽新樂隊和音樂表演者將幫助妳保持年輕，就像花時間在小妳二十、三十，甚至四十歲的人一樣，將幫助妳保持與當前事物的聯繫。妳還會發現，對藝術和音樂等事物的興趣是完全沒有年齡差別的。我知道有二十歲的人喜歡吉米．亨德里克斯（Jimi Hendrix，譯者註：一九四二年出生的著名吉他手）和布魯斯．史普林斯汀（Bruce Springsteen，譯者註：一九四二年出生的著名搖滾歌手）的音樂，而且還喜歡黑膠唱片。我的探戈群組裡從二十五到七十五歲的人都有。年齡無關緊要，不老意味著妳的決定，不是基於害怕看來愚蠢，而是因爲覺得舒服且對周圍的世界充滿興趣。

神聖的女性能量

收到與接受的能量平衡了我們很容易陷入的做事和行動的能量。一場危機或強烈的變革可以讓我們意識到，自己不能繼續消耗我們所有的生命能量而不予以補充，總是付出而極少接受，我稱之爲「骨髓捐贈」。從能量上來講，確實是這樣！

不是只有女性處於轉型期，整個地球上的人都意識到生活正發生變化。在占星術中，當地球回到十二星座的第十一宮時，我們就在經歷所謂的「時代的轉折」。這是女性與男性合夥，以此之姿興起的一個轉折點——無論是在我們體內還是男女都一樣。妳即使不服膺占星術，也可以看到人類正在經歷巨大的變化而遠離舊視野和舊觀念。技術、特別是通訊技術，對我們如何相互理解產生了巨大的影響，也幫助我們視自己爲更大整體的一部分。坐在機場裡，我們的心會因爲半個地球以外某個線上影片而糾結，也可能被手機上顯示某個父親錄下孩子勝利的鏡頭而感動得熱淚盈眶。我們都感受到我的朋友拉里．多西醫生（Dr. Larry Dossey）所著《一心：我們個別的心靈如何成爲一個更大的意識及其重要性》（*One Mind: How Our Individual Mind Is Part of a Greater Consciousness and Why It Matters*）書中所陳述的優美動人的眞相。我們確實與每個人和每件事聯繫在一起，除非我們更認眞探究如何更有效地合作，否則看起來「在那裡」的問題很快就會出現在「這裡」。如果我們要解決自身的問題，世界現在需要很多創造力，渴望那擁有女神本性的、經驗豐富的女性智慧。

我們正開始經歷一個新時代，要找回神聖的女性能量，也就是「陰」或女性原則，這在絕大多數史前時期的人類生活和信仰中極爲重要。神聖的女性特質影響了數千年來世界各地古代文明的儀式、慶典、宗教、神話、傳說和藝術品——遠遠超過相對新的「文字」歷史時代，相對而言，後者不過就像電腦銀幕上閃爍而過的一聲訊號。許多人類學家都指出，神聖的女性特質被尊崇爲是偉大的女神或大地母親⑮。那麼，現在是時候把媽媽帶回來了！

如果消逝的女性原則聽起來與妳的生活有隔閡，那就想想妳最近聽到的流行語。企業領導者說，我們需要有創意且人際關係能力良好的員工（解讀：她們很自覺，可以輕鬆合作和溝通）。政治領導人正在談論我們如何中止黨派紛爭、共同努力。男女兩性都在質疑，爲何要不惜一切代價無休止地尋求經濟回報，以至於犧牲了可以建立社區或發展人際關係的時間，包括與孩子的關係。女性能量包括注意我們的情感信息，並花時間照顧身體和地球本身；換句話說，也就是傾聽和接受新想法，理解別人的感受，然後綜合起來，以便了解如何以雙贏的方式與他人互動。這就是所有好媽媽自動做的事情，也是消逝的神聖女性能量在現代世界中發揮作用的方法，我們每個人都是其中的一部分。我們已經試過戰爭和衝突，也與我們的身體、情感、痛苦和需求疏遠過。現在何不試試別的方法？

雖然神聖的女性特質通常與女性，以及我們如何看待、思考或表現出與男性不同的東西有關，但卻也絕對是男性生命的一部分。男人的心靈能夠深刻感受，而大多數男人都很努力地爲所愛的人服務和保護對方。如果妳看一下代表了男女原則之間平衡的「道」的圖象，妳會發現男性中有一些女性能量，反之亦然。妳可以看到這種平衡反映在我們體內的荷爾蒙中：男性和女性都有男性荷爾蒙的睪丸素，也有女性荷爾蒙的雌荷爾蒙和黃體酮。現在我們需要在群體生活中實現這種平衡。婦女必須與男人一起創造新的生活——我們必須共同創造與彼此有關且共同努力的新方法。

父權制的價值觀，或學者暨《聖杯與刀鋒》（*The Chalice and the Blade*）作者萊亞・艾斯勒（Riane Eisler）所說的「支配者文化」，必須透過支持生活和合作的女性價值觀來平衡。我們需要學會與神聖的女性特質重新聯繫，就像月亮一樣，有盛衰盈虧。我們的身體與這個被古人崇拜的神祕美麗的球體聯繫在一起，但我們卻認爲，如果我們要成爲善良的人，對社會有價值，那麼我們就永遠不能停止慷慨和辛勤工作，我們必須不斷地隨叫隨到。幾千年來，我們一直期望生產越來越多東西，完全不計成本，就這樣無情地鞭策自己。人類一直在競爭，而不是協調、合作和創造。現在地球人口已經超過七十億，我們勢必提出一些計畫以共享地球資源，並一起健康和諧地迎向未來。

今天我們面臨的是沒有反思的無情進步，沒有妥協可言的競爭，那都是「過時的作法」。任何人都無法持續讓腎上腺素上升，或攝入糖和咖啡因來激起活力。同樣無效的是用「最好在別人抓住之前我捷足先登」，或是「我最好設法扭轉衰老，免得某些年輕人會搶走我的工作或所有優質的親密伴侶」的想法來激勵自己。我們必須知道何時休息、充電以及開始展望下一步一起創造的東西。

無論妳的生命力量是否因爲不斷設法取悅別人，或狼吞虎嚥垃圾食物，或者因沒有滋養靈魂而日益消耗，現在都是時候擺脫那種讓妳筋疲力竭和衍生退化性疾病的壓力過程。運用妳女神般的力量，透過對心理、情感和身體健康至關重要的快樂、愉悅的日常實踐，更新自己並恢復活力。不要以為沒病就是健康，沒病只是暫時緩解身體衰退的不適感，而應視健康為妳天生神性的自然表達。神聖的力量充滿愛和歡樂，具有修復、重建和強化身體的能力。不過，只有當我們允許自己體驗幾千年來女性一直被剝奪的沒有罪惡感的愉悅，愛護自己以及享受快樂時，我們才能得到這股力量。

註釋：

①多年前我在伊絲特．希克斯（Esther Hicks）一次演講中聽到這句亞伯拉罕的話：「快樂，健康，死了」，一直銘記不忘！

②用於科學實驗的 HeLa 細胞來自一名女性，亨利埃塔．萊克斯（Henrietta Lacks），她在不知不覺中為科學做出了令人難以置信的貢獻。一九五一年，一名科學家從癌性腫瘤中提取了細胞，最終將其消滅。這些細胞被發現可以作為幹細胞，從上面可以不斷產生新細胞，而原來的細胞不會死亡。拉克斯女士腫瘤中的細胞有點特別，從某種意義上講是永生，但「永生」細胞也使她因癌症而死。其他研究也將端粒酶（一種似乎可以修復端粒的酶）與癌症聯繫在一起。要擴展端粒而不致癌，還有很多研究要做。一項研究表明，可能可以增加小鼠端粒的長度，從而導致衰老過程逆轉。見 M. Jaskeliof et al, "Telomerase Activation Reverses Tissue Degeneration in Aged Telomerase-Deficient Mice." *Nature* 469 (January 6, 2011): 102–6. http://www.nature.com/nature/journal/v469/n7328/full/nature09603.html

③E. Epel et al, "Can Meditation Slow Rate of Cellular Aging? Cognitive Stress, Mindfulness, and Telomeres," *Annual of the New York Academy of Sciences* 1172 (August 2009): 34–53.

④R. Davidson et al, "Alterations in Brain and Immune Function Produced by Mindfulness Meditation," *Psychosomatic Medicine* 65, no. 4 (July/August 2003): 564–70. http://www.ncbi.nlm.nih.gov/pubmed/12883106.

⑤Mindfulness Matters: http://www.mindfulness-matters.org/.

⑥Mark Hamer et al, "Taking Up Physical Activity in Later Life and Healthy Ageing: The English Longitudinal Study of Ageing," *British Journal of Sports Medicine* 48 (2014): 239–43. DOI:10.1136 /bjsports-2013-092993 http://bjsm.bmj.com/content/48/3/239.abstract.

⑦Michael F. Roizen, *Real Age: Are You As Young As You Can Be?* (New York: HarperCollins, 2001).

⑧Becca R. Levy et al, "Longevity Increased by Positive Self-perceptions of Aging," *Journal of Personality and Social Psychology* 83, no. 2 (August 2002): 261–70.

⑨J. M. Hausdorff et al, "The Power of Ageism on Physical Function of Olde Persons: Reversibility of Age-Gait Changes," *Journal of the American Geriatric Society* 47, no. 11 (November 1999): 1346–49.

⑩Kathryn P. Riley et al, "Early Life Linguistic Ability, Late Life Cognitive Function, and Neuropathology: Findings from the Nun Study," *Neurobiology of Aging* 26, no. 3 (2005): 341–47.

⑪ Martinez, "*Your Culture is stronger than your genes*"（此為原書版，但電子版為 Mario Martinez, Hay House radio interview with Christiane Northrup, November 6, 2013.）

⑫ Susan Kuchinskas, "The Alpha Goddess: Open to Anything, Including Technology," *Adweek*, February 27, 2012. http://www.adweek.com/news/advertising-branding/alpha-goddess-138528.

⑬ Robert Love, "The Smart Money Is on the 50+ Crowd," *AARP: The Magazine*, June/July 2014.

⑭ 托莎・席爾佛（Tosha Silver）在 Twitter 上發布的有關絕對和無條件自我接受的文章可以在 http://twitter.com/toshasil 上找到。

⑮ *When God Was a Woman* by Merlin Stone (Orlando, FL: Harvest Books, 1978) and *The Chalice and the Blade: Our History, Our Future by Riane Eisler* (New York: HarperCollins, 1988) 是最早探索女神宗教書籍中的兩本。

2

女神知道歡愉的力量

除了感官，沒有什麼可以治癒靈魂，

正和除了靈魂，沒有什麼能治癒感官一樣。

——奧斯卡．王爾德，《格雷的畫像》

（Oscar Wilde, *The Picture of Dorian Gray*）

我與探戈夥伴的關係極爲美妙，我們緊緊地擁抱著，我閉著眼睛，他將我緊緊抱在胸前，我們一起隨音樂起舞。阿根廷探戈是一種世俗舞蹈，將男性和女性的能量融合在一起，在流動的冥想中，兩個舞伴融爲一體地移動，這種完全即興的舞蹈讓男人和女人都有機會給予和接受絕妙的歡愉。

雖然我不曾刻意思考這件事，但我知道自己的大腦和身體那時充斥了自然產生的、令我產生快感的一種化學物質。我處在一個完全安全的環境中，享受著晚上和舞伴之間的聯繫。憑著一顆開放的心，我有意識地經歷了有力的「嗨」的感覺，而我日後能不斷地再創這種感覺。我很清楚自己體內有這種感覺是多麼美妙。

晚上結束時，我瞥了一眼窗外緬因州波特蘭市的國會街，看到街燈周圍的霧氣，聽到雨水殘留的街道上汽車輪胎滑過的輕微聲響。我感到一種持續數小時的嗡嗡聲，一種不會帶來負面後果的輕盈和光芒。我不會因爲愉快的放縱而使體重增加、罹患高血壓和感到內疚或無聊。事實上，情況恰恰相反：阿根廷探戈有許多健康益處。我已經發現了一種可持續的快樂，我可以在餘生一次又一次地沉浸在快樂中——這種快樂實際上有助於我的健康和幸福！

我最初被阿根廷探戈吸引，是因爲自己一直想嘗試有伴的舞蹈。當我在一月一個白雪皚皚的夜晚透過舞蹈工作室的窗戶第一次看到這種舞蹈形式時，我體內的每個細胞都表示同意！這種舞蹈非常感性和性感，那時我幾乎不知道，這種充滿激情的舞蹈也是一種以精神高度集中和愉快的方式將我的靈魂和身體聯繫起來的方式。幾年來，我一直告訴自己，要在男人的支持感覺裡放鬆，同時也要完全依賴自己的快樂。學習這種舞蹈形式，比起其他任何東西，更像是一種專注的武術，是我嘗試過的最困難但也是最有價值的努力之一。多年後，搬回家休假的女兒安妮對我說：「媽媽，我不想對妳的『事情』說三道四，但聽到妳談探戈的感覺多麼不可思議，加上我自己也經歷過，妳介意我和妳一起去跳探戈嗎？」沒錯，我那從紐約市來的閱歷豐富的女兒，想要我這種五十多歲人的生活方式。

通常，當我們聽到「歡愉」這個詞時，首先就會想到性，但性快感是所有感官的全身體驗。所有的歡愉都是感性的，因爲我們允許自己的身體與宇宙的創造力一起跳舞。生命本身就是性傳播。讓自己沉浸在充滿活力的狀態中，無論是透過像阿根廷探戈這樣的訓練，還是通過讓我們從頭腦脫離出來並回到身體的任何其他活動，我們都能感受到身體的奇蹟。生命還使我們得以參與新世界的出生，即使是在我們的細胞和精神重新整理時。

我不想挑剔爲他人服務或對世界的健康做出貢獻，也不想抹煞當我們奉獻自己時獲得的快樂。我經歷過一種令人陶醉的滿足感，這種感覺來自於在急診室，或在產婦艱苦的生產過程中幫助她們。我想要鼓勵的是從宇宙的神力中獲得歡愉的力量。快樂是給我們的神聖禮物，它應該是一種經常練習的紀律，藉以在身體和生活中建立快樂和愉悅。可持續的快樂是健康的終極目標。

所有的快樂女神都與感性有關，存在於我們的身體經驗中，而不是與我們的身體或環境隔絕。要體現女神的能量，享受快樂、悸動以及改進自己的樂趣。要擁抱妳快樂、感性、世俗的本性，不要把所有的精力都奉獻給別人。這並非無足輕重的瑣事，而是可以救命的。紐約州已故桂冠詩人奧德雷．洛德（Audre Lorde）被診斷患有轉移性乳腺癌，癌細胞已經擴散到肝臟，只剩六個月性命，但她繼續活了八年。她寫道，「在我的夢想和免疫功能測試中，我都必須檢查過度擴張的破壞性影響。過度擴張並不是擴張自己。照顧自己不是自我放縱，而是自我保護，這是一種政治爭辯的行爲。」[1]幾年前，我把奧德雷．洛德關於自我保健的健康促進價值教學提升到了另一個層次。那時我受邀到紐約市吉娜媽媽的「女子藝術專研項目學校」（School of Womanly Arts Mastery Program）任教。我直覺地認爲，這些女性正在學習和實踐的內容，也就是刻意追求快樂，最有可能對她們的健康產生非常正面的影響。爲了驗證這項假設，我請那些經歷過健康改善的人排隊輪流到麥克風前面分享。令我驚訝的是，他們一個接一個談了他們解決或緩解從關節炎和卵巢囊腫到異常子宮頸抹片檢查，甚至腸癌的疾病和病症。所有這些都發生在這些女性選擇充分體驗快樂，並沒有不好意思的感覺之後。執意快樂確實是有力的藥物。我們知道這是眞的，因爲在快樂的時候，我們的身體實際上是在修復和更新自己。維持不老就是要知道快樂那種不可思議、能夠改善我們和我們周圍人生活的力量。就像那句老話：「媽媽不開心，就沒有人開心。」當女人選擇快樂時，每個人都充滿快樂。

重拾歡愉

我們大多數人都學會了如何讓自己的身體符合心理需要，我們整個教育系統都是這樣設置的。我們在上學的日子裡教會自己坐在椅子上，只在指定的休息時間使用廁所，要全神貫注在老師身上。紀律也就是透過練習訓練自己養成習慣，讓我們專注於做我們認為應該做的事情。然而，我們的生命不僅僅是思考與採用讓我們維持日常生存的行動或者取悅別人。我們也沒有被設計成需要靜坐在椅子上幾個小時，盯著銀幕。我們的大腦設計是讓我們可以連結生命力量，以及體驗恢復活力的樂趣。我們已經忘記了快樂的重要性，因此需要記住如何定期體驗它，讓其成為每日生活的一部分。

不久前，神經解剖學家吉兒．波特．泰勒博士（Jill Bolte Taylor, Ph.D.）發表一場演講，變成網路上迅速傳播的影片，然後成了一本書。她在書中談到讓自己迷失卻愉快的一次「頓悟」，那時她的理性停止運作，讓她得以感受到啓動起來的右腦的神奇、神祕和歡愉。我們過往已經學會停止大腦右半部的活動，結果降低了我們在歡愉和純粹活著的快樂中放鬆，以及參與我們眞正本質的、持續創造美麗的能力。

艾妮塔．穆札尼（Anita Moorjani）在著作《死過一次才學會愛》（*Dying to Be Me*）中

解釋，她在正式被宣告死於末期癌症的瀕死經歷中，她領悟到我們來到世界的目的就是享受生活。禁慾主義、節儉、克己，以及無視身體的慾望不應成爲我們的目標。富有的王子悉達多後來成爲佛陀，他之前嘗試禁慾主義，每天只吃一粒米爲生時，也發現了這一點。放棄財富並沒有帶來啓蒙，但坐在樹下的土地上做到了。不妨把這想成一個隱喻，就是與大地母親及其滋養的能量重新連結。

我們只要是這個星球的生物，就應該享受身體中存在的簡單快樂的感覺，並與彼此和地球相連。我們的身體實際上設計成要透過身體的塵世樂趣，茁壯成長，並自我修復。

歡愉的生物化學面

我們的大腦、血液、血管和肺部的細胞會產生一種稱爲一氧化氮（NO）的信號分子或氣體（不要與牙科稱爲笑氣的一氧化二氮混淆）。笑聲、高潮和其他愉悅體驗，以及透過食用富含抗氧化劑的水果和蔬菜、冥想和運動（一氧化氮在「跑者愉悅感」〔譯註：當運動量超過某一階段時，體內便會分泌腦內啡 endorphin，跑者會產生很強烈的愉悅感，會想一直跑下去〕的感覺中起作用），會引發一氧化氮的產生。一氧化氮使血管壁鬆弛、血管擴張並促使更多血液流過血管壁。事實上，威而鋼利用體內這種自然過程而運作：它會觸發一氧化氮的釋放，而流向陰莖的多餘血液會造成勃起。同樣地，硝酸甘油可以阻止心臟病發作，因爲它也會釋放出一氧化氮，從而擴張血管並緩解收縮。

釋放一氧化氮的感覺只持續幾秒鐘，但這幾秒鐘卻很奇奇妙！它引發身體中其他感覺良好的化學物質的連鎖反應。妳會感受到能量的轉變和絕妙的放鬆感。一旦一氧化氮進入系統，就會與抗凝劑一起發生作用以預防中風，發出白血球信號以抵抗感染和破壞腫瘤，平衡神經遞質水平，並減少細胞發炎。身體產生和釋放一氧化氮的次數越多，血管就越柔軟、越寬，因爲妳訓練他們放鬆，妳的血液循環也得到改善。接受NO實際上有助於身體運作並避免嚴重的病痛與疾疫。

我發現將一氧化氮視爲啓動我們重要生命力（也稱爲氣或生命之氣）的生理顯現很有幫助。史丹佛大學對海膽的研究顯示，當卵子和精子在創造力的高峰時刻相遇，一氧化氮就會釋放。在生命光譜的另一端，那些曾經有過瀕死經歷的人們，在死亡時刻看到的明亮白光可能是一氧化氮爆發的結果。由於肺組織本質上是有勃起能力的，因此早產兒的一氧化氮會使肺部起作用。一氧化氮就像生命的氣息，甚至能使螢火蟲發亮。

研究員賀伯特・班森（Herbert Benson）將一氧化氮描述爲一種靜態血流「高峰體驗」的關鍵因素，並解釋它可以在大腦中形成新的神經連接。神經連接是訊息傳播的途徑，這些大腦變化可能引起新的心理習慣。正如班森所說，NO是「一種生物機制，它以某種方式包含了人類信仰的動態、創造過程、身體和心理表現的本質，甚至是精神體驗。」②

憤怒、恐懼和悲傷會消耗一氧化氮。如果血管內皮襯裡被壓力和物理毒素產生的自由基分子損壞，身體就不能釋放足夠的一氧化氮來眞正減少自由基的活動和組織損傷。一氧化氮機制是一個積極的反饋循環：創造越多一氧化氮，身體就容易創造更多一氧化氮。快樂會帶來更多樂趣，生命會自我更新，而憤怒、恐懼和悲傷會扼殺妳的生命。

要做一個歲月無痕、健康的女神，妳必須學會培養體驗快樂和同情等情感能力，釋放悲傷和怨恨，並讓自己在適當的時候感受到正義的憤怒。例如，如果妳看到某人傷害了一個動物或孩子，而妳爲無辜的人站出來，妳就會讓自己的健康和幸福受益（只要妳顧及到對抗時的身體安全）。妳對自己做的最糟糕的事情，就是堅守破壞性的情緒。

快樂的生物化學可以抵銷衰老的生物化學。一氧化氮是一種超神經遞質，可以增加和平衡所有其他物質的含量：內啡肽、多巴胺、血清素、催產素（一種在哺乳、經歷高潮或甚至享受他人陪伴時釋放的粘合神經遞質），以及在大腦松果體中產生、可能在夢中發揮作用的二甲基色胺（DMT）③。雖然我們傾向於認爲神經遞質只在大腦中產生和使用，但實際上整個身體都有細胞可以產生和接收它們。腸道產生的血清素比大腦產生的血清素更多——主要是由於大量健康細菌存在於所謂的微生物組中。當妳對某些東西產生反胃感時，也就是無法「忍住」時，就是神經傳遞者給妳發出「這東西跟我不合」的訊息。反之，當影響情緒的神經遞質由於積極的體驗、思想或感覺而被釋放時，妳的腹部會有一種溫暖、快樂的感覺。

這裡要說的就是，藉由眞正愉悅的情感體驗，創造溫暖的感覺，來支持妳的幸福、健康和不老。

妳値得歡樂！

我們既有的知識是，任何令人愉快的事都得存疑。我們說「這是一種有罪惡感的快樂」、「有罪的美味」或「快樂得過分」，以及某人「美得迷死人」，或者我們會「笑死」。這些諺語均源於我們無法處理某人的美麗或我們自己的歡笑，僅僅是自己快樂著、享受感官體驗的想法，都會讓我們小心翼翼避免遭受評擊。

我記得自己大約十一歲時坐在教堂裡，讀著《公禱書》（*The Book of Common Prayer*）中的「一般告解」（general confession），上面寫著：「我們錯誤地偏離了正路，如同迷失的羊。我們太關心自己的身外之物和願望，我們沒有生命力。但全能的上主憐憫了我們這群悲慘的罪人。」我記得當時心想，我只有十一歲，我沒有那麼糟糕！我想在教堂裡感受到神聖與上帝，我不想讓自己感覺像一隻可憐蟲，爲那些我不可能做的、甚至沒有想過的事情請求寬恕。我希望對自己的身體感覺良好，也感受被那創造了月亮、星星、潮汐和我自己身體的上帝所愛。

感覺不好和不愉快是我們主流文化傳統的一部分。當我們開始享受正在做的事情，那小小的聲音就開始低語：「小心，要小心罪惡的樂趣。」如果我們允許自己享受身體上的快樂，那麼是什麼阻止我們成爲罪惡的、自私的享樂主義者，應該因邪惡而受到懲罰呢？對快樂的否定和妖魔化已經導致太多女性（和男性）懷疑自然本能，這種本能告訴我們，當我們的身體和內心感覺良好時，我們會洋溢著喜悅和富足，並溢出到其他人身上。當我們重新連接聖靈時，我們的杯子會滿溢，並且不斷地重新充滿樂趣。我們喜歡擁有樂觀和充滿可能性的感覺，因爲我們知道自己與神相連。我們正用最究竟的來源重新塡充杯子，它是搶救、保護和豐富的來源，我們自身也是這個來源的一部分。了解上帝透過我們而來，而且就跟我們一樣，是多麼令人高興的事啊！

我記得之前還在婚姻中時，我總是避免告訴丈夫我要去按摩。按摩這件事讓人覺得頹廢和自我放縱，就好像放縱自己是一件壞事，我認爲他不會同意我把錢花在按摩這種「不正經」的事情上。事實上他從來沒有眞正批評我這樣做，但我內化了女人不應該把錢「浪費」在自身快樂的這個文化訊息。許多女性會立即將一樣多的錢交給他們的青少年孩子，讓他們可以開心地去校外旅行，或是買禮物送給家人，或捐給慈善機構。但是，把錢花在自己身上的快樂呢？

重要的不僅是按摩本身，而是要在不內疚的心情下去做。如果妳對花這筆錢猶豫不決，不妨在打折的時候去做這件事。有位女士的丈夫申請了當地美容學校的簡訊服務，這樣就可以接到當天打折的訊息並爲她安排課程。這是一個聰明的男人，知道讓他的女人感受到放鬆的美妙。

如果妳心中仍然很難認可自己花費時間和金錢爲自己帶來渴望的愉悅體驗，那就想想很多男人是多麼容易跟朋友一起享受並沉迷於九洞高爾夫球或昂貴的音樂會。他們沒有所謂照顧自己的需要是自私的那種文化訊息，因此他們不會擔心地問自己：「別人會怎麼想？」或者「我眞的應該在這件事上花錢嗎？」

剝奪是一種清教徒的價值觀，不利於緩解壓力和發炎，也不利於體驗一氧化氮的爆發。節儉和道德在我們的思維中已經不可分割，這是一種過時的思維模式。女性的身體，正如大地母親一樣，目的在於成爲豐富的愉悅源泉。她們是地球的反映，是帶來生命的母親，與太陽和所有元素的能量合作。太陽養活植物，植物養活動物和我們，我們繁衍生息。這些生物會產下大量的卵，來孵化新的生命或作爲滋養其他動物的食物。樹木落下的種子多於生長的幼苗，讓鳥類吃掉。我們可以享受從地球收穫的作物，從新鮮的水果、蔬菜到被蚯蚓施肥的雨水浸透的泥土芬芳。那就是人間天堂！不要對歡愉裹足不前。與其懷著歉意或忸怩作態，不如直接。去了解並詢問妳喜歡、想要和該得的內容，不要滿足於妳覺得對應該「夠了」的東西。如果妳想花整個晚上看垃圾電視節目與修腳，而不是純粹出於義務而去參加社區會議，就順自己的意思做吧。

這些簡單的快樂似乎顯而易見，但它們實際上確實可以減輕壓力，並且經由擴展而減輕發炎，妳甚至可能經歷一氧化氮的爆發。

我對整體健康的處方是每天都要經歷更多的愉悅。花一點時間放下這本書，盡可能多列出快樂的活動和經驗，想想一些大的和小的經驗：冷天先加熱汽車座椅、在特別晴朗的早晨打開門聞聞空氣、享受踏入溫暖澡缸的第一個時刻、知道自己已經達到了新的健身水準，去感覺這個程度與妳的身體完全一致。妳如何能更頻繁地體驗這些經歷？如何把心不在焉做的無聊日常活動變成有滋有味的快樂？清潔打掃時，何不播放一系列很棒的搖滾樂或自動選曲的電台？妳的心情會完全改變，妳也會更喜歡打掃過程！

儀式性的歡愉

成爲一個愉快的女神，是用不著完全放棄巧克力、高熱量食物或酒精的。事實上，對健康百歲老人的研究顯示，這些人喜歡享受酒精、雪茄和巧克力來作爲快樂的儀式。關鍵是儀式，如果妳放慢速度並刻意儀式性地享用這些食物，即使每天都這樣做，身體體驗到的食物、飲料或香菸的滋味將有別於妳盲目地吃喝它們，或者作爲分散自己憤怒或悲傷情緒的方法。在儀式中，妳有意識地吃喝。想想日本的茶道，一點兒也不趕，慢慢來才可以充分享受。

如果妳想吃一點巧克力蛋糕，不要購買高度加工或便宜的那些，要購買或製作最佳品質的，坐在舒適的美麗和優雅的地方，然後專心地慢慢品味。再說一次，要使這件事成爲一種儀式。記得電影《當哈利碰上莎莉》中梅格·萊恩在午餐時假裝高潮的場景嗎？要有她擁有的東西！我也不是說假裝高潮，要在寵愛自己時感受到渴望呻吟，或高興地嘆息事情多麼美妙。否則，含糖的食物是不值得的，妳最好享受一些眞正無罪的快樂。

我現在描述的，與飲酒、吸煙或食物成癮很不一樣。我發現人可以分爲兩類：適可而止者和節制者，適可而止者可以享用一小碗冰淇淋就停住，節制者則是知道一碗冰淇淋必然導向整桶冰淇淋而必須克制慾望，對他們而言，一塊餅乾永遠不夠。節制者通常表現得最好的是每週五或六天完全不吃糖，剩下一、兩天吃任何他們想要的東西。妳是適可而止者還是節制者？如果妳像電視廣告所說：「無法只吃一個」，那麼很重要的就是利用妳所有其他的選項來尋找樂趣。

妳有很多選項！炎熱的夏夜和朋友一起坐在後院，將腳伸進滿滿涼水的兒童泳池中；坐到門廊鞦韆上，在輕輕來回搖晃中觀看落日色彩的變化；赤腳走在草地或沙灘上；去森林散步，讓土地將妳更新。敞開心扉接受周圍的自然氣息和能量。

從妳的身體尋找歡愉，除了性感覺，還有身體各個部分的快感。要在口味、氣味、視覺、聲音和觸覺上得到眞正的愉悅感，例如按摩時的深度觸摸、柔軟織物的輕觸，或羽毛拂過皮膚。當妳穿著衣服感覺良好時，妳的態度和心情會反映出來。如果妳不能享受歡愉，那就去尋求舒適感。扔掉硬邦邦的衣服，穿上柔滑的衣料。如果妳喜歡某種香味，那麼就算沒有想去任何特別的地方也噴上香水，同樣也灑在房間裡。有些公司爲「香味設計」收取大筆費用，替商家帶來誘人的氛圍。利用香味把汽車或家裡變成比較令人愉快的環境。妳在工作或做家務時，可以播放音樂或錄製自然界舒緩心情的聲音。這些活動也可以成爲歡愉的儀式。

女性伴侶

我堅信要有支持妳找時間享樂的「女性伴侶」，約好一、兩個朋友去參加團體冥想、有機食品品嚐或社區中心的土風舞之夜，這樣妳們可以彼此鼓勵不毀約。如果妳的女性朋友們或妳的伴侶對某項活動不感興趣，妳用不著否認自己的樂趣。對我而言，社交媒體最大的優點之一就是可以用來尋找其他與自己有共同興趣的人。如果妳使用得當，就可以與虛擬世界中的某個人開始交談，並演變到在眞實生活中的會面，例如到咖啡廳見面，參加一項活動或一堂課，只要確保妳安排的線下體驗是愉快的以及有社交活動的就可以了。我們大多數的溝通都是非語言的，所以當妳和人們實際相處時，妳可以更豐富地交流。也要在朋友們的經歷中找樂趣，人們經常在閱讀別人上傳到社交媒體關於假期、成就等內容時感到沮喪和嫉妒，然而那些在社交媒體上發布積極言論或分享正向故事和影片的人會因此感到更快樂。如果妳想要快樂，妳必須放棄生活是「零和」模式的想法，意思是如果妳快樂了，妳就會以某種方式拿走別人的幸福。要放棄老舊的那種金錢、歡愉、喜悅或休息都有限的想法：那根本不是眞的。涉及到快樂和幸福時，妳實際上可以訓練身體透過專注和全身心投入，來感受越來越多的這些情緒。妳的勝利不是別人的損失，某人做得很好時，妳的一部分也被提升，除非妳屈服於嫉妒和怨恨。當妳在街上經過一個充滿魅力的年輕女子時，不要想希望自己有她的身體和皮膚。想想她是自己的一部分，請微笑，享受她的美麗，將這份感覺包含在妳自己的體驗中。妳也是她的一部分，她能夠體驗妳的智慧，因爲妳把那份智慧帶進了這個世界。當妳對她微笑時，她可以體驗到因爲經歷妳的快樂而得到的快樂。

練習 1

自誇，心存感激，讓自己渴望某種東西

我最早是從雷吉娜・湯馬肖爾（Regena Thomashauer）所著《吉娜媽媽女子藝術學院：利用快樂的力量遊走世界》(*Mama Gena's School of Womanly Arts: Using the Power of Pleasure to Have Your Way with the World*) 讀到這

個練習。我認為很棒的作法是將觀點帶入妳的日常經驗，並記住挑戰如何讓我們比較深刻地欣賞和祝福。這樣做可以幫助妳記住享受生活的重要性，而不僅僅是完成待辦事項列表。吉娜媽媽稱這個練習是「三位一體」：一個自誇、一個感恩、一個慾望。

首先，找出值得自誇的東西。妳現在有什麼引以為傲的事？

其次，找出妳欣賞或感激的東西。妳想承認自己生命中哪項恩賜？

第三，找出妳想要的東西。如果金錢、時間和物理法則都不是目標，那麼妳現在想要什麼呢？

試試每天做這個練習，回答日記中的問題並反思，在談話中與別人分享這種體驗。我喜歡在午餐或晚餐時問女兒或朋友們這三個問題。邀請妳的女性或男性朋友分享他們的表單，這樣做能成功地提升每個人，也可能產生一氧化氮。

樂觀和快樂

悲觀主義可能變成壞習慣，消極思考或自我對話也有可能。相信我，它們就只有這些能耐，這些思想習慣是可以被打破的。妳可能在有抑鬱症傾向的家庭中長大，並選擇認同它，說：「這就是我們在這個家庭中的樣子。」我不關心妳的家庭文化是什麼，或者妳的大腦目前有負面想法，妳有能力改變它。喬．迪斯本札博士（Dr. Joe Dispenza）將研究成果記錄在《啓動你的內在療癒力，創造自己的人生奇蹟》（*You Are the Placebo: Make Your Mind Matter*）書中，證明「一起作用的神經元會連接在一起」確實是眞的。首先，妳必須設定改變自己心智習慣的意圖，然後必須採取行動。妳必須產生新的感覺狀態，是與更高層次的幸福和快樂情感相關的。妳必須看到並感受到自己以新的、令人振奮的方式行事，並透過日記之類的自我肯定和反思來強化新的行爲。研究顯示，建立感恩的習慣會帶來更大的樂觀情緒。妳可以有意識地選擇建立支持樂觀和愉悅的習慣，透過健康的食物、治療、運動、幽默、戒酒匿名會或其他機構的十二步改造計畫，甚至是對感恩所做的簡單認知和表達，以此來提升情緒。

在描述妳的生活時使用積極正向的語言。如果妳覺得自己的時間表很「沉重」或者「瘋狂忙碌」，這會讓妳喘不過氣來，充滿精神壓力，比較難放慢腳步、放鬆，及感受快樂的輕鬆。用妳自己的說法來強化忙碌的快樂。這麼說好了：「我這個星期的日程安排絕對豐富極了！」

妳過去曾經獲獎嗎？妳有物品可以提醒妳的成就、才華，還是妳的美麗？在家裡或辦公室裡展示它們，而不是把它們放在抽屜裡，就因爲有人可能認爲妳「自以爲是」，應該要「充實自己」並樂在其中。

據說林肯曾經宣稱：「大多數人只要下定決心快樂，就會像自己希望的那樣快樂。」請妳下定決心讓自己更快樂，如果妳接下來以實際練習快樂，妳就會更快樂。妳必須行動！選擇積極樂觀是一種訓練，需要勇氣。消極比快樂容易得多，不要讓自己總是從負面的角度認定玻璃杯是半空、而不是半滿。妳一旦決定要樂觀，就也不太可能再回到西方醫學模式的焦點「接下來身體哪裡又會垮掉？」我們的醫療系統以發現和識別問題爲中心，而且致力於自我實現的預言「妳的身體將會崩潰，所以請保持警覺」。請試試用不同的方式思考，妳的身體不是被創造來僅僅等待機會背叛、懲罰妳的。日漸退步的健康狀況和糟糕的體檢結果是身體對妳說的話，表示妳沒有好好照顧它。要聆聽身體，改變習慣，幫助身體自我康復。記住，妳的身體持續不斷地在修復細胞，妳每隔三天就有一個新的胃壁！不要再等待不好的診斷結果，即使妳正在愉快地努力得到更大的愉悅、更多的福祉和樂趣，也要享受眼前的健康狀態。身體會在妳的思想、情感和期望所創造的環境中重生，所以要確保那些條件是正面的。

談一下抑鬱症

抑鬱症涉及大腦化學和神經遞質，會因諸如定期運動等多種方式而受到影響。雖然妳可能決定服用抗抑鬱藥來影響自己大腦的化學運作和抑鬱症，但請記住，用來治療抑鬱症和焦慮症的藥物應該是這個康復過程一部分的輔助手段，而不是替代品。就算妳覺得積極和樂觀很困難，還是要努力養成支持積極情緒的習慣，並且督促自己做出妳知道需要做出的改變。

抑鬱症可能是血糖不穩定的症狀，是感覺與神性脫節的跡象，甚至表示妳的維生素D不足，或者這三種狀況都存在，所以要確保妳攝取足夠的維生素D。抑鬱症也可能顯示妳正在避免做出艱難的決定，例如離開不良的婚姻或工作處境，待在那種狀況只會讓妳的心情變得更難積極以及活得歲月無痕。

也就是說，如果妳的抑鬱症和睡眠症狀嚴重，就需要非常認真地解決這個問題，不要拖延就醫。要知道，醫療對於心理問題可能會是救命之舉。如果妳有這方面的需要，請不要猶豫，馬上行動。為此事感恩，堅持下去。

最重要的是，做一件事，任何可以開始康復過程的事情都好。清理抽屜、打掃前門台階、在動物收容所當義工。我的同事鮑伯．庫利（Bob Cooley）說：「創造力是治療抑鬱症的方法。」我完全同意。悲傷也意味著身體提醒妳哀悼一個損失，以及將自己照顧得比較好，基本上這不應該是長期問題。妳的自然狀態是快樂！如果妳單純、簡單地願意以某種方式展開行動，那麼從抑鬱症中恢復就是可能的。

眞正的自我保健

我已經談過「應得的」這個概念。預先警告，一旦妳向歡愉敞開心扉，幾千年來的內疚和羞恥就會撲面而來。妳可能會開始懷疑，自己是否因爲想要獲得生活中更多快樂，以及放縱自己的慾望，而變得自私或以自我爲中心。我們的語言中滿是對自私的恐懼：「別太關愛自己而得不償失。」「別自吹自擂。」「別得意忘形。」「妳會有大頭症。」妳害怕人們會認爲妳「心中只有自己」嗎？五分之一的人確實會自戀。這些人把房間裡的氧氣全吸走，以犧牲他人爲代價來滿足自己的慾望，還將責任歸給別人。他們內心深處沒有任何愛或關心他人可以填補，他們周圍往往是那些過度奉獻的人。如果妳生命中有這樣的人，要知道，去填補他們內心的深淵是既不可能也不可取的。

妳必須克服長期過度奉獻的習慣，才能讓自己的生活以及周圍人的生活保持平衡。如果妳總是擔心別人的感受，妳可能在善解人意這方面做得太過，過度自我犧牲了，也需要更多的自我滋養。正如《接受的力量》（*The Power of Receiving*）作者阿曼達．歐文（Amanda Owen）所寫：「那些無法付出好意的人會吸引那些難以接受好意的人。」如果妳擔心自己可能變成自戀的人，就表示妳不是那樣的人。相信我，自戀者不會反思別人如何看待他們，也不會反思自己的失敗。

自我犧牲和自我中心是一體兩面。藉由成爲殉道者，來吸引對自己的注意力，得到了支配者文化的支持，這種文化得益於爲了獲得社會認可而不斷給予他人的女性。而且我們都知道，活在想讓我們感到內疚的烈士身邊是多麼困難。如果我們不經常注意他們犧牲小我造福別人所付出的代價有多少，他們會變得憤怒。但妳付出太多，就會進入一種不平衡的狀態。然後，那種服務他人的快感就會從妳的生活中消失，妳會經歷長時期的怨恨，而往往會產生疾病。要成爲歲月無痕的女神，就要清楚是什麼讓妳快樂，並且放下內疚。

考慮一種快樂的準則，作爲對妳身體健康的投資。快樂的心和能體驗快樂和滋養的身體，是妳最可靠的健康保險。已故美國聖公會牧師彼得．卡爾霍恩（Peter Calhoun）最後轉而去做薩滿師。他指出，所有本土文化都知道，治療不是透過智力，而是透過身體快樂和狂喜的正常原始體驗而發生。在廚房聽著妳喜歡的歌跳舞五分鐘，或者撫摸無條件提供愛的狗或貓，如果經常這樣做，就會產生很大的差別。

如果妳視為己有，任何樂趣都可以是妳的。我喜歡前往為慈善原因而展示的房子，那些華麗的房子由設計師重新裝修各個房間，我在那裡參觀並欣賞美學。我曾經以為自己很難想像在這樣的房子裡得到慰藉，他們對我來說似乎太大了。即使只是走過，我都會覺得自己有點像入侵者。我永遠無法忍受住在那裡——我在開什麼玩笑？現在我走進去，好像自己擁有這個地方一樣。我會拿櫥櫃設計師的名片，為什麼不想像一下自己可以獲得快樂的方式，無論是重新設計我的廚房還是享受別人的設計師臥室？孩子們很容易就活在想像世界，但作為成年人的我們則被教導要小心別天馬行空地發揮想像力！當妳彎身踏入飯店熱水浴缸時，腦中的快樂中心並不知道妳實際並不擁有這個浴缸。它們不知道藝術博物館牆上的畫不是妳的，它們只知道在那一刻，妳彷彿置身天堂般享受著這段經驗。義大利的公共藝術受到社會所有階層的珍視，即使那些在經濟上掙扎的人也「擁有」作為其人民遺產的藝術。義大利人是有想法的，想想所有這些電影，其中一些不快樂的美國或英國女性前往義大利，在奢侈的審美和感官享受中失去自我，然後吸引了一個她看心情決定享受與否的男人。《享受吧！一個人的旅行》、《情迷四月天》、《托斯卡尼豔陽下》、《豔陽天》、《窗外有藍天》，所有這些電影都展示了放慢生活步調獲取樂趣的重要性。希臘人也明白這一點——看看電影《第二春》，此片講到一位困在無趣婚姻中的英國女人，獨自前往希臘度假與找回自己而重拾歡樂。她勇敢地邁出一步，為自己的快樂而努力，最終也挽救了婚姻。

我們都需要記住與他人在一起那寧靜、輕鬆的快樂，欣賞美麗的景色，分享美食、歡笑和交談。如果團體中的某個人是個傻瓜，那就不妨在精神上將她塑造成一個快樂故事中的角色。也許她就像英國女演員瑪姬．史密斯（Maggie Smith），妳可以不用把她的評論當眞，只要享受她的風趣機智。對某人可預測性的抱怨報以微笑，但不要接納任何抑鬱的能量。

跳舞吧！女神移動她們的身體。每一種原住民文化都用舞蹈來慶祝生命，我們通過舞蹈、動作、聲音和眼淚得到療癒。《陰道獨白》（*The Vagina Monologues*）的作者伊芙．恩斯勒（Eve Ensler）於二〇一三年以名爲「十億人起義」（One Billion Rising）的全球運動迎來情人節——呼籲世界各地的人們從椅子上站起來，花幾分鐘快樂地舞蹈，來慶祝遭受性虐待的女性的韌性和生命力（大約十億女性）。人生有悲傷的時候，但我們必須跳舞。許多女性喜歡跳舞卻不跳舞，我們爲什麼要否認自己？

我在起居室裡跳舞，這個起居室位於我家的風水中心。（風水是中國擺置藝術，用來加強空間裡生命力的流動。）三十多年來，這個空間只在假期使用，所以基本上大多數時候，它是沒有生命的。後來我移走了所有的家具，這樣我就可以使用這個鋪了硬木地板的房間作爲舞蹈或瑜伽工作室，現在我經常使用它。有一年，我在九一一事件週年紀念日舉辦了一個探戈派對，以慶祝那些倖存者，並讓喪失親人者互相幫忙。其中一名出席的人跟我說話，他的聲音沙啞，他的兄弟在二〇〇一年九月十一日的恐怖攻擊中死亡了，我不知道這件事。他溫柔地說：「這個活動眞的幫了我。」還給了我一個大大的擁抱。還有什麼比與另一個人親密相擁，隨著美妙的音樂跳舞，來紀念那些已經逝去的人更好的方式嗎？

妳也可以這樣做，打開妳的家、妳的心和前面的房間。生活不是要跟沙發上的塑膠布或扼殺妳精神的悲傷面紗一起度過的。

請將這句話烙入記憶：「要達到活力十足，關鍵就在體驗快樂。」這不是自私，這是給妳自己和周圍人的禮物。妳的快樂也給了讓他們體驗快樂的許可。一個不斷擴大的慶祝和歡樂圈子因而產生，從妳身上如浪濤般推波助瀾傳播出去，提升每個人。

練習2

至高歡愉

回想一下妳生命中體驗過的的兩、三個有著至高樂趣的瞬間。花點時間回憶那些絕妙細節，重新創造妳擁有的氣味、聲音、感官細節和情感體驗。重拾那份感覺，重溫每一個有意思的時刻。身體不會區分實際事件和妳想像的事物，因此在重新創造這些時刻時，妳會改變妳的生物化學並釋放一氧化氮、內啡肽和血清素，刺激循環和細胞修復。我們往往會忘記如何在簡單的事物中享受快樂，而只有與不愉快的體驗形成鮮明對比時，才會想起享受的感覺。我在青少年時期的某個春天參加獨木舟旅行時，不小心弄翻了獨木舟，導致我剩餘的行程不得不忍受全身濕透，並且凍僵了。後來我們終於到了可以洗熱水澡的酒店，迄今我仍然記得，浴缸裡的那份舒適與溫暖與之前的刺骨寒冷形成鮮明對比。如果一直都有愉快的感覺，妳也會感到無聊，不會享受乾燥、溫暖和舒適等簡單的生活樂趣。回想一下不幸的處境以及後來產生快樂之間的對比，會給妳很大的力量。重溫那一刻，透過這種方式，妳可以訓練自己沒有厭倦感——並學會真正從小地方得到快樂。

開懷大笑和放輕鬆！

笑有許多已經被證實的好處，包括減少發炎、血壓降低、免疫力提高、改善記憶和循環，以及改善血氧濃度。笑也可以藉由增加β內啡肽來減輕疼痛，這是一種感覺良好的神經遞質。

我的座右銘是，任何值得認真對待的事都可以拿來開玩笑。多年前的一個晚上，當時我正在學習豎琴，我幫助我們克利夫蘭音樂學院豎琴團中的一位豎琴師，將她的樂器從退休之家搬出來，我們的樂團在那裡爲居民們演奏。我們扛著笨拙的豎琴沿著走廊前行，我無意中聽到一位年長的女士對另一個人說：「今天眞美好，沒有人跌倒。」我大笑，笑得必須將豎琴放在地上。我設法讓自己一口氣夠長，可以對朋友說：「當我對好日子的定義是沒有人跌倒時，可能就是妳幫我送終的時候了。」朋友被我的黑色幽默嚇壞了，但我眞的相信，當妳失去幽默感時，妳就失去了活力。到那時候，妳只是在等待結束的到來。

腹部深處的笑聲充滿了一氧化氮。佛教中有笑佛提醒我們笑具有的療效以及肯定生命的本質。我希望更多的精神傳統能幫助我們減輕痛苦，有意義的事物並不表示它不會有趣。

要笑，要玩得開心。當妳開放自己接受快樂時，快樂就會降臨。不要害怕讓自己的待辦事項不那麼沉重，將「快樂」放在最前面吧。

男人在女人歡樂中扮演的角色

這年頭很多男人的日子都不好過。從歷史上看，男人的自殺率一直比女人高，很大程度上是因爲女人比較會諮詢心理治療師。在美國，中年男性的自殺率正處在史上最高水平，因爲男性感覺與生命力隔絕了。

記住這一點：太多的小男孩從很小的時候就開始一遍又一遍地聽到「做一個男子漢」

或「不要娘娘腔」。他們必須在生命早期就關閉悲傷或恐懼的感覺，才能在我們的文化中生存。結果，太多人壓抑了憤怒和悲傷，因而很容易轉化爲暴力或沮喪。男人需要被鼓勵和抒發感受，而不是被反覆告知要「吞下去」。

男性與自己的感情切斷，因而很難與我們女性聯繫，而這反過來又使他們難以支持女性的快樂。一個男人最深的願望就是爲女神，也就是生命本身服務，這個眞理被寫入了亞瑟王的傳說和保護人民的那些英勇戰士的故事。看看那些成爲我們新神話的漫畫書和科幻電影，男人總是設法服務和保護女人。

問題是，落實到爲現實生活中的女性服務時，許多男性很多時候都無能爲力，因爲他們不仔細聽女性眞正想要和需要的東西。如果我們幫助他們來服務我們的女神能量，並讚美他們爲我們做的一切，包括讓生活更愉快的小事，那麼男人們就會想更努力地服務女性。

要從男人那邊接收幫助與快樂，妳必須從提出請求，而不是命令開始，那麼他們的自尊就不會受影響，否則他們可能會選擇封閉。設定妳生活中的男人可以帶給妳快樂的期望，而在他們做到時予以肯定，這可以像開門一樣輕鬆。是的，我知道妳完全有能力自己做，但請記住，「接受」是一項必須培養的技能。

當妳把快樂和樂趣放在清單的首位時，男人就會想參與其中。無論妳的年齡多大，男人都會發現妳很有吸引力，因爲妳活在青春和快樂中，誰不會被這樣的人吸引？用舞蹈來比喻，我一生都在等待一個願意和我一起跳舞的男人。當我終於獨自一人前往時，我發現整個社區都有男人和女人在尋找跳舞機會，我總能找到願意參加舞會的男性伴侶。（當然，我也得讓自己的條件好到足以吸引別人願意與我共舞！）我用不著爲了跳舞而找個男人來約會，因爲我身體裡就擁有舞蹈。我可以去任何一個城市，與連一句英語都不會說的陌生人一起跳探戈舞。男人被女性能量欣賞時就會順勢而爲。

對妳來說，接受快樂可能有不同的形式，不同於與伴侶共舞並尊重妳女神般的自我。那位支持妳的可能根本不是一個男人，而可能是一個被妳吸引並且大方地享受渴望和快樂的女人。即便如此，還是可以敞開心扉，讓生活和社區中的男人爲妳和其他女人服務與伸出援手。

我們不是在說女性擁有自己的快樂時，男性就得失敗，也不是說女性成爲某項競爭中擊敗男性的「贏家」。當我們把接受、快樂以及連結地球等女性原則具體化而得到平衡時，每個人都會受益。擁有快樂的女人會讓男人的生活更充實，減輕男人負擔的不是找個女人支付賬單和完全負責家務，而是擁有一個對自己生活充滿熱誠和熱情的女人。

女性已經花了太長的時間設法做所有的事。對男人生氣、怨恨，或是拒絕他們，都不會帶來充實而愉快的生活。但是邀請男性參與並支持女性接受快樂，則能得到那樣的生活。

放射愉悅！

妳的天性是歡樂的光芒，妳無需得到同意就能尋找並獲得樂趣。快樂能讓妳維持高度的行動能量，對整個世界和妳個人都有利。道理是這樣的：妳心臟的電磁場從身體向外伸展，與我們共享的能量場相互作用。妳天生就被設計成與外部聯繫、接觸快樂，此能量場透過電磁場輻射整個宇宙。科學家們對這些領域有所了解，但並不一定從形而上學的角度思考它們。他們發現了希格斯玻色子粒子（Higgs Boson particle），這是理論物理學家一直在尋找的證據，因爲它解釋了能量如何與物質結合。「合一」（Unity）教會牧師凱瑟琳・龐德（Catherine Ponder）對希格斯玻色子的稱呼是「神聖的物質」，其他人稱之爲「上帝的粒子」。當妳開心時，妳的能量會發生變化，周圍磁場也會發生變化，塑造了物理現實，也就是創造出妳體內的一氧化氮和內啡肽。快樂的能量如何體現在身體外的物質世界中，是一個奇妙的謎團。

所以請採用這個座右銘：好玩開心很重要。開心好玩是讓妳歲月無痕的關鍵。設想一個愉快的冒險，走出去完成這件事，很可能會有某個人和妳一起做。開車進城參加探戈課程；在黑暗的冬季爲女性朋友們訂一間林中小屋共度周末；玩紙牌和桌遊，找些朋友聚一聚，對一個無足輕重的話題傻兮兮地開自己玩笑。

享樂的時候就是此刻。我記得自己三十歲時完成了住院醫生的實習。我從幼兒園起就一直努力不懈，現在我的同學們正在選擇博士後研究的專業科目。我想知道什麼時候自己有機會停止追隨成功的誘餌，能在當下而不是未來某一天才做一些好玩的事。我受夠了，我放棄了婦產科附屬專業獎學金，我決定是時候過自己的生活了。妳呢？

在公共場合學習探戈或唱歌可能不同於爲無家可歸者提供食物，或作臨終關懷志願者提供幫助，但這些令人愉快的行動非常重要。我們受過的教導是，好女人將時間用在不停地給予和無私的服務，從不關心自己。探戈則完全跟自己有關，在我的身體裡產生愉悅感，但我的探戈舞蹈讓他人得以沉醉在他們自己的滿足感。喜樂從我們的身體開始，像是一氧化氮和神經遞質，產生的正能量治癒我們的細胞，然後向外輻射以治癒其他人和我們生活的地球。跳舞是一種治療方式，事實上，任何欣喜若狂的經歷都有療癒功能，不僅適合妳，也適合其他人。心理治療可以幫助妳以不同的方式思考，以及打破悲觀思維或自我對話的消極模式。但我們必須快樂、跳舞，以及刻意爲自己的生活帶來快樂。

生命太短暫，不應勉強自己接受人生劇場中糟糕的席次，所以要買最好的位置，或知道如何成爲義務帶位者，這樣妳就可以坐在管弦樂隊旁那最佳地點。聯繫眞正讓妳感覺良好的東西，成爲一個歲月無痕的快樂阿爾法女神。事實上，妳要讓快樂成爲一種聖禮，那才是給自己和世界的禮物。

註釋：

① Audre Lorde, *A Burst of Light: Essays* (Firebrand Books, 1988), 131.

② Herbert Benson, M.D., and William Proctor, *The Breakout Principle* (New York: Scribner, 2003), 56.

③ Rick Strassman, *DMT: The Spirit Molecule: A Doctor's Revolutionary Research into the Biology of Near-Death and Mystical Experiences.* (Rochester Press, VT: Park Street Press, 2000), 73. DMT 源自南美卡皮木（ayahuasca），被南美薩滿巫師用來誘使此書作者史特拉斯曼（Strassman）稱之的「迷幻」狀態。

3

女神運用內在的治療能力

女人啊，要深入探索妳的原始力量，超越外表、風俗和宗教。

深入了解妳一直以來與將來永遠都會擁有的知識，

這是任何宗教都不能涵蓋、沒有任何文化可以定義的。

深入到妳的肚子和那裡的大腦深處：

原始的大腦、妳原始的聲音、永遠不會背叛妳的聲音，

是那會永遠引導妳在行動中獲得愛的真理、快樂本身

以及平安的聲音：這是生命本身的聲音。

——帕德瑪．艾昂．普拉卡夏，阿奈雅．艾昂．普拉卡夏

（Padma and Anaiya Aon Prakasha）

《子宮智慧：喚醒富含創意而被遺忘的女性力量》

（*Womb Wisdom: Awakening the Creative and Forgottem Powers of the Feminine*）

托妮再度出現了霍奇金症，這是一種影響血液和淋巴結的癌症。霍奇金症可能降低血紅蛋白，也稱紅血球，並且托妮還因爲發燒和貧血住院。她的血紅蛋白很危險，醫院已經預訂爲她輸血。托尼知道心靈力量會影響身體本身，於是問醫生是否可以推遲幾個小時再參加測試。接著她打電話給一、兩位透過電話工作的自然治療師。在他們的指導下，她想像了豐富、健康的血細胞在自己的循環系統中傳播。果然，再次測試時，她的血紅蛋白水平已經往上躍升。事實上，她有那麼多紅細胞，就好像已經輸入了建議的血液量。

托妮與我分享這個故事時，我並不驚訝。我想到自己進醫學院時，我們被訓練機械性地看待健康狀況，不考慮心靈影響我們健康的力量。情緒和思想對我們身體的影響被視爲安撫效應，這種強大的效果充其量只是一種醫學上的新鮮玩意兒，最壞的情況被認爲是一種新藥物療效難以測出的現象。我透過幾十年的患者經驗和無數科學研究了解，安撫效應是強大的物理醫學。既然可以有意識地這樣做以創造更好的健康狀態，爲什麼我們不加以利用呢？

「身體，自癒吧」

還是孩子時，我們對自己膝蓋創傷或骨折能夠自然復原的能力深深著迷。但我們長大成人後，卻往往忘了身體了不起的自我修復能力。了解這種修復的關鍵是要知道免疫力和病原體之間的平衡，我們誰都沒有完全擺脫健康出狀況的威脅。如果不加以控制，每個人體內都有癌細胞以及可能導致疾病的微生物。每個人的身體也都有血液和器官中的人造毒素，沒有任何方法可以讓人過完全沒有病原體的乾淨生活。事實上，僅僅是對於病原體會致病的恐懼，就會降低妳的免疫系統，使妳更容易生病。

西方醫學的起源植根於病理學研究，就是與疾病作戰以及反抗入侵病原的模式。健康本身和有益健康的事情幾乎從未被研究或被教過。因此，從子宮時期開始，我們就被設計成認爲自己身體和環境是戰爭區域，需要藥丸和手術對細菌和身體本身作戰。我們在很大程度上忽略了自身免疫系統的力量和增強免疫力的先天能力。我們必須拋棄這種醫學思維和驅動這種思維的恐懼心理，現在是重新取得內在治療師智慧和力量的時候了。

毫無疑問，西醫在解決某些急性病症方面非常有用。一個人從梯子上掉下來，摔斷手臂或腦震盪時，當然想去急診室求助。我是西醫的忠實粉絲，它在更換磨損的髖關節或處理急性創傷方面有著非凡的能力。在疾病危及生命時，人都希望能夠獲得最佳的醫學檢查和治療方法。然而，大多數醫療問題並不是急性的，它們是經過漫長過程後隨著時間發展出來的，我們可以在任何時候介入處理。正如世界著名的微生物學家邁倫．溫茲博士（Myron Wentz, Ph.D.）所說：「我們死得太漫長，活得太短暫。」大多數疾病不是僅由病毒或單一物理因素造成，而是總有心理、情緒、精神或精力等方面要考慮。處理健康狀況的最佳方法是透過整體身心靈各層面來確認和解決這些問題，不只是介入治療而已。

疾病和紊亂是大自然的一部分。疾病給了我們一個非常重要的契機來關照體內，並處理我們一直避免觸及的情緒。多年前，曾經與我一起擔任「美國整體醫學協會聯合主席」的伯尼・西格爾醫生（Bernie Siegel, M.D.）曾說：「大多數患者面臨的根本問題是無法愛自己。」這是眞的，不是只就病人而言，對我們所有人也是眞的。我們的挑戰是學會像聖靈一樣無條件地愛自己，我們應該愛自己，不是因爲我們的成就或爲他人提供的一些服務，而僅僅因爲我們是寶貴的生命。這是有過瀕死經驗的人分享的主要訊息，我們不知道自己已經得到多大的寵愛和讚賞。我們可以從一個充滿愛心的角度，身體上、情感上、心理上和精神上來學會照顧自己，就像我們珍愛一個寶貝孩子，然後我們的活力自動就會提升。

女人被教導成爲完美主義者，不斷地有事情要忙，在非休息不可之前從未停下來休息。很多時候，我們在忙碌中隨便抓東西吃；我們有太多時間都是坐著，像是開車、在電腦上工作等；運動似乎只是另一個要塞進過度擁擠待辦事項清單上的項目。我們耗盡了身體和精神，試圖做到所有自己覺得該做的事情。

但身體從來沒有打算長時間坐著，我們也沒被設計成仰賴在取餐窗口買來，然後在紅燈還沒轉綠時快速吃掉營養貧乏的速食。正如雅莉安娜・哈芬登（Arianna Huffington）在她所著《從容的力量》（*Thrive*）一書中有力闡述的，睡眠和休息是不可或缺的。缺乏運動、睡眠和營養食物的生活正在消耗妳的生命，使妳快速老化，因爲它會使妳的免疫、內分泌和中樞神經系統負擔過重。我把睡覺視爲最佳藥品，享有一夜安眠可以讓我在一、兩個晚上解決大部分問題，因爲活力得以增強。同樣有此效果的是釋放任何限制妳表達自己女神性質的情感和信念。持續的日常運動，簡單如站起來再坐回電腦或電視前，每天大約三十二次，也能增強妳的免疫力，讓具有提供健康效果的地心引力爲妳服務！

妳的免疫系統會自然地有高低。在子宮壁上可觀察到淋巴細胞或白血球以螺旋形式與月經週期一起增加和減少，就像月亮圓缺一樣。因此，在月經前妳的免疫力很低，這就是爲什麼妳可能會注意到，自己在月經期前和剛開始的日子裡比較容易感冒、偏頭痛和出現其他疾病，這是說如果妳還有月經。停經後每個月的免疫力趨向消失，爲了提高免疫力，妳必須做額外的自我滋養，這就是爲什麼月經週期是學習自我護理藝術的強大自然工具。缺乏關愛或照顧自己，往往會引起痙攣和經前症候群。

我們每個人令人難以置信的內在治療師都來自終極治療師，也就是（上帝）那神聖之愛。使用這種力量，讓它爲我們的生命提供動力，是治癒我們未癒合傷口的關鍵。請求神聖之愛能夠消除我們對過去未癒合創傷的憤怒、悲傷和怨恨，這就是答案。我們只有在被喚醒自己精緻的敏感性和同感性時，才能承認需要療癒。無論是情感還是身體，所有形式的痛苦實際上都是通往神聖之愛最有力的途徑。只有與神聖直接聯繫才能永久地治癒我們。

最終的治療師，也就是神聖之愛，是一個內心的園丁。祂照顧植物，不擔心雜草會蓋過幼苗而阻擋陽光，祂爲新的成長做準備。祂不是一個與疾病或病毒作鬥爭的戰士，而是藉助一支運行良好的醫療隊伍和藥丸來摧毀病毒。祂是治療師，了解身體能夠產生和再生健康細胞、組織、器官和生物系統的能力，我們可以向祂求助，而不是僅僅期待醫生治癒我們。醫生可以幫助我們療癒，但是身體和神聖本質都在做這項工作。

說到身體，女神必須放棄根深柢固的信念，也就是認爲自己的身體不潔淨、醜陋，或有缺陷。我們被教導，神聖的經驗是超然的，身體是不潔淨和不純潔的：它是大便、小便和經血。然而，縱使我們被教導認爲自己的身體是醜陋的，但透過身體我們發現了自己神聖的本性。我們應該驚嘆於身體及其系統的美麗設計，並享受內在治療的恩賜，也就是提高免疫力、清潔毒素和修復細胞的能力。我們反映了大地之母的循環和再生能力，重新吸收達到目的後不需要的激素，修剪掉不再需要的細胞，並在大腦中創造新的細胞和神經網絡。

身體不是未開化和需要馴服的，而是生命創造力的容器和殿堂，在這身體裡面，我們被設計成要在地球活出天堂。當我們明白自己來到這裡是爲了在地球上活出天堂，我們開始意識到身體是唯一能夠做到這一點的地方。我們不再否定自己的需求，而開始釋放阻礙我們能量中心的舊情緒和物理毒素，恢復能量和活力，喚醒內在治療師。那是眞正的魔法發生的時候，從重塑我們的生活到重拾健康。

不僅僅是一個處方

我們有能力連結內在治療師，我的這種理解是經過幾年而發展出來的。唸醫學院時，我學會了記錄病史、診斷，以及確定適當的介入措施，提供建議和處方，然後讓病人自己走下去，期望她能爲自己的健康做正確的事。我逐漸了解，幫助女性獲得健康所涉及的內容，遠遠不只是某種教育和一個處方。

一九八〇年代，女性會湧向我的診所，因爲我很重視經前症候群，而當時很多婦產科醫生不會這樣。我會開一個減輕壓力的方案；要病人避免咖啡因、糖、酒精和煙草；還要服用維生素B，天然黃體酮和其他補品。病人在遵循我的建議後不久，會表示症狀已經消失。但三個月後，許多人回到了之前的生活模式。她們讓應該避免的東西回到生活當中，而日常壓力毫無改變。不用說，她們之前的症狀也回來了。

爲什麼我的病人不繼續遵照醫囑？我不知道如何激勵病人永久改變生活方式。我曾經認爲腹脹、頭痛、過敏和情緒波動都足夠讓他們遵照醫生指示。

然而，我在與病人交談時，開始看到童年創傷、性虐待、跟虐待有關的記憶、未解決的婚姻問題，以及各種隱藏的情緒問題在經期之前浮現。我開始在未解決的創傷和經前症候群之間建立相關性，就在那時，我了解到月經週期實際上爲深度療癒提供了每月一次強大的機會。

那時，我開始質疑爲什麼這麼多婦女會受苦，因爲這其實是遵循二十八天月亮週期的，完全自然的生物週期的一部分。爲什麼造物者會這樣折磨女性？隨著時間的推移，我了解到自己在經期前以及開始後兩天也會情緒敏感，並且與靈性層面緊密聯繫。我開始意識到，我這樣的經歷不僅很普遍，而且這是一份禮物，是一個重新啓動生活各個層次的機會。可以這樣想：在經期前和經期中，妳處於退潮階段，妳不想面對的每一件事都會顯露。妳眞實的需求，像是休息、營養食品、享樂、養育等等，都從情緒深度表明出來。這不是一件壞事，經歷憤怒、悲傷、恐懼或嫉妒，是一個受到生理支持的改變自己的機會。建議將妳的情緒作爲引導妳實現眞實需求的指南系統，要學習妳的感覺教給妳的課程。

當我自學世界各地女性在歷史上如何經歷月經時，我讀到某些美洲原住民部落依賴經期婦女的直覺知識來指導部落。我突然想到，一個不在病痛或創傷中受苦的女性，可以將她經期前和當中那段敏感的時間用來恢復身體並增加體力，就像子宮本身一樣。她可以與靈魂的聲音深深地聯繫起來，正如我在《女性的身體，女性的智慧》（*Women's Bodies, Women's Wisdom*）中所寫，「夢想、創造力和激素的潮起潮落，與週期不同部分相連結，爲我們提供了加強與內在知覺聯繫的機會。對於大多數女性來說，這是一個漸進的過程，其中包括挖掘個人歷史，然後日復一日對我們的周期進行不同的思考，並謹慎與這些周期共處。」①

《媽媽閃閃發光：懷孕期髖關節指南》（*Mama Glow: A Hip Guide to Your Fabulous*

Abundant Pregnancy）一書作者、現代瑜伽老師和生活教練萊瑟姆・湯瑪斯（Latham Thomas）在紐約市的喧囂中汲取這種智慧。每個月她都會預訂在月經來臨時休假，而選擇利用這些日子恢復活力。就像土著婦女在月經期間搬進單獨的帳篷一樣，她在這個時段體認大自然的神聖本質。此外，她了解這種刻意採取的自我護理儀式提供了過多的能量和耐力，得以彌補所有自己感知到的時間損失。相較於我們大多數人在任何時候連拔掉電源都非常困難，特別是在這個信息過載的時代，她這種令人印象深刻的每月自我保健更令人驚嘆！

根據 Google 執行主席艾立克・史密特（Eric Schmidt）的說法，我們人類在兩天內創造的訊息相當於從文明之初到二〇〇三年的總量②。儘管資訊技術有革命性的變化，但生命的循環本質幾千年來一直保持不變。我們仍然與潮汐和月亮緊密相連，我們深刻的情感需求並沒有因爲待辦事項清單增長而消失。

爲了實現轉變，女性必須接觸隱藏在意識表面下的情緒。她需要明白，每一種情感都顯示出眞正的需要。她需要休息和得到支持，也要傾聽那位充滿智慧的、督促她在生活中作出改變的內在治療師的話語。

我們找到這麼做的勇氣時，就會體驗到作爲女神與生俱來的健康和幸福。

妳的情感指導系統

內在治療師知道，情緒是治療師梅賽德斯．柯克爾（Mercedes Kirkel）稱之爲我們「神聖屬性」的強有力指導系統。悲傷和憤怒等較沉重、黑暗的情緒必須得到表達和改變，讓我們能夠欣欣向榮。我們透過眼淚、運動和聲音來體驗這種療癒性的釋放。古老的母系文化懂得利用舞蹈和歌曲的力量來治癒部落，並將社區重新連接到生命力本身。人們跳舞、唱歌或誦經時，會經歷從快樂到悲傷的全方位情感。憤怒和悲傷隨著眼淚的流淌離開身體，回到神聖的源頭。作家麗塔．夏諾（Rita Schiano）寫道：「眼淚是上帝給我們的禮物，是我們的聖水，淚水在流淌時治癒我們。」

這些所謂的「負面」情緒是未滿足需求的有力指標，而這些需求是我們人性的一部分。對於我們大多數人來說，這是一個啓示。簡單舉幾個例子，我們都需要聯繫、親密、確認、安全、愛、歸屬和休息。（妳可以在 www.cnvc.org 的非暴力溝通中心網站上找到一份非常棒的人類需求清單，這裡也可以查到情緒清單。）但我們大多數人都被教導相信，應該以某種方式將自己的需求轉化爲他人的需求。當我們這樣做時，情緒爲了引起我們的注意就必須大聲疾呼，而往往就是透過身體症狀。

下次當妳感到憤怒或怨恨時，不要責怪自己或其他任何人，只要坐下來細細體會這份感覺。不要除去作爲「信使」的感覺，只要堅持自己的感受，這樣妳就可以發現它傳遞的訊息。然後問自己：「什麼是我現在需要卻沒有的？」然後指認這個需要。舉一個例子：妳正在趕時間，有人超過妳而停入妳正在等待的停車位。那一刻妳會感到憤怒或沮喪，這時妳花一點時間，讓那種感覺徹底經過妳。妳完全感受到情緒，而不是設法將其改變。然後妳問自己：「我需要什麼？」答案可能是以下之一：多一些休閒時間讓自己不總是匆忙度日、來自其他司機的尊重、較多的睡眠讓自己不至於一直疲憊不堪。只要認知「需求」何在，就是滿足這項需求的第一步。

馬里奧．馬丁內斯博士也指出了義憤塡膺的價値，當我們身邊某人的純眞或我們自己的清白受到威脅時，這種憤怒就會爆發出來。例如，如果有人對爲妳服務的女服務員動手動腳，那麼妳表達對此舉的感受而不是保持沉默，是完全正確的。我們必須在適當的時候讓自己感受義憤塡膺，並採取適合這種情況的某種合宜的行動，有時這可能是指等我們回家以後再抒發怒氣。

不論是透過他人或透過妳與神聖本質的聯結，要確定妳有能力滿足那項需求。藉由傾聽情緒給妳的訊息以及尊重這些訊息，妳可以體驗青春永駐的生活，而不讓老舊怨恨和悲傷在細胞層面影響你，並把妳壓垮。妳可以爲自己帶來喜悅，產生一氧化氮，並利用內在治療師的智慧來修復妳的身體、心理和精神。

內在治療師如何發揮作用

疾病並不是憑空出現，而是經過一段時間發展的最終結果。直接說，疾病就是系統中的不平衡，通常是多年來忽視注入歡愉、激烈的情緒和正義的憤怒等健康因素的結果。我們的文化大多數從未教過我們這些！如果妳傾聽身體的訊息並加以注意，妳往往可以預防疾病，並在疾病成形之前將其逆轉。

我們大多數人都有一種文化信念，認為疾病和虛弱無法避免。這種信念在我們的文化中是正常的，但如果妳看看全球所謂的「藍色地帶」，像是沖繩、日本和希臘的伊卡利亞島等最早由探險家和旅行家丹·布埃特納（Dan Buettner）指認為健康老年人密集的地方，妳會發現生病未必是常態。

目前最常見的慢性退化性疾病，也就是心臟病、關節炎、癌症、失智症和糖尿病，都是由長期高水平的壓力荷爾蒙皮質醇開始。高皮質醇水平，加上導致血糖水平不均的高糖飲食，會產生胰島素抵抗、慢性炎症和氧化，這是所有慢性退化性疾病的根本原因。如果沒有檢查發炎症狀，就會造成血管內層的組織損傷。那些受損的血管接下來吸引粘在一起的血小板，並以斑塊形式粘附到血管壁上。結果就會是動脈硬化，這也發生在大腦中。氧化導致細胞損傷，尤其是作為細胞能量中心線粒體的損傷。

絕大多數癌症也因時間推移和階段推進而發展。在健康的身體中，細胞複製然後死亡，以便被不那麼容易發生突變的更新、更年輕的細胞所取代。細胞死亡或凋落的重要作用之一，是使突變細胞在複製並開始形成腫瘤之前死亡。細胞死亡是由線粒體引發的，如果細胞的DNA被突變損壞（在大多數情況下，不止一個突變），那麼細胞的線粒體可能無法正常工作。受損細胞繼續存活和繁殖，由過量雌激素、反式脂肪和血糖等促進劑餵養。如此產生的突變細胞群長期以來被稱爲原位癌，即在特定的有限位置（原位）的癌症（癌）。這也意味著顯微鏡下癌症沒有侵入周圍組織。原位癌通常被稱爲0期癌症，這個名稱導致成千上萬的人接受了不必要的治療。那是因爲直到最近，我們還沒有理解這種細胞的生物學特性。癌症篩檢專家H．吉爾伯特．維爾奇醫師（H. Gilbert Welch, M.D）將這種細胞群稱爲我們將「伴其而死」，而不是「因其而死」的東西③。這是因爲在絕大多數情況下，免疫系統只會阻止異常細胞進一步發展。不幸的是，正是這種無關緊要的、良性的變化最常被運用在醫學篩檢測試上。

同樣，當異常細胞不被免疫系統破壞時，如果有血管網絡形成而爲其提供營養，就會變成侵入性的癌症。然後細胞可能脫落，並穿過血流而到達身體的其他區域，這被稱爲轉移。癌症根據這些細胞在體內轉移的程度進行分期，第四階段是最具侵入性和廣泛性的，幾乎所有癌症死亡都發生在這個階段。

現在讓我們用宏觀的角度來看看這件事。傳統的癌症治療方法是「早期診斷」，因為人們相信，透過手術、放射或藥物治療癌症的最早階段是治癒癌症最好的方法。不幸的是，這種方法遠非如此。我們每個人每天都會製造癌細胞，但因為身體會自癒，所以我們永遠不會知道體內出現過癌細胞。二〇〇八年十一月發表在《內科醫學檔案》（*Archives of Internal Medicine*）上的一項研究，連續兩年追蹤了二十多萬名年齡在五十至六十四歲之間的挪威女性。一半接受定期乳房X光檢查和一般檢查，而另一半沒有定期檢查。接受篩檢的女性乳癌細胞比未經篩檢的女性多出百分之二十二。研究人員的結論是，未經篩檢的女性體內可能有相同數量的癌細胞，但她們的身體已經自行糾正了這些異常情況④。

當我們過於積極試圖「整理」身體可能自然癒合的條件時，什麼情況會發生？自一九八〇年開始進行大規模乳房X光檢查以來，已有一百三十萬女性被診斷患有所謂的乳癌，實際上只是乳腺管原位癌，這種情況在臨床上從不明顯。太多的女性被診斷出來後就透過雙側乳房切除術、放射治療或藥物治療來消除癌細胞。單單在二〇〇八年就有七萬名婦女被過度診斷為乳癌。雖然有些女性明顯受益於早期診斷，但絕大多數都沒有⑤。（我將在第四章詳細介紹乳房健康）

我們都知道一些死於乳癌的女性，所以這對我們的健康來說是一種非常真實的威脅。即便如此，大多數女性都高估了死於這種疾病的風險。百分之六十至八十的乳癌病例發生在絕經後，沒有侵襲性，也沒有轉移。因此，雖然乳癌可能發生在年輕女性身上或者具有侵襲性，但這些情況都不是最常見的。當妳在乳癌防治宣導月期間路過當地公園，看到一群代表乳癌致死粉紅色人形板時，很容易忘記這一點，這種展示旨在嚇唬妳趕快去做乳房X光檢測。對任何疾病的教育和意識都可能扭曲我們對風險的看法，並且產生許多不必要的恐懼。（有關停經後乳癌的更多信息，請參考 www.breasthealthcancerprevention.com。）

如果我們要宣導這類保健意識，那麼在任何時候都要注意：身體是一個奇妙的創造物，由創造者設計爲處於不斷再生與修復的狀態，並保持所有系統持續運轉。細胞不斷地將自己置於健康狀態，妳的身體被設計爲在每個點都會介入疾病過程，以便預防、減緩和逆轉這個過程，以恢復妳的自然健康狀態。妳的免疫系統旨在產生動力並對抗進入系統的任何病原體或細菌。當妳做出增強免疫系統的選擇，像是找到讓自己愉悅的東西時，免疫系統就能更有利地環繞、削弱和殺死病原體。

西醫的工具應該在適當的時候使用，但不能作爲維持健康和促進永恆的第一個與唯一的方法。醫生可以幫助妳監測不平衡的症狀，並注意妳需要多做一些事項來增強健康，但治癒妳的是在妳體內工作的創造者。眞正的健康來自神聖之愛及其爲妳身體注入的活力。

處方藥

六十五歲以上的人當中有百分之七十五服用藥物，平均而言，他們服用五種不同的藥物⑥，這些藥物大多數都不是必需的。我經常來往的「朋友圈」完全活躍在另一個境界裡，我聽過我的朋友和同事格拉迪斯．麥蓋瑞醫生（Gladys McGarey, M.D.）說：「九十三歲，不用免處方藥。」她還為了改善母親和胎兒的健康，而積極參與國會遊說和到世界各地鼓吹。我們不加思索地接受諸如「老年人處方藥」這樣的概念，表明了人們將老齡化視為不可避免地惡化和衰退過程。

如果妳確實有需要解決的慢性健康問題，妳可能會受益於控制症狀的藥物，並且在某些情況下，暫時停止發炎症或得以控制高血壓等疾病的進程。但請幫妳自己一個忙，每天服用藥物時，確認一下妳有能力做一個完整而健康無恙的人，妳對藥丸的需求非常有可能會自動消失。在這段時間內，就慶幸自己也能得到有用的藥物吧！

雖然西方醫學過於專注於藥物和外科手術，但在醫學方面有一些好消息。已經改進的包括團隊治療，例如現在包括不同類型醫療專業人員的產科團隊。凱薩醫療聯盟（Kaiser）鼓勵糖尿病患者和其他可以交換食譜和形成健康圈的團體，採取現場或線上掛號的方式做團體預約；醫學院現在會教新學生炎症和疾病過程；婦產科醫生終於質疑過去三十年來使產婦死亡率加倍的過高剖腹產率和引產率，引產也造成太多早產兒，僅僅因爲我們過分干預！懷孕是一個很好的比喻：身體有自己的時間，我們必須停止試圖控制它的積極干預。隨著越來越多的患者和治療師認知這一事實，我們會看到醫療保健系統發生更多變化。但是不要屏息以待，請立即連結自己的治療能力，它就在那裡等著妳。

不要害怕自己的基因！

基因是藍圖，不是命運。令我擔心的是，很多女性由於擔心基因會背叛自己，而在受到影響的情況下進行不必要的激烈手術。我們現在看到一些婦女主動施行雙乳房切除術，不僅是在罹患乳癌之後，有時候也是擔心自己可能患上乳癌，因爲她們體內有可能使自己處於高風險的基因。每個女人都應該因爲做出自己的健康選擇而受到尊重，但媒體中經常出現像這樣的故事就：「勇敢的母親犧牲乳房，讓孩子不會受苦。」在任何特定的情況下，我們都不知道如何計算罹患乳癌的風險，而且以迄今我們所做的研究，也很難給個人風險設定一個數字。媒體往往忽略的是在疾病中的表觀遺傳學，也就是基因表達的角色。科學家們現在知道，我們的DNA不僅包含基因形式的編碼，還包含能夠將某些特定基因在特定時間啓動至某種程度的觸發能力，我們對表觀遺傳學的控制能力比大多數人相信的強得多。

當「人類基因組計畫」於二十世紀九〇年代開始時，研究人員認爲他們將能識別超過十二萬個基因。然而令人驚訝的是，他們發現人類只有兩萬五千個基因，比玉米穗或果蠅都少。不是基因，而是基因的表達決定了我們絕大部分的經驗。表觀遺傳學仍然處於起步階段，但我們知道基因表達受信仰和情緒以及生活方式選擇的強烈影響。所謂的「垃圾」DNA，科學家們最先認爲是不必要的重複編碼，現在則認爲可能是理解基因表達，以及學習如何影響它的關鍵。事實上，我們最初之所以認爲DNA的這個重要部分必定是「垃圾」，僅僅是因爲我們沒有看到它的目的，說明了我們很多人對身體不可思議系統的封閉態度⑦。

科學家們知道妳的DNA反映了妳父母、他們的父母，以及祖先的遺傳，DNA也可能反映出他們的情感體驗。隨著研究人員對DNA有更多了解，也許我們會發現我們的細胞紀錄了我們祖先的創傷。在老鼠中進行的實驗表明，在老鼠父母經由每次聞到某種味道就被電擊而對該味道產生厭惡後，這些氣味的厭惡感也傳遞給了後代⑧。我們已經知道心臟病的家族史可能意味著近親分享基因和遺傳標記，如果回顧一下，我們經常可以在家庭故事中看到受過創傷的、有衝突的，以及完全無法產生愛的心。我的家族裡面有很多人過早死於心臟病，我的外祖母因心臟病而死，但是我那將近九十歲的母親說：「跟我沒關係。」她並沒有生活在母親的情感束縛之下，而是過著健康積極的生活。如果她患有心臟病的「壞基因」，她還沒有外露出來，也許永遠都不會。

身體外的能量也會影響我們的健康。我們每個人都不是孤單的島嶼，我們受到家庭、朋友和文化方面等信念的影響。妳也可能會發現自己懷著同理心接受別人的情緒，而這樣做會影響妳的壓力程度。妳有沒有過離開一段談話，甚至中斷講電話的經驗後，感覺自己似乎可以躺下睡著？那是因爲對方正在吸乾妳的生命力量。馬里奧・馬丁內斯博士指出，我們對健康的體驗也跟文化中的信念很有關係。以偏頭痛爲例，其解讀與對待方式因地區而異。在法國，偏頭痛被認爲與肝臟相關；在英格蘭被認爲是消化性的問題；而在美國，偏頭痛則被歸類爲神經血管疾病。也因此有了不同的治療方法。

輻射和污染只是影響我們體內發生的事情以及哪些基因表達的兩種外力。除非細胞損傷過程減輕，否則輻射會導致DNA損傷，造成癌症。值得慶幸的是，產生輻射的陽光也可以幫助妳的身體產生維生素D，維生素D是健康的重要營養素。事實上，專家估計，體內擁有最佳水平的維生素D可將罹癌風險降低一半！（見 www.grassrootshealth.net）

擔心妳的遺傳因素，以及妳是否會遺傳家族的疾病和醫療狀況，都會適得其反。問題不在遺傳本身，而是擔心可能會有什麼可怕的疾病，以及由恐懼、悲觀的信仰體系引起的長期壓力。有特定疾病基因並不表示基因會發揮作用。據估計，百分之八十的疾病始於腦海。超自然療法治療師（Metaphysical healer）愛德加・凱西（Edgar Cayce）說：「精神就是生命，精神是建設者，身體就是結果。」換句話說，與聖靈一起設計房子（妳的健康），讓妳的思想、信仰和情感有助於建立它。妳如果喜歡用花園來比喻，可以將精神視爲風、雨和太陽。心靈種下了種子，身體是花園，妳是要種植恐懼還是要種植信仰，並且以積極的心態和良好的健康習慣來澆水？

當妳選擇照顧自己的方法不僅是關注特定器官或系統的肉體健康，還在身體、情感以及精神上與造物主合一，那麼妳就是在影響妳的基因表達。妳應該全心全意去愛和生活，不用擔心DNA中可能編碼的東西。妳不能改變基因，但可以改變妳繼承的情緒模式，這是一個鼓舞妳的祈禱：「神聖之愛，請改變我，讓我完全信任我的身體和基因。」

讓內在治療師指導妳的選擇

妳是否應該測試基因，看看基因表達出來是否會導致嚴重的疾病？我的想法是，妳應該根據自己打算對這樣的資料採取什麼作法，進而決定要不要測試，並且問問自己，這是否眞的是妳需要的資料。妳是否會改而採取積極的生活方式，以減少疾病發展的機會？如果這是妳的目的，何不直接積極地生活呢？如果妳打算將負面結果作爲不對身體進行最佳護理的藉口，何必呢？只有不到百分之五的罹癌原因與遺傳有關。測試出妳有與乳癌相關的BRCA1基因，並不表示妳會得乳癌；測試出妳沒有這種基因，也不意味著妳不會得到乳癌。更重要的是，基因測試可能非常不可靠，因爲醫生通常只就整個基因組的一小部分樣本進行排序，因此根據基因測試做出決定，就像是要透過一張照片來了解某人的個性。

一位名叫娜奧米的女性有一個致命地、不可治療的自身免疫性疾病家族史。這種病會影響肺部，其發展無法減緩，也不能治癒，唯一的希望是肺移植。娜奧米已經失去了包括母親在內的幾位近親，她知道可以做一些測試來追蹤自己的肺部健康，以確定做肺移植的風險。另外還有一項基因測試將顯示她是否遺傳了可能與該疾病相關的基因突變。然而，她決定不進行基因檢測或基線肺功能檢查，而選擇盡可能健康地生活，並隨時了解對疾病患者有希望的研究。打個比方，她可以自由地呼吸，不害怕自己可能傷害某人的感情或令別人失望。她說，完美主義和取悅他人是她的家庭特質，但她拒絕繼承或傳給自己的孩子。

娜奧米說，在成長過程中，她看到每當母親或阿姨對另一方生氣時，雙方會避免衝突而向外婆抱怨，外婆會代爲將訊息傳給另一方。由於姊妹倆從來不直接面對面，三個女性之間的焦慮情緒高漲。當妳永遠不知道妳愛的人是否對妳生氣時，妳怎麼能放鬆？娜奧米追隨著母親試圖解讀別人的思想、戰戰兢兢走每一步路，並且總擔心是否有人對她不高興。有一次，娜奧米意識到自己的焦慮行爲模式太難以與人相處，於是開始定期運動，並接受認知行爲療法，以學習如何打破自己的焦慮思維過程。在她的母親開始生病，並不得不使用氧氣罐呼吸之後，娜奧米開始進行正念冥想練習。「當我看到母親無法輕易呼吸是多麼可怕，並聽到她說最害怕因無法吸氣而死後，我知道學會好好呼吸每一個氣息是我幸福的關鍵。我知道自己必須放慢腳步，專注於自己的生活，不再擔心其他人和他們對我的看法。」

娜奧米覺得她正在用內在治療師作爲靈感，藉以看到自己的各個方面，以免出現自身免疫性疾病。百分之八十自身免疫性疾病發生在女性身上，是免疫系統攻擊身體自身組織的結果，本質上這是自己攻擊自己。有趣的是，許多女性長期在壓力下照顧父母後，會患上自身免疫性疾病。娜奧米無意步此後塵，之前存在於她身體和精神中的憤怒和細胞炎症並未對她發生作用，她決定寧可保持健康和快樂，而不要堅持所有舊怨，即使她確實相信自己有權發出那些怨恨。她解釋：「我眞的很遺憾自己不得不花很多時間在照顧父母上，我決定把父母的需求列於首位，也就意味著忽略了自己和我自己家人的需要，但這是我的決定。而我已決定接受我完成了那樣的決定，即使我對所有後果都不滿意。」

妳在維持健康方面最糟的舉動就是堅持憤怒、恐懼和悲傷，而非釋放它們。妳希望自己有很強的生命力，以便支持細胞修復和再生，降低炎症和皮質醇水平，達到更穩定的血糖水平，減少氧化逆境（關於體內自由基的活動，本書後面會談到更多）。娜奧米做的是傾聽內在治療師，並在受到啓發後爲自己做出選擇，這些選擇來自神聖的引導，而不是基於恐懼。她知道利用學會接受自己來提高免疫力的重要性，放下對其他人如何看待自己的焦慮，並與自然治療師取得聯繫。

緩解情緒壓力因素和避免環境毒素可以幫助內在治療師照顧妳的健康花園，並選擇不彰顯疾病的基因。同樣重要的是，放鬆下來，並且了解一直避免所有的毒素並非不可能！

不要畏懼測試分數！

診斷測試中的數字可以是待處理狀況的有用指標，但用不著過分強調其重要性，也不要為此而影響妳的心情。根據柏林的「哈丁風險認知中心」主任，也是《理解風險》（*Risk Savvy*）一書作者格爾德．吉仁澤（**Gerd Gigerenzer**）的說法，醫生和患者都傾向於高估各種疾病的風險，以至於往往帶來太多不必要的程序。事實如下：思想和信念對於健康的影響遠大於醫學鑑驗結果（正如後者對人健康的影響也大於人的基因）。我曾經親眼目睹一名男性在氣管插管和重症監護病房，氧氣水平如此之低，他應該失去知覺的。但他坐起來，將最後的遺囑和證詞寫在紙上。這本屬不可能，但他的心智迫使身體遵循其指令。我也看到了八十多歲時身體健康、膽固醇水平高於三百的人。這些人沒被要求使用（保護心血管系統的）他汀類藥物來降低膽固醇是一件好事，顯然那樣程度的膽固醇並不會造成他們的健康問題。

醫學測試的可靠性遠遠低於大多數人的想像，我們多常聽到有人說：「我去找醫生，拿到了一份乾乾淨淨的健康報告。」而且還藉由測試分數得到了保證，但第二天卻心臟病發作？相反，有多少人經常感覺很好，卻被診斷出一些可怕的疾病，並在幾個月內死亡？當患者被告知壞消息時，通常是消息本身和壓力激素對患者的反應加速了疾病的進展。事實上，研究已經顯示，壓力荷爾蒙實際上會產生加速某些類型癌症生長的物質⑨。

有時測試結果會顯示問題，但是當妳重複測試時，數字會在正常範圍內。我有幾個病人去到手術室才發現原來的異常已經消失，這種情況比我們相信的要多得多。此外，醫生是人，和我們一樣容易犯錯。五位不同的病理學家可以閱讀妳同一份檢體報告後，給出五種不同的解釋。妳使用哪個實驗室、誰負責讀實驗室結果，以及一天中的時間，都會影響任何測試的準確性。

所有醫學測試的問題在於，一旦發現異常，就有義務繼續尋找更多的東西。這是因為醫生不想「錯過」某些東西，醫學訓練和系統的全部內容就是這樣。醫生和患者都很難一方面採取「觀望」的態度，另一方面又強調要選擇更好的生活方式。一個例子是雙手骨盆檢查，如果妳沒有任何疾病或不正常的症狀，妳的婦產科醫生沒有理由戴上手套，將兩個手指插入妳的陰道，然後按壓妳的腹部來感受妳的子宮和卵巢。我受過訓練，要對每個女人都這樣做。有更多的時候我不願意承認，我感覺到一些不確定的東西，讓我不得不把那位女士送去做超音波檢查。然後，如果這還不確定，我就必須安排她進行腹腔鏡檢查——這需要全身麻醉。大多數時候，一切都很正常。另一方面，我有時會在一個完全健康且無症狀的女人身上找到我不期待的東西，像是子宮內膜異位症！我了解到，僅僅做出診斷並不代表妳生著病。

我們越來越了解，在處理未來可能出現問題的情況時過於激進。我已經提到篩檢乳房圖像的缺點，新的高分辨率機器能夠檢測到越來越多的病變，而這些病變永遠不會引起任何問題。子宮頸抹片檢查是另一項需要重新思考的測試，一個女人如果健康，就幾乎沒有理由每年做一次子宮頸抹片檢查。美國每年花費五十四億美元進行子宮頸抹片檢查和一百二十萬美元的追蹤檢查，最後找到的子宮頸細胞碎片顯示可能有問題的女性大約百分之一。子宮頸癌罹患比例正在下降，二〇〇二年的比率爲每十萬分之八點二。「美國陰道鏡檢查和子宮頸病理學會」現在建議，如果子宮頸細胞學檢查結果爲陰性（這是Pap測試的篩檢結果），那麼女性就只要每五年一次，而不是每年都要接受子宮頸癌篩檢[10]。幸運的是，擁有健康免疫系統的絕大多數女性都可以透過自己的系統清除HPV。換句話說，絕大多數女性通常不會出現問題。

當然，妳如果疼痛、化膿、腹脹或出現斑點，就應該研究一下自己的身體和情緒發生了什麼事。但如果妳錯誤地認爲疾病篩檢等於醫療保健，妳就不會進入最有活力、最健康的自我。妳會處於中立狀態，等待一些不好的事情發生，而不是處於蓬勃發展和充滿活力的狀態。妳儘管去接受測試，但如果不喜歡測試結果，建議用心靈和情緒的力量解決問題，然後再次進行測試。若是結果非常不同，完全不用感到奇怪。

某些測試確實有助於創造更好的健康狀態，空腹血糖就是其中之一。空腹血糖不應高於八十五毫克／公合（譯註：或分公升），飯後一小時，血糖應不高於一二〇毫克／公合。有益的作法是擁有一個血糖機（藥店裡大約十美元可以買一個），並定期測試自己的血糖，以確切知道哪些食物和活動讓妳的血糖升高。測量空腹胰島素水平也很有用。另外一個非常好的主意是維生素D水平測試，兩者都可以透過醫生或線上實驗室完成（參考資料有我推薦的在線實驗）。妳的水平應該是每毫升四十至八十毫克，通常每天至少需要五千國際單位（IU）的維生素D來達到並維持那樣的水平。妳要確保血壓在高一二〇、低七十左右。請注意，我在這裡引用的血糖值低於藥物標準允許值，維生素D水平則高一些，這些反映了最佳水平和最低水平之間的差異。歲月無痕的女神將目標訂在最佳狀態。

因此，雖然現代醫學和醫學測試有其重要性，但無論妳的健康狀況往好的還是往壞的方面發展，永遠不要低估妳個人信念發揮的影響。另類健康執業者和作家安德魯．威爾醫生（Andrew Weil，M.D.）多年前告訴我，現代醫學的一個主要罪惡就是能夠破壞人們對自己感受的體驗。如果妳對自己身體狀況的感覺與妳體檢顯示的數字相衝突，請提出質疑。前紐約市長郭德華因其隨興作風聞名，他常常站在地鐵入口處，跟通勤者握手，問道：「我做得怎麼樣？」醫學測試則是爲了問：「我要怎麼做？」並檢查妳在自我照顧方面的情況。測試的本意不是要對任何潛在災難的跡象引起焦慮。

也要記住這一點：無論妳的診斷結果如何，總有希望。過去二十年裡，我們對身心聯繫及其對身體的影響走了很長的路。例如，在《啓動你的內在療癒力，創造自己的人生奇蹟》一書中，喬・迪斯本札博士記錄了他使用現代腦掃描技術完成的大規模研究，證明完全有可能利用安慰劑的力量來學習如何改變我們的大腦和身體的生物學，意思是當妳期望某些東西起作用時，往往就會如願。在對那些癌症晚期莫名其妙逆轉的人的研究中，《癌症完全緩解的九種力量》（*Radical Remission: Surviving Cancer Against All Odds*）一書作者凱莉・透納博士（Kelly Turner, Ph.D.）已經確定了許多現代醫學束手無策時仍然有利延長生命的因素。其中許多與「青春永駐女神計畫」中推薦的因素相同，例如釋放抑制情緒、接受社會支持、加深靈性精神聯繫、改變飲食習慣等等。

妳越早因應自己的任何問題，就越有可能徹底予以解決，甚至包括過敏等煩人的事情！要相信神聖之愛，並透過建立對自己的健康恢復幸福狀態的積極信念，來運用這種願望成眞的效應。要認知心靈有力量創造疾病或健康，還要避免長期消極地自我對話，這是太多女性習慣去做的事。很難想像我們一個小時可以用自我批評打敗自己多少次，作家安妮・萊莫特（Anne Lamott）說：「心智常常是壞鄰居，妳不應該一個人去那裡！」

我並不是要暗示如果妳有健康狀況，就應該被「責備」，完全不是的。心靈力量強大，但是群體的心靈以及神聖心靈也有很強大的力量。我們不能總是知道每一件事情發生的原因，眼前情況會有怎樣更大的發展，或者何以我們已盡最大努力保持積極的態度後，健康還是出了問題。我們所知道的是，藉由將生活中的每一種情況視爲機會，讓對我們自己和他人有更深層次的治療、更深的愛，以及更深切的同情，我們就將自己和社區的健康大爲提升了。

聆聽妳的直覺

要喚醒內在治療師，就必須注意自己對身體的直覺和本能。如果醫生提供的建議在妳獨特的情況下並不適合妳，請傾聽並探索自己抵制的原因。有時即使妳無法解釋原因，卻就是知道一些東西不適合妳。其他時候，妳稍微做一點研究，就會發現研究和邏輯支持自己的直覺。我們已經先入爲主地認爲不應該相信自己，只能相信醫生，但我們的身體和靈魂不會欺騙我們。妳可能會發現自己有一個寓意深長的夢，讓妳得以洞察自己的情況；妳也可能會有一種沉重感或情緒上的阻力，不是來自恐懼，而是來自內心的認知。發生這種情況時，不要置之不理。我以往常常對接受手術的患者說，他們隨時可以打電話給我取消手術。我告訴他們，如果他們手術當天改變了主意，我會很樂意把他們推出手術室。相信我，允許這種個人直覺的做法眞的可以減少恐懼，並爲妳的內在治療師留出說話空間！

並非所有醫療建議都適合每個人，但我需要籲請媒體注意他們不斷宣傳恐懼的行爲，這會讓人們陷入從眾心理。流感疫苗就是一個例子，帶狀皰疹的疫苗是另一種。我不禁注意到，自天花疫苗成爲標準作業以來，帶狀皰疹的人數就一直在飆升。老天啊！它們是同一種病毒！妳眞得問自己：「到底怎麼一回事？」再說，用來支持廣泛使用流感疫苗的證據，是基於對流感病毒在流感季節影響人群所做的最佳猜測而製定的，這種數據比公眾受到影響而相信的數字要少得多。這裡眞正賣的是保全和安全的感覺，如果沒有接種流感疫苗會讓妳感到非常脆弱，那麼接種可能不會有問題。畢竟，我們的安全感直接而有力地影響著我們的免疫力。但鑑於疫苗不是百分之百安全，我建議以其他不涉及不必要風險的方式提高妳的安全感。順便說一下，流感疫苗幾乎總是用含有汞這種已知的神經毒素作爲保護劑，現在也已經知道流感疫苗會造成一些人的自身免疫性疾病。流感疫苗不是百分之百有效，我們都知道那些接種過疫苗，結果卻得到一生最嚴重流感的人。自動去接種疫苗或服用避孕藥的群體心態之所以會產生，是因爲他們害怕不接種疫苗就不會有群體免疫力。如果妳每年接種流感疫苗，請問問自己這樣做是否是爲了避免以其他方式照顧自己。去做身體檢查也是同樣的情況，問題是，爲什麼妳不照顧自己呢？

向恐懼投降，以及自動接種流感疫苗（或服用他汀類藥物，或進行子宮切除術，或只因自己被告知這是「在妳的情況下最好的作法」而做出任何選擇），取代以上的方法，就是遵循以下這個健康基本公式：

- 增強身體抵禦細菌和病毒的能力。
- 減少炎症以及破壞細胞和組織的自由基活動。
- 在必要時讓身體有時間、空間和環境進行修復和自癒，包括服用抗氧化劑。
- 必要時，採取妳所接觸的任何方式，像是手術、藥物、任何妳感到和似乎正確的方式，以控制惡化、損害和症狀。

在涉及任何疫苗、藥物或手術時，請了解其優缺點，如果妳正在考慮接受一項手術，建議不只諮詢一位醫生的意見，然後與妳的內在治療師一起檢查。如果感覺正確並且有理由讓妳接受這種治療，那就放下任何恐懼。當妳得到祝福時，做一個祝福祈禱，用神聖之愛加以澆灌，並要求聖靈以其保護妳和幫助妳成爲最健康的自己。如果妳收到的醫療診斷或測試結果讓妳害怕，建議做幾個深呼吸，然後讓自己連結造物主和妳內在那個安靜、微小的聲音。將妳的診斷結果和妳的身體作爲獻祭交給造物主，那神聖的存在創造了妳，祂知道該怎麼做。現在就靜候指引。

這是我一直使用的禱告：「在我的靈性和天使幫助下，我專注貫穿自身體系的神聖之愛，並將神聖之愛帶入我的（妳所關注的身體區域）。我祈求這個問題可以根據創造者的意願用神聖之愛來解決。」說完之後吸氣，維持大約四秒鐘，然後用鼻子迅速吐氣，就像在清除鼻屎。微微地專注於妳身體的這個區域，想像神聖之愛在此處充滿光和治療。

請記住，我所描述的是一個精神過程，而不是一個心智/身體過程。神聖的幫助總會在妳眞誠尋求時來臨，完成剩下的工作。在祈求神聖之愛幫助後，要注意妳收到的任何指導。我最近在協助一位朋友走過這一段時，讓她來祈求，然後告訴我之後「聽到」或「看到」了什麼。她說：「悲傷。」然後，她就祈求神聖之愛釋放悲傷。

既然妳已經知道了自己的內在治療師與神聖之愛的指導和幫助有關，那麼讓我們從知道內在治療師在工作的角度來看一些常見的健康狀況，以及用作診斷的測試。無論妳的健康問題是什麼，都可以將任何恐懼或焦慮轉化爲滋養妳健康花園的行動。請記住，內在治療師只能在信仰和信任的環境中工作。在等待清晰指示時，妳可以一直用以下內容來撫平心靈：「神聖之愛，請把我變成一個信任我內在神聖指示的人，並且知道我將得到下一步的指示。」

註釋：

①Christiane Northrup, *Women's Bodies, Women's Wisdom: Creating Physical and Emotional Health and Healing*, rev. ed. (New York: Ballantine, 2010), 99.

②Marshall Kirkpatrick, "Google CEO Schmidt: 'People Aren't Ready for the Technology Revolution,'" *ReadWrite*, August 4, 2010. http:// readwrite.com/2010/08/04/google_ceo_schmidt_people_arent_ready_for_the_tech#awesm=~or9ZvGJTDdkf01.

③H. Gilbert Welch, M.D., M.P.H., *Should I Be Tested for Cancer? Maybe Not and Here's Why* (Berkeley, CA: University of California Press, 2006).

④P. Zahl and H. G. Welch, "The Natural History of Invasive Breast Cancers Detected by Screening Mammography," *Archives of Internal Medicine* 168, no. 21 (2008): 2311–16.

⑤Archie Bleyer and H. Gilbert Welch, M.D., M.P.H., "Effect of Three Decades of Screening Mammography on Breast-Cancer Incidence," *New England Journal of Medicine* 367 (November 22, 2012): 1998–2005. DOI: 10.1056/NEJMoa1206809.

⑥Maryland Coalition on Mental Health and Aging, "Effects of Medications." http://www.mhamd.org/aging/agingconsiderations/effectsofmeds.htm.

⑦Kazi Stastina, "'Junk' DNA Has a Purpose, New Map of Human Genome Reveals," CBS News, September 5, 2012. http://www.cbc.ca/news/technology/junk-dna-has-a-purpose-new-map-of-human-genome-reveals-1.1238937.

⑧James Gallagher, "'Memories' Pass Between Generations," BBC News, December 1, 2012. http://www.bbc.co.uk/news/health-25156510.

⑨Earle Holland, "Stress Hormones May Play New Role in Speeding Up Cancer Growth," *Ohio State University Research News* (November 2006), http://researchnews.osu.edu/archive/epinorepi.htm.

⑩L. S. Massad et al, "2012 Updated Consensus Guidelines for the Management of Abnormal Cervical Cancer Screening Tests and Cancer Precursors," *Journal of the Lower Genital Tract Disease* 17, no. 3 (July 2013): 367. http://www.omniaeducation.com/images/hpv_resource2.pdf.

4

女神了解健康的原因

我開始相信癌症是對成長極端需求的身體隱喻。

——劉易斯．托馬斯醫生，紀念史隆．凱特琳癌症研究中心前主任
（Lewis Thomas, M.D., former Director of Memorial Sloan Kettering Hospital）

最近，一份著名的女性出版物請我提供十個健康祕訣，這是我經常接到的要求，因爲每個人都想有簡單的保健方法。編輯希望我提出一系列的做法，比如減糖、多喝水，以及擁有好朋友。所有這些都是好事，但我也提到建立與神聖本質的關係很重要。編輯說：「我們是一本傳統雜誌，談論上帝對讀者來說有點遙遠，妳可以將這個要點改爲『定期體檢』等方法嗎？」各位，請記住，改善健康狀況的方法裡面沒有「定期體檢」這一項！九成美國人說他們相信上帝，但雜誌編輯並不想「去那個領域」，因爲我們受到的教導是靈性與健康分別屬於兩個領域。

當妳重新與聖靈和自己的精神聯繫起來，把自己視爲女神時，妳對健康的看法就會截然不同。妳意識到在創造健康上自己有著比以往更多的力量，因爲妳不是孤軍奮鬥；妳是在神聖的女性力量幫助下做的，這個女性力量知道如何清潔自己水域中的毒素，修正老舊生成的東西，因而帶來新的生活。當然，妳希望自己的健康狀況和生命週期配合得好，讓妳得以保持良好的健康狀態。但是，妳還必須承認自己需要接觸內在治療師，其智慧和力量是由聖靈告知的。身體健康從上游開始，有情緒和想法，不是補品和醫學測試（儘管這些也有益處）。

妳如果有慢性疾病或病痛，可能已經知道管理健康狀態的基本知識，也知道壓力會使症狀惡化，而照顧身體的需求則會改善狀況，有時改善甚至很顯著。但無論妳健康狀況如何，讓我們先消除健康由基因或時間推移所決定的想法。

對女性四十歲以後健康的討論，很多時候主要集中在性荷爾蒙（雌荷爾蒙、黃體酮和睪酮）、疾病和衰退的波動上。我們很容易忘記，身體原本就設計成能夠修復和補充我們的細胞與平衡我們的生物化學。但是，現在妳將要採用一種全新的方式來看待健康與如何平衡妳的系統，以便將身體功能發揮到最大程度。

是的，妳的荷爾蒙系統與健康狀況有關，但妳最需要注意的荷爾蒙是壓力荷爾蒙。妳還需要考慮睡眠或休息量，因為妳需要給身體時間充電和產生新的、更健康的細胞，而不是擔心心臟、乳房、子宮、卵巢和大腦的疾病。妳必須為所有器官提供良好的營養、愉悅的思想和情感，以及對身體健康至關重要的活動。我說的不僅僅是移動妳的身體，我說的是傾聽妳永恆的靈魂，表達愛、創造力和快樂。當妳檢視典型的女性健康問題時，即使妳給身體提供了必要的肉體支持，我也希望妳超越字面意義而開始將身體狀態視為自己情緒、心理和精神幸福狀態的反映。妳的心臟不僅僅是一片肌肉，骨盆不只是身體孕育嬰兒的地方。妳超越了各個部分的總和！

馬里奧．馬丁內斯博士將疾病描述為我們身體系統的不平衡經過一段時間演變，最終成為可測量的病理，現代醫學只不過是對病理的研究。我們在擁有馬丁內斯博士所謂的「健康原因」時，就會遠遠超出病理學曲線。他將健康的原因確定為：高尚的情感，如熱情、快樂和愛情；提高認知（關注什麼是積極的）；以及正義的憤怒，也就是當妳的清白被侵犯時要讓自己生氣。即使這種侵犯發生在多年前也一樣，讓自己感受這種正義的憤怒，並將其逐出妳的身體系統，可以改善妳的健康狀況（見第二章）。無論妳得到的診斷或健康狀況如何，都要知道妳可以藉由從事實際改善健康的行爲和想法來改善那種狀況，而不只是依賴治療疾病。

荷爾蒙的祕密

荷爾蒙已經被廣泛報導過，但事實是，在更年期，首先要關注的荷爾蒙不是雌荷爾蒙、黃體酮，或甚至是睪酮，而是皮質醇。皮質醇是一種壓力荷爾蒙，被設計成出現於妳遭遇急性壓力時，幫助妳快速處理身體危險。想像妳是遠古一位穴居的女性，正將一塊大石頭扔向即將攻擊妳的嘶嘶作響的毒蛇，或者妳正準備快速逃跑。如果危險來源不是蛇，而是已經進入妳身體系統的細菌或病毒，皮質醇也會暫時啓動免疫系統。這樣的作法會引起發炎，此時白血球細胞聚集在病原體周圍，以便在攻擊之前先將其隔離。這種交感神經系統反應發生得很快，問題是，如果皮質醇及與其相伴的腎上腺素不能快速從系統中清除，而是徘徊數天甚至數週或數月，就會產生相反的效果，也就是降低免疫力和能量。慢性恐懼、憤怒、悲傷和怨恨會使體內的壓力荷爾蒙持續太長時間而破壞了免疫力，削弱皮膚和骨骼，使得體重增加，創造健康狀況不佳的條件，隨之而來的包括抑鬱症和癌症。如果妳看過有人服用諸如強體松（prednisone）這樣高劑量的類固醇而像氣球一樣膨脹起來，妳看到的就是過量壓力荷爾蒙產生的影響。

雌荷爾蒙、黃體酮和睪酮即使不太可能對健康產生不利影響，但比皮質醇和腎上腺素受到的報導要多得多。確實，在更年期的過渡期間，這些荷爾蒙在體內的量發生了變化，有時這種變化會引起不舒服的症狀。但更年期本身並沒有什麼會讓人產生直接墜入荷爾蒙地獄的憤怒的行為，或在性沙漠中迷失的感覺。不實際的說法是，更年期將使一個健康、快樂的女人永遠關閉她的卵巢，使她萎縮成一個無性的老婆。事實上，更年期結束後，荷爾蒙恢復到青春期前的水準，這些水準沒有任何問題。一些症狀如疲勞、失眠、性慾低下、精神萎靡、煩躁和潮熱，特別是當它們干擾睡眠時，未必一定要是停經前或更年期經歷的一部分。必要時可以借助極少量的外力，自然地減輕這些症狀。

讓我們來看看是如何失去平衡的。妳的卵子現在輸出的荷爾蒙減少了，腎上腺於是取代一些產生黃體酮、雌荷爾蒙、睪酮，以及擔任其他荷爾蒙建構基礎的脫氫表雄酮（DHEA）的工作。但是，如果妳位於腎臟上方核桃大小的腎上腺產生過多皮質醇和腎上腺素，就會開始變得疲憊不堪，並被產生壓力荷爾蒙的任務累垮。妳的多任務腎上腺必須確定工作的優先次序，首選是壓力荷爾蒙，然後就可以摒棄其他荷爾蒙的產生和新陳代謝。

當荷爾蒙由於皮質醇過度分泌而失去平衡時，妳會感受到這種影響。妳會對糖產生渴望，尤其是下午四點左右，當皮質醇自然達到高峰時。妳如果想要一個蛋糕，而不是走一小段路來幫助身體分解皮質醇，就會進一步刺激腎上腺，導致更多的皮質醇被釋放出來，這會刺激妳的血糖程度。四點鐘就像是以每日爲週期的經前症候群階段；妳應該去散步，小睡一下，或者親近內心的感受和智慧，而不是糖。當妳意識到也能掌控血糖、情緒、飲食和運動模式之間的關係時，就不太可能經由攝入糖或酒精來因應妳的皮質醇飆升，否則只會讓荷爾蒙狀態變得更糟。

如果妳的子宮和/或卵巢已被切除，或者妳因荷爾蒙變化而過度緊張，以至於無法努力運動或改變飲食習慣，或藉由性行爲或其他方式體驗快樂，妳可能需要檢查自己的荷爾蒙水平並設法調整，特別是使用生物同質性荷爾蒙或諸如野葛根（Pueraria mirifi）的植物雌荷爾蒙（參見參考資料）。測試荷爾蒙有三種方法：唾液測試、血液測試和尿液測試。在與這三種測試一起工作多年後，我最喜歡也是我認爲目前最可靠的是連續尿液檢測，它不僅測試雌荷爾蒙、黃體酮和睪酮，還測試壓力荷爾蒙的釋放模式。（妳可以在 www.stimerhormones.com 和參考資料中了解更多。）

如果測試結果和症狀證實妳的雌荷爾蒙水平較低，我建議妳試著從植物來源獲取植物雌荷爾蒙（妳可以在參考資料找到該植物雌荷爾蒙和其他推薦補充劑和產品的詳細訊息）。在這個問題上存在很多困惑，很多女性不必要地擔心服用黑升麻、瑪卡、亞麻籽或野葛根等補充劑會導致癌症。我在這裡說清楚：沒有確鑿的證據表明植物荷爾蒙與癌症有關。如果妳在顯微鏡下觀察諸如植物雌荷爾蒙的植物固醇分子，妳會發現它們的化學結構與哺乳動物的雌荷爾蒙完全不同，因而不能以與處方荷爾蒙相同的方式刺激雌荷爾蒙敏感組織的生長。順便一提，綠花椰菜、花生、杏仁、蘋果和許多其他常見食物也含有植物雌荷爾蒙。

還要記住，女性的感覺和荷爾蒙水平之間不見得有關。我見過女性雌荷爾蒙和睪酮都很低的女性有滿意的性生活，而一些睪酮和雌荷爾蒙含量符合健康標準的女性卻完全沒有性慾。如果妳完全依賴測試，而不是妳的感覺來確定自己發生了什麼，就可能會害怕服用自己不需要的藥物或補品。

睡眠和細胞修復

許多女性最常有的抱怨之一就是失眠。荷爾蒙失衡眞正的罪魁禍首是過量壓力荷爾蒙，睡眠是減輕過量壓力荷爾蒙最有效的方法。優質睡眠對荷爾蒙健康至關重要，減輕壓力可改善睡眠。

幸運的是，簡單地變換生活方式可以改變妳入睡和整晚安睡的能力。請嘗試以下作法：移走臥室所有的電子設備，包括帶有照明顯示器的時鐘，至少晚上要蓋起來。準備上床睡覺時，不要在電腦或平板等行動設備上工作①。還要建立一個睡眠程序，每晚在同一時間睡覺，至少睡八個小時。上床前不要看新聞或劇情緊張的電影，也不要做任何劇烈的運動。如果妳感覺潮熱襲來，請閉上眼睛，想像一下很涼爽的東西，就像坐在冰屋裡面一樣。或者脫掉一層衣服，站在風扇前面。我是降溫枕頭的粉絲，妳用水填滿後塞進枕套，整個晚上都能保持涼爽。研究也已經顯示，諸如閉上眼睛，對自己重複某種咒語（如「和平」或「吸氣」和「呼氣」）二十分鐘的「放鬆回應」冥想，可以藉由減少產生熱的壓力荷爾蒙而明顯減少潮熱。事實上，任何減少壓力荷爾蒙的做法都會減少潮熱。〔妳可以在《更年期的智慧》（*The Wisdom of Menopause*）中找到更多關於管理更年期症狀的點子。〕

在更年期導致的睡眠中斷和潮熱太干擾生活時，我推薦使用草藥補品野葛根（參見左頁方框）。其他有用的工具是纈草、褪黑激素和瀉鹽，妳可能會想試試促進放鬆的凝膠、油或浴鹽。

野葛根：A-ma-ta

我多年來在女性健康的第一線服務，一直對停經期和更年期症狀的自然方法，以及有益於促進女性健康的物質感興趣。幾年前，我接到了泰國桑福德·施瓦茨博士（Dr.

Sanford Schwartz）一通電話，他是一名（原先在紐約市的）研究員，對野葛根經驗豐富，桑迪博士是大家對他的稱呼。他說服我研究這種物質的特性，並嘗試使用稱為碧蕾朵（Puresterol）的專利形式。野葛根有許多不同的亞種，要得到最好的效果，必須由熟練的採集者在正確的時間收穫正確類型的植物，然後必須將活性成分標準化。泰國生產的正確類型野葛根的專利標準化提取物就是碧蕾朵，在該地可持續收穫。由於對這方面的研究以及女性使用者的結果報告印象深刻，我最終創辦了自己的公司，用以宣傳這項產品。這家公司的名字是 A-ma-ta，這個名字源於泰語中的「永恆」，我希望世界各地的女性都有機會藉由使用這種草藥得以緩解停經前和更年期的症狀，並體驗其「年輕化」的效果。我從沒想過會創辦公司，但這樣做令我得以控制產品質量，以確保女性獲得正確的數量和配方。野葛根也被證明可以增加骨量，調整乳房的顏色，減輕陰道乾燥②以及陰道壁增厚。陰道壁隨著時間的推移會變得更薄，並且可能在性交過程中引起不適③。

使用 A-ma-ta 產品的女性回報了精彩的結果，這讓我非常驚訝。一位用戶在 A-ma-ta 網站上寫道：「我不知道會發生什麼。但是，在服用藥劑兩週內，我只能說自己對於戲劇性的『年輕化』感到震驚。我感到驚訝、高興、印象深刻。」另一位女士寫道：「我服用 A-ma-ta 已經十二天，女士們……確實起了作用。我更有精力，感覺更平靜，精神恢復得更好，而且潮熱頻率減少，強度也降低得多。」還有一位在服用 A-ma-ta 三天後這樣說：「我正好在適當的時刻睡著了，醒來覺得已充分休息，眼睛也沒有灼熱的感覺。幾個星期後……我行動得更順利、平靜、平衡、快樂……我迫不及待想看到與感受到未來積極的變化。」

如果妳已經嘗試過這些簡單的失眠方法卻仍然睡不好，那麼可能是妳的身體設法讓妳注意一些更深層次的問題。蘇在應付中年離婚時，發現自己每天晚上都會在凌晨三點醒來，不管她做什麼，這種模式持續存在。她最後停止對抗，決定將筆和紙放在附近，以便記錄夜間湧來的夢想和靈感。一個月不到，她了解有些故事想透過她被說出來，她開始期待自己的深夜靈感，最終收集了足以寫成一本書的材料。

我的朋友偉恩．戴爾博士（Wayne Dyer, Ph.D.）所有的著作都在凌晨時分寫下，他相信這是上帝跟我們親近最明確的時候。雖然我不是清晨寫作的人，但我最好的夢境總是在早上七點半到八點半之間。我很清楚凌晨四點被認爲是夜晚最陰（黑暗）的時候，那時創意流量可能特別強大。事實上，這是動物和人類最可能分娩的時候，也許這是我們的靈魂想要來幫助我們產生最高的自我。因此，妳要考慮的可能不是對抗失眠，而是失眠是否是一份連接妳和創意流程的禮物。

健康的心

乳腺癌已經被粉紅色緞帶標示，現在女性心臟病也有了紅裙子的標籤，因爲心臟病已經超過乳腺癌而成爲女性頭號殺手。大多數人已經受到洗腦，以爲我們必須患病才能死，這種剝奪了我們生命力的信念如今又被「爲療癒而跑」的活動強化。這些現象沒有一項有助實際降低患病風險，甚至可能有反效果，因爲我們抵制的東西仍然存在。這是吸引力法則：我們成爲自己最關心和最擔心的事物。因此，治療心臟病、乳腺癌或其他任何事情的第一步，就是要讓我們開始培養一個觀念：當我們在世時間已滿時，無疾而終是完全可能的！要記住目標：「快樂，健康，死去！」

大多數女性罹患心臟病的速度非常緩慢。事實上，在杜蘭大學進行了四十四年的「博加盧薩心臟研究」（Bogalusa heart study）中，醫生在五歲兒童身上發現了動脈硬化，也就是動脈阻塞的開始[4]。所以如果妳監控自己的健康狀況，會需要多年時間來處理這個問題與扭轉局面。

所有女性都應該了解一些荷爾蒙因素。研究人員肯特・赫姆斯梅耶博士（Kent Hermsmeyer, Ph.D）在對恆河猴（以及後來的人類）的研究中表示，天然黃體酮相對於諸如黃體素（Provera）的合成孕酮，較會導致冠狀動脈鬆弛[5]。許多有心絞痛（心臟疼痛）的婦女使用天然黃體酮沒問題，但是需要避免合成的形式。二〇〇二年突然停辦的著名婦女健康關懷研究（Women's

Health Initiative）使用結合雌激素／醋酸甲羥孕酮（Prempro）作爲解決女性更年期症狀的首選荷爾蒙組合。研究人員發現，使用這種人工荷爾蒙組合增加了心臟病死亡率。事實上，該研究指出，服用這種人造荷爾蒙的女性罹患心臟病以及乳腺癌的風險較高。從那時起，醫學專業已經改變了說法，現在的建議是在減輕症狀所需的最短時間內使用最低劑量的荷爾蒙。

這裡是一個比較好的消息：心臟非常寬容。畢竟，原諒是內心很重要的一項工作。妳的心希望自由，也需要有自由的感覺，而懷著怨恨實在負擔太重。許多罹患心臟病而得以痊癒的人，是因爲眞誠投入配合內心智慧的生活，這種智慧包括了熱情、同理心、熱愛和自由。透過寬恕讓事情「不再耿耿於懷」比荷爾蒙對妳心臟的影響更重要，而最重要的原諒對象就是妳自己，放下對自己的失望和嚴厲的批判，對於心臟健康和青春永駐極爲重要。

修復破碎的心臟

離婚後的第一年，我第一次出現胸痛。那時我剛從營地接回十六歲的女兒，憧憬著我們的團聚以及快樂的歸程。我的老大已經上大學，所以在結婚二十四年後，我有了一個空巢和一張空床。我的太陽星座和其他幾個行星星座都在天秤座，這是夥伴關係的標誌，所以我的自然狀態是一種合作。但是我的靈魂已經決定好準備升級，我需要學會獨處而不是恐慌。宇宙已經確保我會開始失去親近的人，所以我可以學習減少對他人的依戀。

我從營地接到女兒後，她立即在車裡睡著了，讓我在沒有任何交談的狀況下開了三個小時的車，我非常清楚地意識到自己是在獨自思考。我們回到家時，她走進屋內，開始打電話給朋友們，這可眞是寶貴的重逢呀！我覺得自己像是一個多餘的人，只負責付帳和開車。

我站在車道時感受到第一次胸痛，疼痛擴展進脖子裡，我知道疼痛與心臟有關，卻也知道那不是心臟病發作。儘管如此，爲了保險，我仍然去做了心電圖和量血壓，一切都很好。那天我心痛的意義是喚醒我成長和放手的需要，這樣女兒就不必扼殺自己的成長來滿足我對合作的需要。

接下來的幾年裡，我每年大約發生兩次同樣的心臟疼痛。每一次，胸痛都是一種警告，告訴我仍然需要學習一項困難的情緒課程。疼痛從未持續超過十五分鐘。心臟疾病在我家中並不罕見，但其他方面也是如此：諸如「平息事態」、「保持和平」以及「不張揚」。無論多麼不舒服，但是要把事情「一吐爲快」並且百分之百忠於自己的眞實感受，對我來說很難。所有這些痛苦的感覺都源於心碎，因爲沒有自己渴望的愛情關係。

事實是，我有很多需要治療的地方。理智上我知道必須完成自己，也就是弄清楚如何達到「完整、完全、不匱乏」，這是合一教會牧師吉爾．羅傑斯（Jill Rogers）在她的工作坊「七個神聖步驟」中的描述。但是，知道概念是一回事，將其體現，也就是眞正、眞實地感覺完整、完全，並且無論妳是否有親密關係都不感匱乏，則是另一回事。對於一個歲月無痕而熱愛浪漫小說的單身女性來說尤其如此！

我以往從不缺少男性注意力，特別是一旦我學會如何屈服於男人的探戈領導後。只不過幾乎沒有一個被我吸引的男人除了作爲朋友之外對我有任何吸引力，而我感到有吸引力的兩個人則已名草有主。那是我一個令人心碎的模式，我以爲會是，哦，謝天謝地，我終於遇到了一個眞正讓我心動的男人，不嫉妒我的成功，他健康有型，並且被我吸引。但是跟以前一樣，由於他個人生活中的問題，他跟我情感上無法契合。眞的？妳在開玩笑嗎？哦，我的心碎劇碼！她倒在地上，發出令人心痛的嗚咽聲，問道：「我注定要永遠獨自一人嗎？」

眞正治癒我心靈的第一步是簡單地承認我所感受的眞相：不批判、不掩飾、不可恥。而且我絕對相信，如果沒有認眞處理情緒問題，以治癒我的過往經歷與關係模式（妳將在下一章中詳細了解），遲早會心臟病發作，或許也可能罹患乳腺癌。不過，我最終將多年破碎的心改變成一顆對自己和他人充滿同情心、智慧的、痊癒的心，然後我就能不再需要緊緊抓住我愛死的人！

許多人在菸草、酒精和食物方面上癮，但我成癮的是親密關係（一種通常被稱爲依賴性的成癮）。在堅定確定自己這個問題、並將其轉交給上帝（大約一百萬次！）後，我得以照顧心的健康。我的心現在是自由、快樂和完整的。多麼大的啓示啊！終於解脫了！這是眞正的預防。我希望妳也能得到！

練習3

如何愛妳的心

• 慶幸心臟是身體能量滿滿的中心。

就像太陽系中心的太陽一樣，妳的心臟是中央的「太陽」，為妳體內的每一個系統提供能量。

• 認識到妳的心永遠會贏。

當妳的想法和感受之間發生衝突時，每次都是感受那一方勝出。如果妳不傾聽內心嘗試表達的感受，就可能會出現疾病來引起妳的注意。當一段親密關係、一份工作或一個生命消逝時，「她的心不在那裡」這句話所言非假。如果妳的心不在那裡，為什麼妳還在那裡呢？

• 原諒自己和他人。

寬恕是醫治身體病痛有力的藥物。研究顯示，怨恨和敵意是非常實際的心臟病風險因素。另一方面，那句古老的話「快樂的心是良藥」說得也對，抓住怨恨和憤怒會讓妳衰老。寬恕涉及的不是另一個人，而是從任何人或任何傷害妳的人那裡喚回自己的價值，並且將自己從過去的桎梏中解放出來。

・專注於妳所愛的和妳所發現的美麗，以平息妳的「戰鬥或逃跑」反應。

威斯康辛大學頂尖的神經科學家理查德．戴維森博士（Dr. Richard Davidson）的研究顯示，透過對健康大腦的功能掃描，大腦底部一處稱為梭狀回（fusiform gyrus）的結構與杏仁核相對應，杏仁核是發出危險信號和作出「戰鬥或逃跑」反應的原始中心。梭狀回識別我們喜愛和欣賞的東西，我們越專注於自己所愛和重視的東西，梭狀回的功能越強，杏仁核就越平靜。我們變成以愛，而不是以恐懼作為處理外界事物的依據。

・創建心律平整。

當妳解決不穩定的心律模式時，心律平整就會出現，這樣當妳在沒有真正安全威脅時，妳的心臟不會從緩和的狀態迅速轉變到原本感知危險時才出現的快速跳動狀態。妳可以訓練心臟較少對情緒壓力因素作出反應，讓妳不必經常在日常生活中體驗「戰鬥或逃跑」的反應。實現心律平整和最佳心率變異性（HRV）的方法是使用生物反饋裝置，例如「身心統一」（HeartMath）研究所的電磁波（emWave）。妳也可以冥想，練習有意識的呼吸；或者正如我所說，經常思考妳的價值和愛；看電影，聆聽讓妳感受到愛和被愛的音樂；花時間看看妳重視的事物的照片：妳的孩子、小狗、熟睡的嬰兒、美術、自然風景等等。經過一段時間，妳會學到只須轉到妳喜歡事物所連結的崇高情感，就能隨意創建這種健康的心臟狀態。

- **傾聽真正在妳心中的東西。**

請改變或去掉不再為妳服務的老舊思維模式和信仰。我的胸痛已經癒合，心也一樣。我現在對生活感到非常自在和滿意，因為我已經學會了把神聖那位，而不是男人放在首位。老實說，達到這一點，比讀醫學院更難，比忍受一些訴訟更難，也比經歷離婚過程難。然而這樣做也得到了無限多的回報和振奮——而這正是我生來就要做的工作。我終於成功地在自己內部建立了男性和女性的神聖婚姻——「內在聖婚儀式」。妳也有一顆被設計為完整、完全和健康的心臟，這與妳是否有伴侶沒有任何關係。一旦妳的痛苦轉變，而妳與內心的「聖愛」有了牢固的聯繫，妳會發現快樂和樂觀是妳自然的存在狀態。接下來，青春永駐的生活也很自然了。

•吃高品質的食物，特別是蔬菜，還要攝取健康的脂肪，以維持心臟健康和表示妳對心臟的關切，但不要淪為食物成癮。

要盡可能避免加工食品、精製糖和反式脂肪（常見於零食和包裝甜點的氫化和部分氫化油）。在過去七十年裡，我們已增加飲食中這些食物的含量，而減少富含抗氧化劑的植物性食物的數量。這種飲食變化呼應了心臟病案例的增加。反式脂肪和糖會引起對血管內皮襯有毒的氧化壓力，除非妳的系統中有足夠的抗氧化劑來抵銷。

•體驗高尚的情感！

定期為生活安排愉快的活動，因為這會使妳敞開心扉且有助於保持心臟健康。跳舞、看電影、聽音樂、和朋友外出用餐、為別人或接受別人幫妳按摩、和妳的狗或貓一起玩耍，只要妳覺得很棒，無論什麼都定期去做。我們很容易藉著吃太多糖或喝太多酒來平息痛苦的情緒，因為這兩種東西具有鴉片效應。尋求快樂和舒適是一條出路，我們人類這方面是根深柢固的。然而，攝入化學「樂趣」是無法簡單滿足的，會讓人上癮。因此請換個方式，請為自己安排本質上令人愉悅的活動。

•動起來，享受活動身體。

身體原本的設計就是要動，讓妳的血液、淋巴液和氧氣都可以循環。運動可以促進健康的心臟，而愉快的運動對心臟尤其有益。請記住，如果妳坐在電腦前，每天只需要起立三十二次就可以創造奇蹟，防止毒素堆積和細胞受損。

•與神聖之愛聯繫。

神聖之愛比其他任何因素更能使妳的心臟充滿能量。只要簡單地請神聖本質幫助妳感受到這份聯繫，接下來就要傾聽。說：「神聖之愛現在顯現在我心裡，請現在就為我的生命增添活力。」

膽固醇和心臟

儘管研究證實膳食膽固醇和高膽固醇不是心臟病的危險因素，但關於膽固醇和心臟的相同古老神話仍在繼續傳播。事實上，大腦和神經系統主要由膽固醇製成，膽固醇是一種在體內製造的重要物質（這就是爲什麼吃動物產品時會攝入膽固醇），用於生產維生素D和某些荷爾蒙以及其他功能。事實上，總膽固醇過低時，身體就無法製造足夠的荷爾蒙來保持系統有效運轉，結果就會經常產生抑鬱感；膽固醇含量越低，睪酮和性慾也就越低，膽固醇是跟性慾有關的荷爾蒙重要組成部分。所謂LDL（低密度脂蛋白）和HDL（高密度脂蛋白）的兩種分子實際上是膽固醇轉運者，將這種重要物質帶到有需要的細胞，並將多餘物質運輸到妳的器官，這些器官會處理和排泄掉這些多餘物質。

高密度脂蛋白的作用是消除多餘的膽固醇，便於肝臟處理；低密度脂蛋白的工作是將膽固醇沉積在細胞膜上的受體位點。低密度脂蛋白只在被自由基氧化時成爲一個問題，自由基是一種由於失去電子而變得不穩定的細胞，試圖從另一個細胞中竊取電子來彌補損失。傳統上，醫生們說低密度脂蛋白是「壞膽固醇」，但這是一個不精確的描述。低密度脂蛋白有多種類型，低密度脂蛋白B比其他類型的低密度脂蛋白——低密度脂蛋白A和低密度脂蛋白1更密實、更小、更容易被氧化。氧化的低密度脂蛋白大且粘稠，不能適當地連接尋求膽固醇的細胞受體。後者緊抓住膽固醇，最終黏在發炎的動脈內壁上，於是開始形成斑塊。爲了化解這個過程，妳需要確保體內有足夠的抗氧化劑，以防止低密度膽固醇和血管內壁被氧化。膳食膽固醇不會導致低密度脂蛋白氧化；自由基則會。

建議設定以不含反式脂肪與過量糖爲目標的飲食，因爲反式脂肪既提高壞低密度脂蛋白，又降低良好的高密度脂蛋白，而糖會導致低密度脂蛋白被氧化；高糖和低纖維的飲食會增加血液中的脂肪含量（三酸甘油脂），然後儲存在體內。請記住，就連全穀物也會變成糖。有些人對穀物的敏感度遠高於其他人，所以要注意身體的反應以及血糖水平。

三酸甘油脂（TG）是心臟病的獨立危險因素，含量高幾乎總是與攝食高血糖飲食相關，在這種飲食中，血糖經常會激增。一般來說，三酸甘油脂含量應該是一五〇或更低，並且在大多數醫生使用的膽固醇測試中，高密度脂蛋白應該高於四十五（理想是高於六十七）；而低密度脂蛋白在一三〇或更低。妳的高密度脂蛋白與總膽固醇的比率（總膽固醇除以高密度脂蛋白）是比單獨使用總膽固醇更準確的心臟病預測因子。如果妳的比例是或低於四點零，那妳沒問題。不要因爲妳的總膽固醇數量就接受別人的建議而服用他汀類藥物！

然而，今天有一個更準確的膽固醇測試可用：核磁共振脂質譜，可以告訴妳低密度脂蛋白和高密度脂蛋白顆粒的數量和大小，以及衡量妳的三酸甘油脂水平。就像低密度脂蛋白，高密度脂蛋白顆粒也並非全都一樣。高密度脂蛋白1比高密度脂蛋白2更小也更密集，並且更可能被氧化。妳要的是更大、更輕的顆粒，妳可以從飲食中攝取飽和脂肪。如果妳的低密度脂蛋白含量非常高，可能是因爲妳有很多小的低密度脂蛋白B顆粒，而不是很多低密度脂蛋白A顆粒。低密度脂蛋白計數高可能不是問題，因爲它可能只是表明妳有很多大而輕的低密度脂蛋白A。標準膽固醇測試中的高含量高密度脂蛋白同樣具有誤導性；如果它們不是小而緻密的顆粒的話，則高含量高密度脂蛋白非常好。請注意，妳的醫生必須從線上訂購此類膽固醇測試（請參閱參考資料）。

爲了健康的心臟，盡可能自然地吃天然養殖的魚和動物的雞蛋和有機肉類。全穀物以及未以全果形式吸收的糖和纖維是一個問題。我提倡所謂的「舊石器時代飲食」，這與我們祖先在一萬年前、農業時代之前吃的東西很接近，當時小麥和大米等穀物是人類的主食。大多數情況下，人們吃植物，但也有一些雞蛋、肉類、魚類和堅果，以及一些健康的油，例如有機橄欖油和椰子油，以及少量的天然糖，如蜂蜜、漿果和甜葉菊。即使妳是素食主義者，並且想要避免所有動物食物，還是可以遵循這種飲食方式。（這些都將在第八章中詳細討論。）即使吃「舊石器時代飲食」會增加攝入的飽和膳食脂肪量，也不會導致不健康的膽固醇水平或傷害心臟。

如果妳想保護自己的心臟、減少細胞發炎和損傷動脈壁，就要減少糖分和壓力，表達妳的感受，並愉快地活動身體。經常鍛鍊、冥想和專注在健康的原因上，就能提高健康的高密度脂蛋白。如果醫生和妳都擔心妳的膽固醇，那麼在使用已經過度使用的他汀類藥物時，就要格外小心。高膽固醇不是心臟病的原因，細胞發炎才是。使用他汀類藥物降低低密度脂蛋白無法預防疾病——事實上，所有心臟病患者當中甚至有半數膽固醇不高！如果妳的總膽固醇水平低於二四〇至二七五 mg/dl，且高密度脂蛋白為六〇或以上，我當然不建議使用他汀類藥物來降低膽固醇。這些藥物會產生嚴重的副作用，包括增加罹患乳腺癌、癡呆、肌肉疼痛（稱為肌炎）和心臟病發作的風險，因為它們會消耗體內的輔酶Q10，這是一種在細胞線粒體中產生能量的重要營養素。此外，請記住，抑制素藥物對女性的效果低於男性。而過低的膽固醇，特別是五十歲以上的女性，與早期死亡、抑鬱和更大的癌症風險相關。如果妳沒有心血管疾病，降低膽固醇不會降低妳的死亡率。如果妳確實患有心血管疾病，他汀類藥物可能會導致心血管事件，如心臟病發作，但不會降低妳的整體死亡率。換句話說，如果妳患有心血管疾病，請開始採取改善心臟健康的行動——不要急於服用他汀類藥物⑥，最需要注意的是：大多數心臟病發作的原因不是高膽固醇。在不解決細胞發炎和心臟需求的情況下，降低膽固醇是不會有效的。

健康的乳房

妳知道「國際乳腺癌防治月」是由一家生產和銷售乳房攝影機的公司創辦的嗎？讓我們現在將話題從「如何避免和及早發現乳腺癌」改到「如何擁有並享受健康的乳房」。我們何不訂一個全國性的乳房健康月，讓女性每天表達對乳房的鍾愛？是的，戀人可以對這種做法有所貢獻！

我擔心的是女性會覺得有壓力，認爲乳房是胸前兩個可能變成惡變的東西。當妳觸摸乳房，或告訴女兒或孫女這樣做時，不要像是在進行一項搜索與銷毀的任務。相反地，妳可能視乳房爲被妳愛心能量場滋養的「心臟的枕頭」。觸摸時請帶著愛意，從乳頭到心臟到手臂下的淋巴結，好好地按摩下去，確認健康能力在那裡。

乳房代表營養以及愛情可以創造出的深厚紐帶；乳房還代表了大地之母的豐饒，總是支持我們，帶來生命和讓我們身體茁壯成長所需的食物。即使妳不是母乳養大的，或從未用乳房餵養嬰兒，妳的乳房也會帶來愛和營養的能量。如果妳已經脫離愛情、被背叛，或者出於恐懼而隱瞞情感，這些情緒體驗可能會影響心臟的能量中心，從而影響乳房細胞和組織的功能。

我在《女性的身體，女性的智慧》中說了一個故事，在這裡重複一次。曾經有一位病人來找我，她的左乳房內有兩個充滿液體的大囊腫，幾乎是在一夜之間出現。當我問她生活中的養育和接受兩方面發生了什麼事時，她告訴我，她最小的女兒，她的「寶貝」剛剛離家上大學。兩天前，她心愛的二十四歲的貓死了。囊腫出現的前一天晚上，她夢見自己正在餵奶，餵她剛剛上大學的那個小女兒。當我從她的乳房吸出液體時，我們都驚訝地發現竟然是奶水！顯然，在那兩件大事之後，她的身體在她需要滋養以及被滋養的事情上要表達一些事情。我從這位患者那裡了解到，我們所謂的「人類的善良之心」（milk of human kindness）不僅僅是一種隱喻，她的身體確實表現出來了。

當我們進入生活這個階段，我們擔任的母親角色不再像我們孩子幼小時，或是我們的人際關係、企業或創意項目才剛剛開始時，那樣被需要。我們必須要想到如何處理我們的惻隱之心，這是我們送給世界的禮物。爲了支持我們自己和健康的乳房，我們需要新的滋養渠道。與此同時，我們必須明白愛情涉及互惠。如果妳在沒有滋養自己的情況下給別人太多，或者不讓自己信任別人並接受他們的愛，妳的心輪很可能會有能量阻塞。心輪是位於胸部的能量中心，與妳整個身體的能量場相連，有力地影響妳的乳房健康。如果能量阻塞的時間夠長，會在身體上表現出來。

健康的乳房是被愛的乳房。女性一向被教導以自己的乳房爲恥或感到窘迫。而常常我們會聽到一種力量強大的說法，認爲妳需要有大而突出、堅挺的乳房吸引男人。根據美國整形外科學會的數據，這就是爲什麼接受隆乳手術的女性人數從一九九七年的十萬一千一百七十六人增加到二〇一二年的三十三萬零六百三十一人的原因之一⑦。但是，我們乳房的尺寸或形狀並不能給我們帶來好處。眞正給我們力量或吸引力的，是我們與乳房的關係，以及乳房代表的東西，也就是我們以平衡的方式給予和接受滋養和快樂的能力，這才使我們成爲美麗、強大的女神。

如果妳正在考慮隆乳，這個決定可能正確，但是請注意負面問題。百分之四十的隆乳女性會失去乳頭觸感，乳頭感覺是大多數女性性生活中非常重要的一部分。此外，如果妳不經常按摩乳房，植入物通常會被包裹在疤痕組織中，使乳房感覺非常堅硬。較新的植入物沒有破裂的風險，並且感覺更自然，但仍然屬於妳心臟上方的外來物體，可能阻礙了另一個人施予愛的能量。乳房植入物也使女性患上罕見形式乳腺癌（稱為間變性大細胞淋巴瘤）的可能性增加十八倍⑧。然而，大多數女性對植入物非常滿意，並且不覺得有什麼可恥。每個文化從遠古時代起就有自己最喜愛的增強美感的裝飾品，無論是部落紋身、脖子上可以拉長的環、還是乳房植入物。妳可以決定什麼使妳感覺美麗和有吸引力，然後決定是採取行動還是改變妳的身體。

不論尺寸和形狀，這裡有一些愛護和欣賞妳乳房的方法。

練習4

如何愛妳的乳房

- 經常愛撫乳房。

當妳觸摸乳房時，妳送出了心臟能量。事實上，當妳還是胚胎時，妳手中的組織是連接到形成心臟的組織上！乳房按摩會增加流向組織的淋巴液和血液，為其帶來氧氣和重要營養素，請每天洗澡時都這樣做。但是，如果妳目前有乳腺癌，就不要這樣按摩乳房。將手放在乳房上休息，心中發送愛，確認乳房的美麗和健康。

•做女鹿練習。

女鹿練習是一種古老的道教鍛鍊，千百年來一直幫助女性在荷爾蒙、子宮和乳房方面的保健。持續做的話，也可以大大減少大流量和痙攣等月經症狀。妳可以在張緒通所著，大道出版社於一九八六年發行的《道的性理學》(*The Tao of Sexology: The Book of Infinite Wisdom*) 中了解更多相關訊息，或者在網絡上觀看。作法基本是這樣的：妳坐在地板上，一隻腳的腳後跟壓在陰部上。如果妳身體不夠靈活進行這種接觸，可以在陰部放一個網球，然後壓下足跟。現在雙手合攏，直到妳感到刺痛。將手放在乳房上幾秒鐘，再用雙手手掌開始在乳房上畫圓周。用最適合自己的方向循環五十至一百次。(向內盤旋雙手往往會增加乳房的大小；在外側盤旋可以幫助消除乳房中多餘的能量。) 循環畫圈時，請感受骨盆裡的能量上升到乳房，而心臟的能量會下降到身體裡。要避免過度刺激乳頭，因為那裡可能非常敏感⑨。最好把這個運動安排為早上第一件事或睡前最後一件事。建議用舒緩的乳液塗抹乳房，我個人喜歡椰子油，石榴乳油也很棒。

- 消除對乳房的負面自我對話，也不要跟其他女性一起分享如何不喜歡自己的乳房。

朋友和家人會影響彼此的感知和行為。建議做妳家庭或女性朋友群體中第一個拒絕抱怨乳房大小和形狀的人。取而代之的是要站起來宣布：「我有一套華麗的裝置，我只是喜歡我的『小女孩』，妳呢？」退後一步看看結果如何。

- 敞開心扉，接受別人的愛、同情、感情和讚美，並在沒有怨恨、嫉妒，或附帶條件的情況下同樣給予別人。

用簡單的「謝謝」接受所有的讚美，而不是否認或淡化對方剛剛對妳的肯定。承認自己有優點與正向品質並不自戀！

- 誠實地承認並表達妳的感受。

要注意，當妳傾向避免真相時，是為了讓別人感覺更舒服，照顧他們的感情，而不是妳自己的感受嗎？稍後妳將在書中了解更多關於釋放悲傷、憤怒和恐懼的知識，但現在，要經常培養「把事情說出來」的技巧。

- **盡可能不穿胸罩，以便淋巴液可以自由流動。**

如果妳的乳房很大，那麼長時間或運動時不穿胸罩會變得非常痛苦，但要確保妳不是整天裹著胸罩，晚上更不用說。如果妳有女兒和孫女，告訴他們讓胸部自由對乳房有益。沒有證據顯示不穿胸罩者的乳房會比穿胸罩者的提早下垂，需要胸罩「訓練」或「支撐」乳房只是一種文化神話——可能是當時一些緊身胸衣製造商發明的。胸罩是時尚配飾，有可能是妳衣櫥中最可愛的添加物，卻不是醫療設備！

- **注意任何顯示需要荷爾蒙平衡的乳房症狀。**

乳房疼痛通常代表身體的碘含量欠佳或雌性荷爾蒙含量過高。

- **經常出汗。**

汗水是身體排出毒素和降低皮質醇水平的自然系統的一部分。運動可以幫助妳維持健康的雌荷爾蒙和其他荷爾蒙水平。經常運動可以降低罹患乳腺癌的風險，可能是因為減少了全身脂肪，而脂肪會產生過多的雌荷爾蒙。根據一項大型研究，那些每週運動四小時的精瘦女性罹患乳腺癌的風險降低了百分之七十⑩。

- **用補充營養品的方式或曬太陽吸收入維生素D3，每日二千至五千IU。**

請注意，除了常規劑量的陽光外，大多數女性都需要補充劑。首先測試妳的維生素D水平，透過醫生或利用 www.grassrootshealth.net 了解自己狀況。維生素D3的最佳水平為四十至八十 ng/ml（或一百至一五〇 nmol/L）。研究顯示，與十三 ng/ml 的水平相比，五十二 ng/ml 可將乳腺癌風險降低一半⑪。

- **吃含有大量高纖蔬菜和植物脂肪的健康低血糖飲食。**

高纖維蔬菜包括綠花椰菜和捲心菜、薑黃、大蒜、洋蔥、蕃茄、捲葉羽衣甘藍和散葉羽衣甘藍；享用堅果和亞麻、漢麻或奇亞籽；吃魚或服用魚油營養品以取得大量ω-3脂肪酸，因為這些抗氧化劑能降低罹患乳腺癌的風險。

攝食高血糖飲食經過一段時間後會導致胰島素抗性，而胰島素抗性是乳腺癌的一個風險因素，所以請減少糖和所有穀物，同時攝入健康的肉類、魚類、乳酪和雞蛋。也要添加健康脂肪，像是椰子油、酪梨、夏威夷豆和亞麻油。不要擔心從健康來源攝入的脂肪。

• 服用維生素C等抗氧化劑。

我建議每天攝入一千至五千毫克的維生素C。（妳會在第十二章中找到針對每個人的具體補充建議。）

• 服用輔酶Q10（泛醌）。

低輔酶Q10與乳腺癌有關，很少有人在飲食中得到很多。（內臟提供大量輔酶Q10，但多數女性不吃。）輔酶Q10太低也會使更年期乳房疼痛。如果妳屬於乳腺癌高風險群，每天服用十至一百毫克，或每天服用七十至一百毫克。如果服用他汀類藥物來降低膽固醇，一定要服用輔酶Q10，因為他汀類藥物會降低這種重要營養素的含量。

• 服用碘。

乳房每天需要大約三毫克的碘才能達到最佳健康狀態，身體本身另外需要九毫克——妳應該設法每日攝取十二點五毫克的碘補充營養。最安全的含碘食物是海帶和有機雞蛋。碘化鹽儘管比沒有好，但不是最好的來源，因為碘往往會從鹽中蒸發掉。為了測試妳的碘含量是否過低，妳可以從藥房購買盧戈氏碘液，將其塗在內臂上；此物會染色，二十四小時後你應該還能看到它。如果沒有，表示妳的碘含量很低。如果妳有甲狀腺問題，請慢慢提高妳的碘水平，理想情況是得到醫療保健護理人員的照料，例如非常熟悉碘和甲狀腺疾病的自然療法者。

• 如果有飲酒的習慣，要適量。

每天只喝一種或多種酒精飲料，會使患乳腺癌的風險增加六成。對於使用荷爾蒙替代療法（HRT）的女性，風險可能更大。飲用酒精會抑制葉酸（B族維生素）修復DNA的能力。如果妳喝酒，建議補充綜合維他命B，並記住跟健康有關的是享受而不是成癮。用餐時點一杯葡萄酒增加餐點樂趣，完全不同於用酒精平息焦慮或悲傷。

• 不要抽煙。

吸煙會增加患乳腺癌的風險。吸煙跟喝酒一樣，是一種往往會關閉心輪的行為。

乳腺癌檢查

一般認爲定期做乳房X光檢查是早期發現乳腺癌的不二法門，但很重要的是必須了解乳房X光檢查和乳房健康的眞相。

首先，幾乎沒有證據顯示從四十歲開始每年做一次乳房X光檢查可以挽救生命。這就是爲什麼早在二〇〇九年，「美國預防服務工作組」（USPSTF）就發布了新指南，建議將篩檢乳腺癌的乳房X光檢查頻率降低。雖然之前的指南要求從四十歲開始，每隔一、兩年做一次篩檢，但USPSTF的新指南則要求每隔一年對五十至七十四歲的女性進行篩檢。「美國癌症協會」沒有更新其建議作爲回應，因此儘管有「美國預防服務工作組」的調查結果，大多數女性仍然遵循「美國癌症協會」的舊指南，從四十歲開始每年照一次乳房X光照片。

其次，乳房X光檢查不是一件好事。我在第三章提過，在二〇一二年《新英格蘭醫學期刊》（*New England Journal of Medicine*）上發表的一項突破性研究中，著名的癌症篩檢風險醫學權威吉爾伯特．韋爾奇指出，過去三十年定期乳房攝影篩檢中，有一百三十萬女性被診斷罹患「癌症」，因爲她們的乳房X光照片檢查出乳腺導管原位癌（DCIS）⑫。正如我在第三章中解釋的那樣，DCIS不是癌症，而是一種細胞異常。女性可能「帶著」這種細胞死去，而不是「因爲」這種細胞而死；因爲在絕大多數情況下，它永遠不會發展成眞正的乳腺癌。對四十多歲因車禍死亡的健康女性進行的屍檢研究表明，多達四成的人有乳腺導管原位癌的證據。諸如「癌症」和「癌前病症」等術語促使女性和醫生過度積極地因應乳腺導管原位癌的存在。

問題是，一旦妳發現了乳腺導管原位癌，特別是使用較新的高分辨率乳房X線照相術取得更早的例證，就會對需要做些什麼有很大的壓力。因此，許多女性正在接受不必要的放射治療、手術治療、乳房治療和化學治療。這幾乎不能算是好事！此外，最近的一項研究顯示，乳房受到放射線照射，會增加罹患心臟病的風險⑬。值得慶幸的是，「美國國家癌症研究所」的一個工作組建議將乳腺導管原位癌重新命名，以免患者受到驚嚇，採取不必要的和潛在有害的治療，包括切除乳房。研究人員建議，這些異常以及前列腺癌、甲狀腺癌、肺癌和其他癌症檢查中發現的許多病變，根本不應被稱爲癌症，而應被重新歸類爲代表「上皮源慢性病變」（IDLE）病症，理智終於佔到上風⑭！

我們根本不需要如此積極地尋找這些「上皮源慢性病變」情況加以解決，因為很多時候身體會自然將其治癒好。數據支持這一點，這就是為什麼在二〇一四年春季，「瑞士醫療委員會」（Swiss Medical Board）建議取消所有新的乳房X光篩檢計畫，理由是這種檢測弊大於利。他們在《新英格蘭醫學期刊》上發表的報告指出：「在五十歲開始每年篩檢，並持續十年的美國女性當中，有四百九十至六百七十名婦女可能得到錯誤的陽性乳房X光檢測照片而重複檢查；七十至一百名婦女做了不必要的活組織檢查；三至十四名得到診斷過度、臨床上根本看不出來的乳腺癌。」我知道這個真相可能令妳震驚，但重要的是仔細查看最新資訊，不要根據舊訊息和恐嚇策略做出決定⑮。

多年來，向女性推銷乳房X光篩檢一直很容易，因為很多人都認為透過乳房X光篩檢技術進行早期診斷可以挽救生命。當乳房X光照相術首次出現時，這確實是許多人的希望。不幸的是，就像在「婦女健康關懷研究」中使用普力馬林雌激素（Premarin）和安宮黃體酮（Provera）預防心臟病一樣，這種希望根本沒有達到最初的承諾。儘管如此，調查仍顯示高達七成的女性認為乳房X光篩檢可以挽救生命⑯。事實上，比以往挽救更多生命的原因在於治療，而不是乳房X光篩檢的早期診斷。乳房X光篩檢和定期乳房X光檢查可能帶來傷害，是時候讓女性做出真正知情的決定了。只要繼續相信下列兩件事，就無法得到真正的信息：一、乳房需要持續監視才能保持健康；二、乳房X光篩檢的好處大於風險。

最近，一位女士問我繼續接受乳房X光檢查的建議，她的婦產科醫生正慫恿她做這件事。十年前，在照顧他人和忽視自己一年之後，她的右乳房沿著乳管發展出微鈣化現象。（就象徵意義而言，右側是身體的「施予」側）活組織檢查顯示微鈣化是良性的，而且接下來五年左右微鈣化沒有增加。之後，在另一次因照顧他人而壓力特別大的一年中，她的乳房X光檢查顯示又出現了一些微鈣化。她拒絕進行活組織檢查，因爲那得自掏腰包數千美元，但她同意接下來做更多的乳房X光篩檢，以便密切關注病情。與此同時，她在幾次深度冥想課程中，注意到右側乳房上方的能量場中有一個黑暗、沉重的斑點，於是她想像吸入純潔的愛，將黑斑呼出，直到感覺黑斑溶解爲止。在一次跟能量治療師上課的過程中，治療師在這位女士提到任何醫療狀況之前，就先提到乳房發炎的事，並進一步讓她影響左右著細胞的能量場。下一次的乳房X光篩檢顯示出一種新的微鈣化，而在隨後的幾年中不再出現。她在擔心乳房十年，以及被迫做很多侵入性、昂貴的、會給身體帶來更多輻射的測試後，覺得自己已經受夠了。她來詢問我的意見，看看是否應該拒絕更多的篩檢。她告訴我，她的心臟、頭和直覺都告訴她要繼續愛自己的身體和乳房，並對於能檢測到的任何乳房變化有自覺。到目前爲止，並無任何變化。我對她說，在這個決定上她應該聽聽內在治療師，那就是永恆女神愛護和照顧乳房的方式！

較好的乳房護理

另有一種比較好的乳房健康篩檢方法。熱成像與胸部和乳房暴露在輻射下的乳房攝影不同，檢測的是乳房組織中可能由於細胞發炎而產生的熱量。這是一項功能測試：隨著血液流向組織的變化，檢測結果會發生變化。當血管正在形成以支持具有DNA突變的異常細胞簇時，這個過程會釋放出熱量，可以被紅外顯像相機所捕捉。基本上，在實際可診斷疾病之前很久，就會看到潛在的問題。妳可以採取措施改善乳房健康，並在三個月後做另一次熱成像測試，以確定發炎是否已經逆轉，從而對乳房發炎做出反應。如果乳房組織厚實，乳房X光檢測可能會有問題，因爲X光很難取得清晰的照片。而熱成像不一樣，因爲不涉及任何類型的乳房壓縮，所以過程非常舒適。支持乳房熱成像的有超過四十年的研究，和超過八百項同行評審研究。使用熱成像技術可以幫助病患和醫療保健人員在乳房出現問題之前長期積極改善乳房健康。當然，最好的方法是諮詢既了解乳房X光檢測技術和熱成像技術，也了解兩者優缺點的人。在放射學和熱成像方面都已獲得專業認證的湯姆．哈德遜博士（Dr. Tom Hudson）是一位很好的專家。他幫助世界各地的女性解讀檢測結果，還撰寫了一本此項主題的優秀書籍《希望之旅：不再恐懼乳腺癌》（*Journey to Hope: Leaving the Fear of Breast Cancer Behind*）。

注意和照顧乳房很重要——無論自己或家族是否有乳腺癌病史。但請注意，只有百分之二的乳腺癌涉及遺傳基因，如 BRCA1 或 BRCA2（第一個風險比第二個更高），這兩個基因也與卵巢癌有關⑰。也就是說，如果有很強的乳腺癌或卵巢癌病史，但對乳腺癌相關基因檢測呈陰性，那麼相對於基因，家族史可能是乳腺癌風險的一個更大的指標⑱。家族的情感傳承可能是造成這種差異的一個因素。

關於 BRCA1 基因的風險，有一個大量被引用的說法是，它具有「百分之八十七罹患乳腺癌的可能性」。如果仔細觀察這個數字，我們可以看到它是一個很好的例子，說明我們在疾病受遺傳影響方面有所誤解。首先，八十七聽起來很可怕，因爲數字夠大、夠具體。一項小小的研究顯示，這個數字其實是曾被美國國家衛生院（National Institutes of Health）反駁過的一個舊的估計。事實上，一九九七年的一項研究顯示，BRCA1 基因變異的乳腺癌風險接近百分之五十六，而卵巢癌的風險僅有百分之十六。此外，原始數據中那最高從百分之八十四到百分之八十七結果的研究對象，是既有基因變異，又有乳腺癌或卵巢癌家族史，而不是只有一種可能原因的的女性⑲。此外，我們不知道在原始研究中有多少婦女維他命 D 含量低（如前所述，足夠含量的維他命 D 可以將乳腺癌風險減半），或者經常飲酒（因而增加罹患乳腺癌的風險），或者經常運動、保持健康的體重、攝取足夠的碘，或吃大量的水果和蔬菜（所有這些都降低了風險）。越仔細研究，就越會意識到，不能簡單地爲罹患乳腺癌的風險分配一個數字——必須將生活方式的選擇考慮在內[20]。即使妳的一個乳房罹患過乳腺癌，另一個乳房也發展出乳腺癌的可能性在未來十年也低至百分之四到五，特別是如果妳沒有 BRCA1 或 BRCA2 的基因。再次強調，必須仔細看統計數據，以準確了解研究成果所顯示的風險[21]。

如果妳正在考慮進行基因檢測，請仔細考慮妳爲什麼要這樣做。與任何基因檢測一樣，無論結果是陰性還是陽性，都沒有保證。無論妳的選擇是什麼，或者結果如何，妳可以爲乳房健康做的最有力的事情，就是與它們建立愛的關係，選擇健康的生活方式。如果妳擔心的話，以愛自己和自我照顧的態度，而不是以尋找和摧毀的態度監控妳的乳房健康。如果妳想找一位執行和解釋熱成像圖表的醫生，以便自己可以定期監測乳房，作爲愛護自我護理計畫的一部分，請造訪 www.breastthermography.com、www.breastthermography.org 等網站，以及「國際臨床熱學學會」網站 www.iact-org.org 或「美國臨床熱學學院」網站 www.thermologyonline.org。

總有希望：在神聖的命令中呼喚

沒有什麼比疾病更能引人注意了。靈魂透過我們的身體而來。值得慶幸的是，無論如何，總有希望。《死過一次才學會愛》的作者艾妮塔．穆札尼已被宣布死因爲癌症，她的整個身體佈滿檸檬大小的腫瘤。她在瀕臨死亡的階段發現了一個富含愛意的實境，等她回到自己的身體時，就知道自己會好起來。事實上，她的所有腫瘤都消失了。她在最近的一次演講中被問到是否仍然去看以前的醫生，她說不再去了，因爲他們總是說她正處於「緩解期」，彷彿他們正在等待她的癌症復發。既然她已經經歷過死亡，何必要擔心呢？她還說自己不怕再度罹癌。有種實境是超越我們身體感知的，當我們眞正「反對它」時，那個實境就變得比較強。

我在托沙·西爾弗的臉書頁面上看到了一則感人的故事，於是聯繫貼文者問我是否可以分享。這個故事總結了不向恐懼，而是向愛與喜悅降服的想法，與艾妮塔·穆札尼的想法非常相似。以下是安尼特·培瑞茲（Annette Perez）對於她罹患第四期乳腺癌經歷所說的話：

我被診斷出四期乳腺癌，已經擴散到肺部、肝臟、腎臟、脊柱和大腦，並且「到期日」爲六個月。我選擇不進行化療和放射治療，因爲治療會非常有攻擊性，而當時我更關心的是生活的質而不是量。診斷其間，我覺得好像病在全身搏動，我正經歷著所有典型的症狀。就像我在生活中一直做的那樣，我立即開始努力走出那個黑暗的角落，也就是自己經常稱之爲「深淵」之處。一個月後，一位朋友給了我一本托沙·西爾弗的《無限制開放》，我迫不及待想要深探究竟！書中的智慧正是我在這個最新挑戰中前進所需的火花。展開這趟旅程時，我知道自己希望戰鬥，以及深入研究挑戰開始時能如何自助。我與別人交談和做研究後，感到要因應的事項太多而不知所措，我發現自己雖然採取了行動，卻是以極爲瘋狂的方式。但是當我學會如何放手讓步，讓親愛的神聖本質發揮作用後，開始出現了美好的時刻和強大的改善機會。我放開了，讓神聖本質能夠親切地指導我下一個最好的步驟和需要採取的行動（如果有的話）。訊息在我前面出現，新的方向或行動出現了亮光，貴人們出現在我的道路上。早期的時候，我把一切都交給心愛的神，因爲對我來說負擔太重，沒有必要攜帶它。診斷後兩個月，我毫無疼痛，精力充沛，所有症狀都消失了。我確實需要接受四個月的乳房切除術，之後以極其輕鬆的方式通過了這個挑戰。手術後立即經歷了三天的疼痛，然後就沒有了。我拿到幾瓶醫生開的止痛藥，但是因爲不需要而沒用。我在「到期日」六個月之後，持續非常訝異地發現自己沒有出現任何症狀，並且能夠忙碌地生活！腫瘤科醫生和外科醫生對我的進步十分驚奇，也不解爲何我甚至能夠四處走動。最重要的是，我正經歷著的平和狀態是我一輩子遍尋無著，也沒有眞正體驗過的。如今我持續活得很好，而「到期日」早就過去了。

注意那些都是智慧和靈感的話語！

荷爾蒙和乳房健康

正如我曾說，我相信妳在中年最需要關注的荷爾蒙是妳的壓力荷爾蒙。如果妳需要調整性荷爾蒙，請避免使用合成物而嘗試用植物雌荷爾蒙取代。但是，如果妳因更年期而正在服用合成或由馬尿（如Premarin——普力馬林雌激素）製成的荷爾蒙，請注意研究顯示妳罹患乳腺癌有較高的風險。

另一方面，植物雌荷爾蒙不會增加乳腺癌或卵巢癌的風險，而且在許多女性身上發揮很好的作用。對於植物雌荷爾蒙不起作用的人，或許可以選擇生物等同性荷爾蒙。

請記住，「婦女健康關懷研究」給予成千上萬名使用荷爾蒙替代療法的停經期女性Pre-pro（Premarin，普力馬林雌激素和Provera，安宮黃體酮，合成孕荷爾蒙）的研究，突然在二〇〇二年停止，因為研究人員發現服用這些荷爾蒙的女性罹患乳腺癌和心臟病的比例較高。不幸的是，研究人員不能確切區分合成、生物等同性和植物雌荷爾蒙三種類型的替代荷爾蒙。更重要的是，許多醫生和醫衛人員也不了解這些差異。因此，女性經常嚇得不敢服用的，其實是可以讓她們感到寬慰的藥品。

值得慶幸的是，一些令人振奮的新研究最終證實了這樣一個事實：生物同質荷爾蒙比合成的安全得多。由貢納．索德奎斯特（Gunnar Soderqvist）教授領導的瑞典卡羅林斯卡學院（Karolinska Institute）的研究人員發現，婦女服用的不同類型的荷爾蒙替代療法（HRT）及其給藥方式可以對與乳腺癌相關的基因產生廣泛的影響。他們研究健康年輕婦女乳房中的基因活動發現，合成的安宮黃體酮和普力馬林雌激素（在「婦女健康關懷研究」中使用的那種）比塗在皮膚上的生物同質雌荷爾蒙凝膠和口服生物同質黃體酮更容易引起與癌症有關的基因表達。二〇一四年在墨西哥坎昆舉行的世界更年期大會（the World Congress on the Menopause in Cancun, Mexico）上提出的這一發現打開了一條路，為確定哪些形式的荷爾蒙替代療法（HRT）對乳腺癌風險的影響最小，這是非常好的消息。

妳的創造力所在

盆腔和該區域的肌肉、結締組織和／或器官（子宮、卵巢、膀胱、尿道、女性性愛解剖構造、骨盆底肌肉和大腸）構成了身體的創造中心，這是我們身體中所有創造性能量產生的地方。雖然有些女性會使用這個創造中心生孩子，有些則不會，我們所有人都可以利用此生命力將新想法融入新項目，並創造關於我們是誰以及我們要在地球上做出什麼貢獻產生新的看法。骨盆腔與第二個脈輪有關，這是身體的能量中心，受我們與金錢、性和權力的關係支配。

如果妳還沒有把思想與妳的身體分開，沒有形成與下半身脫節的感覺，妳可能會意識到愉悅的想法、行爲和活動會增加妳性器官和骨盆的血流量和感覺。我們的靈魂通過臀部進入我們的身體，在骨盆後面，也就是骶骨或「聖骨」所在的地方。這是《狂野女性》（*Wild Feminine*）的作者物理治療師塔米・林恩・肯特（Tami Lynn Kent）稱爲身體「靈門」之處。這是進入「生產場域」的入口：也就是能量變成形式的地方。妳的骨盆和生殖器是妳的神聖中心，是妳獲取能量創造一切的身體區域——無論是寫出一本書、建立一段關係，還是生出一個嬰兒。

當我們傾聽骨盆能量的呼喚，以更大的創造力生活、承擔更多風險、感受更多快樂、不怕別人的說法或想法時，我們是在尊重內在的創造性女性力量。如果不聽這個呼喚，可能會造成骨盆區域不平衡和中斷。肌瘤和長時間大量出血，可能是大自然母親在說：「注意！妳是否將創造力轉化爲一種無盡的工作或關係？是否因爲不喜他人他事不利妳前進，就將自己無法發揮創造性的責任歸咎於他人他事？什麼需要透過妳產生？」

我曾經聽伊絲特・希克斯講過欣賞一位藝術家朋友巨幅畫作的故事。伊絲特問她：「妳需要多長時間才能畫出這個？」女畫家回答：「七十六年。」我們的創造性表達就是這樣。我們每年在地球上行走，如果讓自己連接到這種生命力量，就會變得更有創造力。那些打開自己創意渠道的人往往過著非常快樂和幸福的生活。這就是爲何管弦樂隊指揮家即使需要大量旅行和排練，仍然能夠長壽。喜劇演員喬治·伯恩斯（George Burns）的職業生涯在七十年代後期重新煥發活力。他八十多歲的時候會跟別人說自己必須活到一百歲，因爲「我已經預訂了。」當妳有一種使命感要有創意地生活以及表達自己和自己對世界的想法，當妳讓自己散發喜悅和幽默，就會發現自己被預訂了。（喬治·伯恩斯確實活過了一百歲，而且他兼具幽默感和健康的身體。他抽雪茄的習慣是「愉快的儀式」之一，這顯然是他健康計畫的一部分！）

我們女性太常壓抑創造性衝動，只因我們不相信自己，或不想引起注意力。有一個原因讓我們的文化一向熱愛著名演員、音樂家、表演者和名人，因爲這些人願意站在舞台上做我們很多人欠缺勇氣做的事，他們冒著在公共場合讓自己的努力成果失敗、被羞辱和被批判的風險。名人女性，不論她們是表演者還是演講者和文化創新者，都有著極大的勇氣和自信，年復一年地讓自己暴露在公眾視野中，在對勇敢而富有創意的女性並不善意的文化中，她們不在乎羞辱。相信我，她們不是爲了錢。站在一旁評擊那些願意全力以赴而登上舞台或電視螢幕的人很容易，但更健康的態度是，用羅斯福（Theodore Roosevel）的話說：「敢於大膽」。要有勇氣從自己舒適圈出發，過有創意的生活。

在我們生活中的某個時刻，也許當我們結束密切難分的爲母階段時，我們需要以快樂和靈感的方式接觸並引導自己的創造力；像是寫書或詩歌，學習畫畫，學習跳舞。創新的衝動也可以透過新的想法、新的商業模式，或新的技術方法表達出來。可能性沒有止境，我們越老，直接接觸的創意能量就越多。

有些時候，一個女人想要尊重自己的創造性衝動，卻因恐懼而放棄。在退休帳戶資金不足的情形下，她哪能花時間創新和發明？我們的精神召喚之所以未被滿足，通常是因爲我們不願冒險，不敢否定親人，他們認爲我們應該有另外優先事項。解決這個問題的唯一方法就是說出妳的恐懼，然後學習爲自己據理力爭的技能，即使妳的孩子、配偶或老闆對妳如何支配時間和精力有別的想法。

骨盆中的子宮肌瘤、癌症以及疼痛，都指出應該探索自己的一種渴望，也就是以更少恐懼和更多冒險進入創造性生活和眞實生活。我已經討論過癌症風險和篩檢的大部分內容，也適用於身體這個區域。如果妳同意，可以說骨盆容納了我們的「低心臟」。妳生活中有任何地方讓妳覺得「被強姦」了嗎？如果有，就會出現在骨盆裡。妳盆腔器官的健康狀況，也與妳已經學會多少談判金錢、性，以及權力所體現的創造力有關。卵巢從外觀而言，可以說是女性的「睪丸」，與女人追求世上慾望的驅動力有關。很多時候，這種驅動是透過男人，或女人的雄性方面表現出來，其結果往往是骨盆疾病。最不濟的情況下，妳會想保有卵巢。當女性患有良性疾病而切除子宮時，卵巢太常被循例移除。女性一生當中，卵巢對於荷爾蒙的產生是必需的，將其切除對於全部骨骼和大腦健康的風險，遠遠大於絕大多數卵巢癌的風險。關於這些問題的廣泛討論，請參閱《女性的身體、女性的智慧》以及《更年期的智慧》一書。

妳如果正在閱讀本書，就能夠與分娩相關方面產生連結，找到為自己創造人間天堂所需的資源和後援，只需要求聖靈向妳展示如何做到這一點。記住一定要閱讀本書關於性慾的章節，讓妳更了解自己盆腔及其與妳力量和性慾的關係，也有更多腰肌連結到盆腔的相關資訊。

骨盆底肌肉鍛煉

我們不清楚骨盆跟我們不清楚盆底肌肉有關，我敢說妳在學校健康課上沒學過這些肌肉！

骨盆底肌肉包括幾個相互連接的肌肉，支撐骨盆的內部器官。它們就像蹦床或吊床，從尾骨延伸到骨盆。這些肌肉在沒有正常使用時會失去強度，大多數女性坐得太久而且幾乎從不蹲下，肌肉彼此停止合作，造成不平衡。如果盆底肌肉失去太多肌力，甚至會出現脫垂，也就是肌肉支撐的器官實際上穿過所謂的骨盆隔膜而落下。通常可藉由外科手術治療，但最好去找一位知道如何恢復骨盆底的女性健康理療師，或者運用經典的皮拉提斯訓練進行康復治療。

骨盆底肌肉虛弱可能導致壓力性尿失禁（打噴嚏、大笑或移動時尿液洩出）或急迫性失禁（感覺妳現在必須小便否則就會出現意外）。如果沒有及時解決根本原因，也就是骨盆底部較弱的問題，那麼這兩種形式的尿失禁都會日益惡化。在美國，尿失禁是老年婦女進入療養院的主要原因，但沒有人想談論媽媽需要有人協助上廁所，大約四分之一的女性經歷壓力性尿失禁。現在是時候結束羞恥和保密，認眞對待這個極可預防和治療問題了。不加以控制的結果就可能造成尿失禁！

女性會說：「我很頻尿」或「自從生過小孩，我就必須一直『去』。」但這兩種說法都沒有準確描述急迫性尿失禁或壓力性尿失禁，兩者都是女性在沒有調節肌肉的情況下會遇到的情況，這是可治療的。醫生可能會推薦墊子和成人尿布、手術，以及藥物。這些藥物會阻斷影響肌肉的神經末梢，使膀胱不會釋放尿液，並且很有效。但是它們可能有口乾等副作用，也沒有解決骨盆底肌肉強度不夠的潛在問題。

爲什麼骨盆底肌肉強度不夠這件事這麼常見？我們的身體是爲持續運動和下蹲而設計的：數千萬年來，女性大部分時間都是蹲著，她們準備飯菜、煮熟食物、收集大地出產的根莖作物、社交、排便、排尿或陰道分娩。但我們現在總是站著、坐著或躺著，於是就讓盆底肌肉失去了張力。分娩或腹部手術（如剖腹產或子宮切除術）後情況會惡化，但這種風險被誇大了，即使是從未生育過的青少年和女性也可能有較低的盆底肌張力。無論妳年齡多大，都可以訓練肌肉和膀胱來感受排尿的衝動，做到白天每隔三到四個小時排一次尿，晚上最多一次。

練習5

如何支撐骨盆底部

• 喝很多的水。

保持身體健康需要水分充足，所以即使妳經歷過急迫性或壓力性尿失禁，也不要誤認為少喝水就可以解決問題，這是徒勞的。膀胱實際上可以容納十六盎司或大約兩杯的液體，所以即使每天喝八杯水，也不應該每兩小時就有排尿的衝動。膀胱在實際上不需要排尿的情況下感到有尿意，是因為它被來自大腦的信號所迷惑，這些信號源自盆底肌肉和保持膀胱閉合的肌肉。當妳實際需要排尿時，盆底肌肉應該向大腦發出信號，大腦再向膀胱肌肉發出收縮的信號，於是膀胱的開口變寬，尿液自然流出。妳的骨盆底肌肉如果較弱，就會在不需要時發出此信號讓膀胱肌肉收縮，因而妳必須有意識地設法防止自己排尿。

•定期鍛煉骨盆底肌肉。

許多女性已經學會了如何做凱格爾肌肉運動，這是由一位名叫阿諾·凱格爾（Arnold Kegel）的婦科醫生在一九四〇年代後期發明的。他的運動通常稱為凱格爾運動，用來增強恥骨尾骨肌（pubococcygeus，簡稱PC）的骨盆底肌肉，可阻止尿液從膀胱流出。凱格爾博士確實想對了方向，但只增強一道盆底肌肉是不完整的。正確的作法不是只讓一道肌肉變得強壯，因為這會讓肌肉群中的其他肌肉依舊虛弱。考慮到整體骨盆底部的強度和功能，需要了解盆底肌肉的位置，才能正確地加以鍛煉。只需每天起立三十二次，然後坐在桌子上，將重力施加在妳的骨盆底上，僅這一點就有所幫助。另一種有效的強化骨盆底肌肉方式是仰臥，膝蓋彎曲，腰背靠在地板上，將中指插入陰道。擠壓陰道，讓手指受壓，不要收緊臀部肌肉等其他肌肉，只需將手指擠進陰道內即可。每天至少做一次快速和長時間的擠壓，使妳能夠分辨陰道承受的壓力有別於壓力較小的壓力性尿失禁或尿急。

• 下蹲！

下蹲能支持所有肌肉的自然伸展和強化。每當妳洗澡時，就蹲下小便，有助妳在這個姿勢保持平衡的臀部肌肉會強化骨盆底肌肉。妳的尿道會被導向下方，讓重力幫助妳自然排尿。白天如果方便也可以蹲下來。

• 利用上廁所的時間來鍛鍊骨盆底肌肉。

我們所有人都應該改變的習慣就是使用馬桶的方式，女性比較會像端莊的淑女一樣坐直，而不是向前傾，或者將我們的腳放在凳子上以抬高膝蓋。無論大小便，建議身子向前傾，將手肘放在膝蓋上，或雙腳放在凳子上，將膝蓋抬高超過腰線。這種類似深蹲的姿勢有助強化骨盆底肌肉。我喜歡使用Squatty Potty廠牌的馬桶踏腳墊，妳可以在網路上找到。看看經常使用是否能減少妳白天和晚上排尿的次數。

• **定期蹲下以強化臀部。**

了解大多數骨盆底問題是由於沒有對準而不是衰老的結果。看看凱蒂・鮑曼（Katy Bowman）的作品，他有一系列精彩的 YouTube 影片可以教妳正確對齊骨盆的方式。

• **小便或排便時要放鬆，不要急。**

我們為了取悅他人和堅守繁忙的日程安排，養成了憋尿的習慣，等到我們有機會坐在馬桶上便用力快速排出所有的尿液，但這種用力的行為會養成疲弱的骨盆底肌肉。請不要再擔心女廁裡排隊的其他女士，慢慢來！

• **停止在不需要的情形下想小便的衝動。**

當妳覺得自己明明沒有喝下足夠跑一趟廁所的水分卻想上廁所時，有一個簡單的伎倆可以擺脫錯誤的小便衝動。擠壓妳的骨盆底肌肉並緊緊保持五秒鐘，然後釋放緊繃的肌肉。這樣做五次，然後做幾次深呼吸，這種衝動應該就會大大減少。妳可能需要重複幾遍這個練習，來減少必須立即小便的感覺。

這個清單是如何重新訓練骨盆底肌肉的簡化版本。妳可以在凱瑟琳．卡薩伊（Kathryn Kassai）和基姆．佩雷爾（Kim Perelli）所著《浴室鑰匙》（*The Bathroom Key*）書中，找到更多關於骨盆底肌肉健康的想法和特別的練習，也可用他們的網站找到專門幫助女性克服尿失禁和虛弱骨盆底肌肉的物理治療師㉒。

此外，我推薦正宗的皮拉提斯，這個運動對於發展骨盆底肌肉強度非常有用。皮拉提斯是許多女性的健康物理治療師用來加強穩定核心肌肉治療的一部分，對重力的反應非常好。值得一提的是，所有這些強化和調理都會讓令人愉快的性生活更爲精彩。

也許妳能掌握的關於身體最重要的訊息是：無論現在身體出現什麼狀況，妳總能獲得自我修復和健康的能力。有助於維持幸福的是能夠滋養妳、令妳喜悅的習慣，而不是老舊的防禦機制或羞恥的習慣。上癮、消極迴避，以及取悅別人是常見的行爲，這些行爲成爲太多女性的習慣，而這些女性在正常表達困難情緒上會畏懼不前或不舒服。到目前爲止，我們會把悲傷、怨恨、羞恥和憤怒等感覺推到潛意識深層，以至於不知道自己要堅持什麼。而這些情緒日復一日地將引起發炎的化學物質分泌到我們的血液中，帶來衰老。一位女神要能享受活力充沛的健康，就必須學會如何在不會不好意思的情況下表達悲傷和憤怒，然後自許體驗更崇高的情感和經歷。這就是釋放陳舊、呆滯和破壞性能量的方法，也是我們如何保持與生俱來歲月無痕的權利。

註釋：

①Stephani Sutherland, "Bright Screens Could Delay Bedtime," *Scientific American*, December 19, 2012. http://www.scientificamerican.com/article/bright-screens-could-delay-bedtime/.

② J. Manonai et al, "Effect of Pueraria Mirifica on Vaginal Health," *Menopause* 14, no.5 (September/October 2007):919–24. http:// www.ncbi.nlm.nih.gov/m/pubmed/17415017/.

③ Sukanya Jaroenporn et al, "Improvements of Vaginal Atrophy Without Systemic Side Effects after Topical Application of *Pueraria mirifica*, a Phytoestrogen-rich Herb, in Postmenopausal Cynomolgus Macaques," *Journal of Reproduction and Development* 60, no.3 (April 21, 2014): 238-45

④經由杜蘭大學（Tulane University）進行的博加盧薩（Bogalus）心臟研究已產生了發表在幾本期刊上的論文，可以在 http://tulane.edu/som/cardiohealth/ 網站找到．

⑤ K. Miyagawa et al, "Medroxyprogesterone Interferes with Ovarian Steroid Protection Against Coronary Vasospasm," *Nature Medicine* 3 (1997）: 324–27.

⑥要了解更多關於他汀類降脂藥物的研究，可閱讀下面這本書第586至590頁，*The Wisdom of Menopause* 和 Jonny Bowden and Stephen Sinatra, *The Great Cholesterol Myth: Why Lowering Your Cholesterol Won't Prevent Heart Disease—and the Statin-free Plan That Will* (Beverly, MA: Fair Winds Press, 2012).

⑦The American Society for Aesthetic Plastic Surgery (SAPS） statistics are from its website, http://www.surgery.org/media/statistics.

⑧琳內．麥克塔加特（Lynne McTaggart）二〇一三年五月二十一日部落格的文章「醫生沒有告訴安潔莉娜．裘莉的事情」，引用了D. de Jong 等人的文章「帶有乳房植入物的女性體內的間變性大細胞淋巴瘤」"Anaplastic large-cell lymphoma in women with breast implants," *Journal of the American Medical Association* 300, no.17 (December 2008): 2030–5. DOI: 10.1001/jama.2008.585. 麥克塔加特寫道：「乳房植入物與一種罕見的乳腺癌有關，稱為『間變性大細胞淋巴瘤』（ALCL），這是一種非霍奇金淋巴瘤，使罹患這種疾病的風險增加了十八倍。」http:// www.lynnemctaggart.com / blog / 226-what-doctors-didnt-tell-angelina-jolie。

⑨Stephen T. Chang, *The Tao of Sexology: The Book of Infinite Wisdom* (San Francisco, CA: Tao Publishing, 1986).

⑩ Inger Thune et al, "Physical Activity and the Risk of Breast Cancer," *New England Journal of Medicine* 336 (May 1, 1997): 1269–75.

⑪ C. F. Garland et al, "Vitamin D for Cancer Prevention: Global Perspective," *Annals of Epidemiology* 19 (July 2009), no. 7: 468–83. Also, C. F. Garland et al, "Vitamin D and Prevention of Breast Cancer: Pooled Analysis," *Journal of Steroid Biochemistry and Molecular Biology* 103 (March 2007): 708–11.

⑫ Bleyer and Welch, "Effect of Three Decades of Screening Mammography on Breast-Cancer Incidence," *New England Journal of Medicine* 367 (November 22, 2012）：1998–2005.

⑬ Sarah C. Darby et al, "Risk of Ischemic Heart Disease in Women After Radiotherapy for Breast Cancer," *New England Journal of Medicine* 368 (March 14, 2013): 987–98. http://www.nejm.org/doi/full/10.1056/NEJMoa1209825.

⑭ 正如研究員勞拉．埃瑟曼（Laura Esserman）所說，「『癌症』一詞經常令人聯想到不可避免的致命過程；然而，癌症是異質性的，並且可能會以多種途徑出現，並非所有途徑都發展成轉移和死亡，癌症也可能在患者的一生中都不會造成傷害的頑強疾病。」Laura J. Esserman et al, "Overdiagnosis and Overtreatment in Cancer: An Opportunity for Improvement." *Journal of the American Medical Association* 310, no. 8 (August 28, 2013),797-98。 http://jama.jamanetwork.com/article.aspx?articleid = 1722196。

⑮ Nikola Biller-Adorno, M.D., Ph.D., and Peter Jüni, M.D., "Abolishing Mammography Screening Programs? A View from the Swiss Medical Board," *New England Journal of Medicine* 370 (May 22, 2014):1965–67.

⑯ Ibid.

⑰ Genetics Home Reference, National Institutes of Health, "Breast Cancer," August 2007 (published July 29, 2013). http://ghr.nlm.nih.gov/condition/breast-cancer.

⑱ American College of Obstetricians and Gynecologists, Committee on Genetics (October 1996), *Breast-Ovarian Cancer Screening* (Committee Opinion no. 176), Washington, DC. Cited in Christiane Northrup, *The Wisdom of Menopause*, rev. ed. (New York: Bantam Books, 2013), 544.

⑲ National Human Genome Research Institute, National Institutes of Health, May 1997, reviewed September 2006, "Three Breast Cancer Gene Alterations in Jewish Community Carry Increased Cancer Risk, but Lower Than in Previous Studies." http://www.genome.gov/10000939.

⑳麥克塔加特，「醫生們沒有告訴安潔莉娜．裘莉的事情」。正如麥克塔加特指出，「新的證據表明，即使是像裘莉那樣有問題的 BCRA1 基因，也可能需要在癌症發展之前進行表觀遺傳學的修改，即『制止』」（V. Birgisdottir et al，「散發性乳腺癌中 BRCA1 基因的表觀遺傳學制止和刪除」，Breast Cancer Res, 2006; 8: R38）。女兒生命中關鍵時期（胎兒期和青春期）的飲食對 BRCA1 等基因的表現影響很大。（S. de Assis 和 L. Hilakivi-Clarke，「飲食中接觸雌激素的時間和乳腺癌風險」，Ann NY Acad Sci.，2006：1089：14-35）。此外，請參見 Karolyn Gazella，「安潔莉娜．裘莉錯過了一個重要的機會」The Healing Factor, PsychologyToday, May 16, 2013. http://www.psychologytoday.com/blog/the-healing-factor/201305/angelina-jolie-missed-important-opportunity。二〇一四年二月十九日檢索。二〇〇九年《乳腺癌研究與治療》雜誌上針對 BRCA1 和 BRCA2 的的一項研究表明，具有遺傳性突變而多吃水果和蔬菜的婦女，與同樣具有遺傳性突變而少吃水果和蔬菜的婦女相比，罹患癌症的風險明顯降低。二〇〇六年發表於同一雜誌上的一項研究指出，攜帶該突變基因體重正常且體重未隨年齡增長而增加的女性，罹癌風險比帶有該突變而超重的婦女低得多。

㉑Shoshana M. Rosenberg, Sc.D., M.P.H., et al., "Perceptions, Knowledge, and Satisfaction with Contralateral Prophylactic Mastectomy among Young Women with Breast Cancer: A Cross-Sectional Survery," *Annals of Internal Medicine* 159, no.6 (September 17, 2013): 373–81. DOI: 10.7326/0003-4819-159-6-201309170-00003.

㉒Kathryn Kassai, P.T., C.E.S., and Kim Perelli, *The Bathroom Key: Put an End to Incontinence* (New York: Demos Health, 2012).

5

女神悲傷，憤怒，繼續前進

痛苦打開了包圍你認知的殼……

如果你能對每日的生命奇蹟保持驚奇，

那麼痛苦的美妙也不會比快樂來得少。

——哈利勒 · 紀伯倫（kahlil Gibran）

幾年前，我的身體逐漸出現所謂的「五十肩」（frozen shoulder），這在中年女性中非常普遍，就像其他一切一樣，被認爲跟荷爾蒙高低和更年期有關，但我知道自己的問題不是這樣。疼痛就在某一天突然出現，當時我正拿起一塊木頭要放到壁爐裡，我的左肩出現無法動彈的疼痛，我丟下木頭，跪倒在地。第二天，我無法在不痛的情況下將左臂向背後遠遠伸展，疼痛日復一日。因爲自己並未受傷，所以覺得必定是情緒方面的原因，而且儘管痛苦和不能動彈的感覺很眞實，最終還是根植於未解決的情緒。大腦無法識別情緒的痛苦和身體受傷造成的痛苦兩者之間的差異，但事實上，大腦研究已經證明，情緒痛苦與身體疼痛由大腦的同一區域感受。

由於與成千上萬的患者合作，加上我在情緒和疾病的個人經歷，我早就知道所有疾病和身體的小毛病，包括那些看似由事故或病毒引起的疾病，都有一個情感因素。如果我們知道情緒問題是什麼，就不必把它表現在身體上了！因此我確信自己的心臟、肋骨和肩膀區域必定有一些舊的、沒有處理的情緒傷口，所有這些都與第四脈輪，也就是心輪有關。儘管有這樣的知識，但並不知道原因，也就是說，儘管知道我的痛苦屬於心身一體，卻沒有得到解脫。我在一位整體性脊骨神經醫師和皮拉提斯老師的幫助下，花了幾個月設法拉開肋骨和移動肩膀，減輕了疼痛，也稍微擴大了活動能力。但我知道完成康復的關鍵，在於釋放與心靈相關的受困情緒。

有好多年，我一直與深深愛著的男人浪漫地交往，但是這人經常不能回應我的感情。我拚命想要調整這種關係，這種情況在許多方面反映了我失敗的婚姻。我因為無法得到這種關係來滿足自己的需求，所以懷疑自己作為女人的性感，這是個老問題。我的肩膀疼痛（以及我十年來大約每年出現一次的胸痛）可能與我生命中重要男人的關係有關嗎？

就像我在成長過程中崇拜父親一樣，他忙於照顧母親和母親的需要，還要為生計奔波，我那個時候覺得有必要從人生第一個男人那裡驗證自己的性感。記得中學時代有一天，我正在廚房裡跟他跳華爾茲，想要學習這項技能，父親很會跳舞。那天舞蹈結束時，我問他的想法，希望他能認可我的動作。他回答說：「如果天黑了，加上男伴喝醉了，妳做得就還不錯。」我那天蠍座爸爸的倒鉤深深刺中了我的心。他對我的網球表現也說出類似的批評，不管我花了多少時間練習，並努力藉由做一名出色的球員來取悅他。他沒有花時間教我，或安排我跟別人上課，而只是用他直率的方式批評我。

我確信他的評論是因過度工作而煩躁不安的結果，或者就只是跟我們所有人一樣，有時說話不經大腦。我也知道許多女性的遭遇比我糟糕，但這並不意味我應該為他找藉口，或淡化對我的情緒影響，像是「哦，拜託，都幾十年前的事了！妳還緊抓不放？忘掉吧！」

無論妳發生了什麼事，或者多久以前發生的，妳必須做只有自己能做的治療工作，不這樣做只會使疼痛和疾病長期存在。我父親白目的笑話和評論創造了埋在我體內的傷口，現在這個老梗正在我的成年生活中發揮作用。這麼多年以後，小時候感受到的舊情緒正從肩膀上的痛苦和僵硬表達出來，身體在提醒我治療舊傷。

然而，我沒有立刻意識到這一點，在我向《重複：過去的生活，生活和重生》（*Repetition: Past Lives, Life, and Rebirth*）一書作者桃樂絲．E．寇恩博士（Dr. Doris E. Cohen, Ph.D）諮詢期間，我開始恍然大悟。寇恩博士四十多年來一直是臨床心理學家，也在精神層面有研究。幾年來，她一直建議我看看父親這個議題，但之前我都沒有準備好。檢視這個問題的作法是以成人愛情關係的形式，重複父親最初讓我心碎的感受，用帶來身體痛苦的方式，使問題浮到表面。我不舒服的嚴重程度使我願意再重新審視我跟父親有關的情緒問題，並且依寇恩醫生的建議展開治療。

連續三天，我用計時器設定十五分鐘，進行一段釋放憤怒和悲傷的程序。前五到十分鐘，我想像父親坐在我面前，我讓怒氣爆發出來。要讓他感受到！我爲他幾年前發出那些輕率、傷人的評論而向他大喊。我罵他，喊道：「你怎麼能這樣跟你女兒說話？你在想什麼？你這個混蛋！」我還一邊怒喊髒話，一邊用手巾甩打堅固的木製品，直到發洩完畢爲止。

這些程序有時候只是幾分鐘，之後我經常不自覺地躺在床上，仿佛胎兒般蜷縮著，哭喊道：「我要爸爸。」這是一個小女孩的哭泣，她破碎的心幾十年來一直在某種程度上影響了她的親密關係。我的悲傷程度令自己驚訝，但在憤怒之下幾乎總是受傷的感覺。在我經歷這些釋放出純粹、未經過濾的憤怒，以及觸及自己的悲傷並將其釋放出來之後，我的身心都得到滋養，站在那兒看著的，是我那永遠存在的「目擊者」自我。我每天在這個過程之後用瀉鹽洗澡，我坐在溫暖的水中，想像自己身體和心靈中的所有毒素都從身上滲出，並流出浴缸。

我連續三天運用這個憤怒和悲傷的釋放程序，接下來兩天則花五到十分鐘進行「積極的想像力」，想像父親之前那麼挑剔的時候，我希望他能如何回應我。我想像他在廚房和我一起跳舞，讚美我的美麗、優雅和舞蹈技巧。我想像自己滿心驕傲，沉浸在他對我性感的讚美中。

清除細胞中的毒素後，我現在用一個新故事重新整理這些細胞。這就像在埋下新種子之前，先去除土壤中的砂石與培養土。我也甩打了毛巾，以及放肆地表達對生命中那些寡情男人的沮喪、憤怒和悲傷。大約不到兩個星期，肩部疼痛和不自然差不多全都消失。大約再過一個月才恢復了全部動作的功能，以及完全解決所有的疼痛，然後即使在皮拉提斯課程中也毫無疼痛之感。

我在康復過程中有一個體會，是幾個月裡發展出來的，那就是缺乏對自己的愛反映在我最親密的關係中。人們把我對自己的信念反饋給我！我已經成熟的智力一開始不會讓我看到這個事實。但是，與寇恩博士一起處理我的夢，並透過練習釋放對父親的感受，我開始欣賞自己陷入如今已沒有的舊觀念和行爲中的角色。請注意，我並沒有說我不能沒有自己的舊情感，或者不能看到父親殘忍的一面，或者不能有防禦行爲和選擇，像是和感情無能的人交往。我是說自己擺脫了不再有用的東西，我爲自己和自己的價值挺身而出。我表明自己應該得到更好的待遇，並且必須從自己唯一可以控制的地方開始，也就是對待自己的方式。妳有權主張自己受到傷害、悲傷以及防禦，這個事實並不表示這樣做對妳有利。妳得決定是否要因爲自己不信任、玩世不恭，或迴避性質的行爲，而繼續保留所有會危害妳健康、感覺糟糕並推開新機會的結果。妳自己要選擇，我只是建議妳去掉所有的狗屁倒灶，然後才能蓬勃茁壯綻放。

治療始終是情緒、身體和靈性工作的結合，我們所有人都有與父母或其他童年時期重要人物之間未釐清的問題必須解決。這些模式爲我們整個生命的健康和關係奠定了基礎，因爲我們的人生初期形塑了我們對整個世界，特別是我們自我價值的核心信念。我們還是孩童時，沒有能力在情感或心智上處理痛苦的經驗。我們可能會認爲其他人的苛刻言辭已在記憶中淡去，或者我們已經透過治療或在日記上敘述而加以處理。但隨後出現身體疾病或情緒危機，或兩者都有。就在那時我們意識到自己內心埋藏著一些舊東西，那些東西必須藉由跟以前一樣的，透過我們身體能量場和組織的方式出現。

我們的身體非常愛我們，以至於會做任何必要的事情，讓我們認出不愛自己之處並釋放，這個過程會讓我們痛徹肺腑。疾病和痛苦的訊息可能是：「現在是時候將健康的愛帶入妳的能量場了。妳已經忍受了足夠的情緒痛苦，讓我透過創造身體疼痛來調高音量，這樣妳就會注意並照顧好自己的心。」

情緒受困的地方

妳若不經常感受與釋放情緒，情緒就會卡住而最終發展成疾病。創傷越大，埋得就越深。我們學會隔離痛苦而「堅忍不拔」，幾十年後，大多數人都嫻於此道，且有很多非常老舊的情緒困在我們身上。我們的文化沒有教我們如何在情緒出現時釋放掉，更不用說情緒被埋進體內深處的時候了。

我十幾歲和第一個男朋友分手時，父親抱著我說：「感覺是事實，有時候妳只要說出來就好。」眞正破繭而出大放光彩的智慧，大部分都藏在我們的日常用語中。「傾吐」就是說讓妳的心臟、肺部和肩膀擺脫缺乏愛意與不被愛的負擔，悲傷、憤怒、傷害和怨恨都是不愛自己和他人的形式。雖然我們有時會感受到聖寵恩典和洞察力降臨，很快就輕易解除這種「不愛」的負擔，但更常有的情況是，這種負擔不會被提升，一直要到我們被那份重量壓到跪下來爲止。我們不必等到那一刻才解脫自己！我們不必創造疾病來喚醒自己需要治癒的感覺。

我非常愛父親，我們很相像，我也很尊敬他，他是我們現在稱之爲整體牙科的先驅。父親經常說，妳可以透過檢查一個人的口腔來了解他的健康狀況。父親對於健康和疾病的哲學與他兄弟姐妹（他們是傳統醫生）的哲學明顯不同，也成爲我自己整體醫學實踐的基礎。在我眼裡，父親不可能做錯，但在他去世很久之後，我被自己身心深處埋藏的大量怨恨嚇到了。我那時認爲，父母在養育子女過程中每天產生的誤解以及犯下的普通錯誤，不可能造成終身無法治癒的傷口。

我們可以深愛家人，並有意識地選擇原諒他們對我們造成的任何傷害。事實上，這一步在療癒上至關重要。但這還不夠，我們仍然需要清除身體的舊傷、憤怒和不滿，這樣做對健康極其有益。

當被困住的痛苦大於爲獲得自由所經歷的痛苦時，妳就有機會放下過去的心痛，自由地綻放。一旦妳達到爲突破做好準備的時刻，情緒就會以某種方式出現。如果妳將其忽略或再次壓制，情緒就會蓄勢待發。等待的時間越長，情緒就越有可能伴隨著旨在喚醒妳需要治療的身體上的疾病而來。

妳若想成爲一位歲月無痕女神，就必須知道儲存情緒的四個關鍵事實：

- 我們將情緒儲存在能量場和組織中，它們可能在那裡停留多年，被壓抑著並等待我們有勇氣表達出來。

• 未經處理的憤怒、哀慟、悲傷，以及羞恥的情緒，是對健康和幸福的嚴重威脅。正如妳見過的，這些情緒會使身體產生並保持壓力荷爾蒙，造成細胞老化、炎症以及和衰老相關的各種身體疾病。

• 妳必須處理情緒。首先得了解情緒表達出什麼需要，再透過動作、聲音和眼淚釋放情緒。可能要不斷地重複，像是妳將在本章中學到的技術，帶出妳的情緒。我知道，讓自己感受並釋放所謂的「負面」情緒，說來容易做來難。羞恥在我們社會中很普遍，我們被教導要爲自己，以及讓別人不舒服的強烈情緒感到羞恥，尤其是我們的憤怒。正如羞恥研究員布芮尼．布朗（Brené Brown）在《脆弱的力量》（*Daring Greatly*）書中所說：「我們都害怕談論恥辱……我們談論得越少，羞恥對我們生活的控制就越多。」①用不著擔心浮現的情緒，因爲情緒不會永遠存在，或壓得妳喘不過氣，雖然起初妳可能認爲會。從好的一方面來說，我們的生物面本就設計了定期和輕鬆地感受和釋放情緒。

我們當中許多人受到的教導是，只要在心理上承認我們很生氣，或悲傷、嫉妒、尷尬、羞愧，我們就會思考爲什麼自己會這樣想，並對自己的想法做出一些刻意的選擇和行爲，就算是結束了一種情緒問題。錯了，情緒有一種充滿活力和生理上的現實，當妳自己在想「我不想再對母親生氣了，所以我只要配合她的假期計畫，盡量不要讓她跟我起爭執。」這種情緒不會在妳思考時神奇地消失。情緒不會因爲妳哭了幾次，或對某人大吼，或和妳的治療師交談而消失。改變妳的想法非常重要，但這還不夠，妳還有很多情緒能量要釋放。正如喬．迪斯本札博士所說：「情緒是身體的語言，也是過去的記錄。」我們不能僅僅藉由改變自己的想法來改變身體或健康，眞正的轉變是要改變我們的思想和讓我們困在過去的情感聯繫。

唯一能徹底消除憤怒、內疚、羞恥、悲傷或恐懼，免得長期影響妳健康的方法，就是開始情緒釋放的過程。從經歷中學習，妳可能希望在教練或治療師的幫助下進行，有許多人將情緒釋放工作納入課程，但是在妳辛苦收集了自己感受的起源和行爲之後，不要一遍又一遍地談論童年創傷，而不做情緒釋放工作。正如作家安妮．威爾遜．謝夫（Anne Wilson Schaef）曾對我說的：「我們把自己的屎放在祭壇上敬拜！」不幸的是，我們希望其他人也敬拜它，這就是爲什麼「受害者」可以如此操縱別人。我們當中有多少人被教導要壓抑我們不方便的感受，小心翼翼生活在一些人身邊，而這些人的未竟之事可能與我們無關？也許妳聽過這樣的告誡：「不要在梅布爾姨媽面前談論這件事。妳知道她曾經失去一個女兒，而且心情從來沒有平復！」善待別人很重要，但世世代代都在敬拜家庭創傷則不健康！

我們所有人都有一定數量的垃圾需要堆肥，把它們從身上倒出來，這樣你就可以混入肥沃的土壤，創造新的東西。從中學習，寫一首表達它的詩，用跳舞或哭泣倒掉垃圾來治療自己，從垃圾中創造更好的東西，這樣就不能讓垃圾界定妳的人生或讓妳生病。當我們正在堆肥時，也要往上加入那些認爲苦難是救贖的老舊信念。今天妳在地球上折磨自己，不會得到天堂貴賓席的門票，我們必須除去那深植於大多數人的贖罪原型。

談到痛苦的情緒，重要的是不沉溺在痛苦本身的戲劇性裡。將情感帶到妳的意識表面釋放，與刻意將這些情緒經驗保存起來，兩者之間是有區別的。不要跟著時髦憤世嫉俗，不要認同抑鬱情緒，還告訴自己因爲這個世界就是跟自己做對，所以就預測最壞的情況。寧可陷於「妄想」，即作家和占星家羅伯．布萊茲尼（Rob Brezsny）所認爲的「相信世界正在密謀爲我們帶來祝福」，不妨說這才是一種有益健康的思維模式。

因此，停止等待減重成功、投資不再犯錯，或者完成自己設定的任何完美目標時才快樂起來，現在就放音樂開始跳舞。妳那無拘無束、甜美、豐富的快樂不僅服務妳自己，也服務整個地球。所以轉動那些較低的脈輪，敞開心扉，讓妳的生命力量像最飽滿多汁的水果、最芬芳多彩的花朵，或最響亮與喧譁的歌曲一樣表達出來。之後，自我承諾要擺脫困在體內所有舊的情緒毒素，這樣妳就可以自由而歲月無痕地生活下去。

讓我們來看看抓住不放的情緒如何影響自己，以及這些情緒不再有用時要如何擺脫，這樣妳就可以帶給自己愛、笑、自豪，以及純粹因爲活著而開心的療癒力量。

從情緒中學習

到了中年，妳的心至少被一個人或某件事傷害了一次或不止一次。心碎是使心聰明的方式，因爲心必須被打開讓妳體驗妳的神性。妳越是試圖透過飲酒、吸煙、暴食，或拒絕承認問題來避免心碎和減輕疼痛，疼痛就越嚴重，埋得越深。好的一面是，妳熬過心碎後，就有能力面對以往被鼓勵避免的情緒。

憤怒、恐懼、悲傷、背叛、遺棄，以及羞恥，是我們傾向避免的、較有挑戰性的，也是對我們不利的情緒。「羞恥」這種情緒因爲阻止了我們面對其他情緒，因此是最痛苦的。其實沒有什麼「負面」情緒存在，因爲所有情緒都有功能，情緒是我們與生俱來的指導系統，提醒我們眞正需要和改變什麼。憤怒和恐懼緊密相關，是在原始的邊緣大腦系統中經歷的，這種大腦系統的進化幫助我們避免危險。面對危險時，邊緣大腦會開始一個反應過程，包括憤怒、恐懼，以及戰鬥或逃跑的衝動。但是，我們也會對思想上，以及實際上不危險的情況或人，感到憤怒和恐懼。

有恐懼反應是好事，因爲恐懼和憤怒可以提醒我們放慢腳步，對任何事情要說「是」之前，先理清我們的想法和感受。但是恐懼和憤怒不應該成爲一種生活方式，正如史蒂芬・柯維（Stephen Covey）在《高效家庭的7個習慣》（*7 Habits of Highly Effective Families*）中引用維克多．弗蘭克（Victor Frankl）的話：「刺激和反應之間有一個空間，在那個空間中我們有權選擇回應，我們的成長和自由就在回應中。」在我們選擇步入歡樂和可能性，而不是陷入憤怒、恐懼和悲傷的惡性循環中，歲月無痕狀態就會產生。這種體驗也可以稱爲智慧，喬．迪斯本札博士精闢地稱之爲「沒有情感衝動的記憶」②。

悲傷與憤怒和恐懼有點不同。悲傷的能量往往較少，事實上，悲傷會消耗我們的能量。變得悲傷是生活的一部分，但如果妳悲傷太久，就會很快老去。不要因爲妳有壓力要吞下眼淚而壓抑悲傷，當妳看到有人哭時，妳做的第一件事是什麼？妳可能告訴他們不要哭，並且勸他們走出悲傷。妳也可能會擁抱他們，讓他們停止痛苦。然後他們就會覺得有必要停止哭泣，免得讓妳不舒服。

來看看快樂的作法。有位母親在女兒悶悶不樂地坐在起居室沙發上十分鐘後，對她敏感的女兒說：「我知道妳悲傷，我很難過妳有這種感覺，也許妳應該花些時間在自己房間裡哭一哭。」她並沒有趕走女兒，或者說女兒太敏感，她只是教她有時最好獨自一人流淚。這位媽媽過了一段時間後去女兒房裡檢查，確保女兒沒有陷在情緒中，但她給了女兒悲傷的空間。如果我們都鼓勵對方宣洩出來，而不是放縱悲傷到每個人都覺得需要跌進椅子裡開始哭泣的話，豈不是很棒？

想法和信念可以煽起悲傷的餘燼，就像可以重新燃起任何情緒一樣，所以重要的是，要檢視妳對生活的任何沮喪、悲觀的態度和故事，決定是否要取代它們。最近我將一些幾十年沒有看過的老舊幻燈片掃描成 jpg 檔，我十分驚訝自己在婚姻最初幾年裡看起來那麼可愛。但那時候，我一點也不覺得自己美麗，跟我結婚的那個男人總是樂於告訴我減肥不難，導致我很多年都認定自己太胖，不是合格的女人。那些信念與附帶的羞恥和悲傷，最終顯現在我僵硬的肩膀、胸痛和子宮中的大纖維囊瘤。藉由將這些症狀相關的信念和感受帶入感知層面，並予以釋放，我已經反轉了所有這些情況。隨著除去一層一層情緒負擔，我變得更健康、快樂，這其實才是身體的自然狀態。妳需要釋放什麼老舊的信念和感受？妳還有什麼悲傷？

我並不是要淡化妳可能受到憤怒、恐懼或悲傷影響的程度。想到結束一段關係、失去工作或家庭等等，就令人不寒而慄。然而這些事情都會發生，迫使妳接受改變是人生的一部分這個事實。妳無法凍結自己的處境以避免未來的痛苦，但可以選擇生活在恐懼還是信仰中。不管怎樣，大多數所謂的安全都是幻覺。即使處於過渡狀態，或者環境不如意，還是可以創造一種安全感。人產生信心和信仰等情感的內在力量是不可思議的，而這樣做的能力確實可以重塑大腦和身體。但要做到這一點，首先必須與神聖本質連結上。

實際的問題並不是我們害怕恐懼的情緒會吞噬我們。許多女性，包括我自己，都有一種原始的恐懼，覺得我們最終會變得無家可歸、孤獨地住在街上的紙箱裡。（我最近和一位朋友分享這個可怕的白日夢，她打趣道：「箱子都準備好了？」顯然她的白日夢版本中連紙箱都沒有！）對大多數人來說，這種對完全無助和破產的恐懼都是不合理的，但它存在著，從集體無意識中滲透出來。一般來說，我們人類傾向於互相關注，當妳把生命轉向神聖之愛時，助力可能來自意想不到的地方。歲月無痕女神的生活方式就是釋放恐懼和加強信仰。

說出妳的恐懼並改變它，而不是守著不放。一個我很喜歡的治療恐懼的祈禱是：「神聖之愛，請改變我，相信這個情況的完美結果早就被決定。把我改變成一個能夠放鬆與放手的人。」當妳受制於對未來或未知的恐懼時，請說出這個禱告（或精神類似的東西，比如《聖經》〈詩篇〉第二十三篇）。一段時間後，這會成為一種習慣。放手讓上帝處理是一種學得到的技巧。

羞辱的許多形式

恐懼和憤怒就像以羞恥為食的雜草，如果我們想要歲月無痕，需要釋放的毒素就是羞恥！我們不斷得到的訊息是，自己的需求不重要，我們如果好好照顧自己，就會變得自私和糟糕，難怪我們害怕感受自己的情緒。我的病人曾經對我說：「在家裡，我非常確定沒人在乎我，我不敢深呼吸，因為我可能會吸收別人需要的氧氣。」內疚是有目的的，喚醒我們需要糾正的事情，但羞恥完全有毒。布芮尼·布朗區分內疚和羞恥的方式是：內疚使妳感覺自己犯了錯，而羞恥使妳感覺自己的存在就是一個錯誤。也就是說，健康的羞恥是爲了在我們眞正自私甚至殘忍的時候提醒我們。羞恥在人與人之間建立了良好的界限，並引導我們在自己的需求與周圍人的需求之間創造平衡。當我們恬不知恥地行事，忘記任何人的感受和需求時，良心會讓我們感到羞愧。

然而，不合理的羞恥非常不同。這種人類能夠感受到的最具破壞性和痛苦的情感，消耗了我們的生命力和創造力。我們將能量用在恨自己而不是自我糾正上，我們忘了自己和其他人一樣應該得到愛和接納。太多女性害怕在社交或其他方面冒險和犯錯，因爲擔心其他人會羞辱她們，這點並不奇怪，因爲她們擔心的結果一直都在發生。

幾乎所有事情都讓女人感到羞恥。她們特別會因爲自己不太完美而感到羞恥：太瘦或太胖、太美麗或太平淡、太活潑或太嚴肅、太情緒化或過於冷漠，當然還有太性感或太無性吸引力。如果妳想要取悅「完美監控者」，妳就不會成功！瑪莉·派佛（Mary Pipher）著有《復興奧菲莉亞：拯救青少女的自我》（*Reviving Ophelia: Saving the Selves of Adolescent Girls*），她和其他人指出，在青少年時期，女孩們開始意識到，她們永遠無法達到別人對自己期望的完美平衡，於是她們的自尊心急劇下降。似乎無論我們做什麼，都有很多公開的羞辱讓我們的人生無法綻放。

我們有時候甚至會因爲快樂而感到羞恥。前幾天，一位女士告訴我，在她的冥想中心，大家被指示冥想平等這個概念，以紀念不久才通過的一些民權立法。之後，所有人分享冥想經歷。其中一名男子說，他已經對所有仍需要完成的工作進行冥想，並表示在新通過的民權法案範圍如此有限時，聽到人們慶祝新法律令他多麼沮喪和煩心。從本質上來講，他事實上是羞辱了那些看到光明面的人。「當妳還有很多工作沒完成時，怎麼敢感到快樂！」這是我稱爲「悲觀主義道德優越感」一個明顯的例子，也就是讓每個人都覺得，當其他人仍然在受苦時，自己沒有權利開心。幸福不應該被羞辱！

對健康和快樂至關重的一件事是，妳要學會在這種操縱情況開始時就發現，不要讓自己陷進去。我們來看看這裡的邏輯：妳實際上不會病到無法幫助其他病者的程度；不會傷心到無法幫助其他傷心人的程度；妳也不會窮到不能幫助一無所有者的程度。認爲痛苦就會讓我們更聖潔或優越的這種信念，其根源是所謂的「零和模式」，這種模式貫穿在大多數西方文化中。西方文化這個系統是說：「資源有限，因此如果妳拿到比較多，就有人不得不空手離開。」談到健康和幸福的貨幣時，這種說法根本不對！

羞恥使妳裹足不前

羞恥不僅對健康有害，也會傷及創造力、學習和成長。在醫學和研究專業中，妳幾乎一定可以看到，就是在新的研究論文結束時的陳述，有時是有用的信息，例如維生素D的健康益處，但是結尾會有一句：「需要做更多的研究。」這句話成為讓醫生擺脫選邊站的口頭禪。畢竟，論述者如果錯了會感到羞恥。我在做婦產科醫生的早期，讀到許多研究說，如果給孕婦開葉酸處方，就可以降低嬰兒患脊柱裂的風險，所以我就這樣開處方。儘管這方面已有很多研究，但美國產科學院十五年後才正式推薦這項干預懷孕過程的措施。想想，醫生因爲羞恥和恐懼而沒做正確的事情，讓多少嬰兒受到了傷害？我們仍在等待官方許可不做胎兒監測，這種監測從未改善母親或嬰兒後來的發展，但確實增加了剖腹產的風險。目前的研究非常清楚地表明，血液中維生素D的最佳水平可以降低一半的癌症風險，而提供孕婦足夠的維生素D可以大大減少孩子罹患第一型糖尿病的可能性，這應該是主流知識，但幾乎沒有人願意跨出第一步，因爲害怕出錯。

生活中有什麼妳認爲自己可能因犯錯而感到羞恥，以至於害怕改變的事情？渴望被認爲完美，是否妨礙了妳表達自己？妳必須承擔風險才能冒險，風險並不都是好的，但我們只能讓自己成爲笨拙、不熟練的新手，才能學習、改變，並帶出新的東西。抑制成長與嘗試新事物的需要，對健康和幸福具有災難性的損害。記住，創造力是生命的力量。切斷它，就是從一切源頭切斷自己。

讓我們面對現實：羞恥可以讓我們陷入各種能阻礙我們的情緒和行爲中。由於我們經常害怕自己會因爲不是一個「好」人或不忠誠而羞恥，所以我們不會優先考慮自己的慾望，倒是專注在取悅別人。由於我們的文化沒有界定一種「適當的」悲傷，所以我們會因爲在失喪後因爲過於悲傷，或者不夠悲傷，而感到羞恥。妳可能會發現要保持哀慟，以證明自己是一個好配偶、好父母，或好女兒。妳開始感覺像《飄》（譯註：電影《亂世佳人》）故事裡守喪的郝思嘉，拚命地想要跳舞，卻不得不從頭到腳一身黑，看來像個道地的寡婦。另一方面，當妳沒有機會完全表達悲傷時，可能會被鼓勵要「克服它」。悲傷是一個過程，而不是一個事件。我的一個熟人在車禍中失去了她的兒子，一年後，她的丈夫告訴她，她現在應該「度過它了」。但是我們每個人都有自己的失喪復原時間表，妳怎麼能幫另一個人決定悲傷結束的時候？

有時人們會羞辱妳，因爲他們心懷嫉妒，想著「我應該有她的機會！這不公平！」許多人有作家蓋伊．亨德里克斯（Gay Hendricks）所說的「上限問題」，意味著他們已經內化了自己喜悅、成功和快樂的上限。這個可能的上限通常在十一歲左右就確定了，我們在童年時學到了自己在愛情、成功和自由方面能夠期望什麼，當我們超過自己認爲可能或應得更多成功或愛的「上限」時，往往會生病、挑戰或發生意外，讓自己得以回到低於潛意識的極限③。帕拉宏撒．尤迦南達（Paramahansa Yogananda）說：「每個人都有自我限制的特質，但這個特質並未被上帝置入妳的本性，而是由妳創造的，這些是妳必須改變的。要記住，這些習慣，特別是妳的本性，只不過是妳自己思想的表現。」不要害怕超越妳的極限！

釋放羞辱

生命太短暫，不應該生活在羞恥和限制中，當我們爲了那沒有批評或羞辱的完美甜蜜點而徒勞無功地努力時，生活中滿是鬥志昂然的焦慮和抑鬱。事實上，甜蜜點並不存在。爲了超越羞恥而讓生活前進，我們必須學會有意識地完全感受恥辱，最終學會嘲笑它和我們自己。幸福研究員羅伯特·荷頓（Robert Holden）指出，周圍的能量因笑聲而變得輕盈時，羞恥感就無法繼續存在。

生活以羞恥爲基調的人有一種錯誤的觀念，以爲對自己越嚴苛，就會成爲越好的人。西方文明和許多宗教都灌輸我們苦難是值得的想法，因爲我們必須爲自己的存在贖罪。

我們的生理從這些信念中得到啓發，並做出相應的反應，使身體體驗與我們的信念一致。馬里奧·馬丁內斯博士研究了許多聖痕案例，也就是在與耶穌被釘死十字架上相同位置出血的現象。這樣的傷口不會被感染，但也不會癒合，非常疼痛。案例包括著名的畢奧神父（Padre Pio）。馬丁內斯博士甚至被天主教會僱用進行研究，他幫助一些患者痊癒，不再感到疼痛，作法只是讓他們理解，痛苦不是服務團體必要的條件④。

跟恥辱一樣，疾病和事故往往是文化支持的痛苦和贖罪信念發展的結果。與安慰劑效應不同，安慰劑效應是相信好事會發生，疾病和事故可能是一種不適感的文化因素，也就是相信不好的事情會發生或需要發生。我們對自己越是批判和無情，就越容易生病。身體有巨大的能力，可將羞恥以疾病或身體問題的形式彰顯出來。這是因爲遭到羞辱傷害的記錄存在於大腦中與身體疼痛完全相同的位置，並且會在身體內產生炎症化學物質，從而使我們生病。這就是爲什麼在著名的「凱薩永久醫療網」（C-Kaiser Permanente）對兒童期不良經歷（ACE）的研究中，有證據表明那些童年時期經歷過與羞恥、遺棄和背叛有關等不良事件的人，比起那些沒有經歷過這些事情的人，更容易出現健康問題與早死。

幸好還有另一種選擇。研究羞恥的布芮尼．布朗發現，羞恥可能變得有彈性，也就是她稱之爲「眞心誠意的」。她說，眞心誠意的人和羞恥的人之間唯一的區別，是相信自己值得愛，也值得與人建立關係，就是這麼簡單。每個社會經濟群體都能找到眞心誠意的人，他們過著健康的生活，並與他人有豐富的情感聯繫。變得眞心誠意是一種可學習的技能，首先要接受妳現在的處境，對自己有同情心和理解，並且反對認爲關心自己就是以自我爲中心、錯誤的文化信仰。

我們當中有多少人無法放掉憤怒、悲傷和受傷的感覺，只因爲誤認爲自己錯過了大好機會，或者因爲其他人阻止我們過想要的生活？限制信念會將舊的、破壞性的情緒保存在我們體內，就像一種拒絕消失的癌症。請在妳有此意識的那一刻，就用神聖的愛和體諒化解它！或者每天早晚花幾分鐘，使用蓋伊．亨德里克斯的終極成功口頭禪：「我每天都在擴大豐富、成功和愛，因爲我激勵周圍的人做同樣的事情。」潛意識的心靈非常能夠接受「擴大」這個詞，這個詞和「擴大」的感覺能幫助妳的身體脫離有「上限」的信念。

一吐爲快

宣洩情緒不是一件讓妳外表好看的事：妳不會看起來像在一九四〇年代電影中完美無瑕的好萊塢美女，在那濕潤的眼睛閃爍著光芒時，一道完美的淚水沿著臉頰滑下。妳可能會是臉脹得通紅、發出嗚咽聲、鼻孔吐出憤氣、啜泣不止的粗糙情緒溼透版，那又怎樣？發洩出來。妳的臉部出現雙下巴和眉際深紋，不是因爲妳習慣皺眉，而是因爲妳用飲酒、吸煙，以及擔心誠實會讓別人怎麼想等方式塡充情緒，因而造成的緩慢死亡。如果妳想讓細胞生病，那就堅持羞恥和內疚。但如果妳想成爲歲月無痕的女神，就要釋放那些情感。

根據傳統的夏威夷神靈傳說，貝利（Pele）女神因爲不能和情人在一起而引起火山爆發。她渴望性快感和釋放，如果得不到，就要付出代價！但是不要忘記，正是火山爆發造成了夏威夷群島，而這個過程每天都在繼續著。夏威夷基拉韋厄火山自一九八三年爆發以來，已在地球上創造了不止五百四十英畝的新土地。如果妳不再擔心憤怒，並且開始恰當地表達出來，那麼憤怒可以成爲創造力和積極變化的力量。把妳的憤怒想像成自己的個人火山，從骨髓中創造出新的選擇、新的細胞、新的關係以及新的機會！

我對父親釋放憤怒時，一度難以相信情緒釋放過程不僅能治癒我僵硬的肩膀，還能讓我放開認爲自己不可取的恐懼。我想恢復女人的吸引力，因爲我相信自己是一個熱情、性感的女人，跟我在一起的男人都會覺得在我身邊很幸運。在我釋放出阻礙自己的情緒之前，我做不到這一點。仍然緊抓老舊的憤怒和悲傷時，是無法創造出新生活的。

練習6

消除悲傷和憤怒

「合一教會」牧師吉爾・羅傑斯在她的「七聖步研討會」(www.thesevensacredsteps.com)中提出方法釋放壓力、憤怒交織的情緒，它們會在我們的細胞產生壓力。我曾用這個方式釋放對父親的憤怒和悲傷，妳可以用它來釋放自己對於任何親近的人的這些情緒。妳會發現自己對這個人的憤怒核心，實際上是對他們的心在以前（或現在）對妳不感興趣的悲傷和憤怒。做這個練習妳需要一個計時器、一條毛巾（毛巾布手巾效果最佳），加上一個放在妳面前的空椅子。

將計時器設置為五或十分鐘，以便有足夠時間表達悲傷和憤怒，不要更久，免得淹沒在情緒中，或手臂肌肉的痠痛中，因為你打毛巾，手臂可有得受！現在面對椅子，想像一下令妳生氣的人坐在那裡，然後開始對那人宣洩妳的情緒。當妳這樣做的時候，轉過身用毛巾擊打諸如牆壁、門或門框等堅硬的表面，要確定這個平面受得住這樣的擊打。正如吉爾建議（而我必須同意）的，一邊大喊，一邊打毛巾，令人滿足極了。

要真的讓情緒撕裂，請對妳想像中坐在那張椅子上的人表達妳的憤怒和生氣。說出妳的真實想法，準確地告訴那個人做了什麼讓妳生氣，使出妳最糟的咒罵！記住，妳縱使心理上已經寬恕此人，但內心那受傷的孩子仍然會感到憤怒，在這裡得到治癒的，不是妳的成年人自我。仍然在妳的內分泌、免疫和中樞神經系統中運行的，正是這個憤怒和受傷的孩子自我，讓她一吐為快！

在幾分鐘的毛巾抽打、咒罵和喊叫之後，妳可能已經準備好宣稱「我痛恨你的心向我關閉！」如果還沒準備好，如果妳過於憤怒，就等下一次練習時再做，但是不要跳過這一步！我們對某人非常氣憤，往往是因為希望與那個人以愛聯繫，但由於某種原因，這個人無法與我們有這樣的關係。說出：「我痛恨你的心不對我開放！」承認並釋放悲傷還有憤怒，因為妳沒能與這個人有妳想要、需要和應得的經歷。

做這個練習時，不要試圖對這個人展示「靈性」和同情的態度，反正他實際上並不在那裡！不要太快原諒對方，否則會妨礙治療。一旦開始用動作和眼淚釋放憤怒、傷害、怨恨，實際上就會感受到細胞釋放的壓力。之後轉向內在，感受妳的身體和能量場。如果此人仍然在妳的生活中，請注意下次聚會時是否感覺到自己對此人的反應有所變化。

情緒釋放之後應進行癒合工作（參見後面的建議）。這種練習應該定期重複，直到妳感覺自己出現轉變為止，但是不要以為妳可以跳過釋放的部分而直接進行治療，處理痛苦沒有捷徑或彎路。

寬恕不是一種智力活動。如果妳設法在精神上原諒那些傷害或背叛妳的人，但又不釋放憤怒、怨恨和悲傷，那就像剪掉蒲公英的頂部，把長長的根留在土裡。寬恕是一個過程，必須涉及同時發生在妳身體和心靈的情緒釋放。不要因另一個人的情緒問題分心，這些問題不屬於妳，重要的是妳的感覺。請記住，這個過程是爲了治癒和釋放妳自己，妳用不著與其他人討論！也不需要那個人的道歉。妳不需要與那人復合，或甚至再見到此人，這不是重點。

當然，妳不想生氣，但妳必須讓自己產生眞實的感受，要經歷和表達這份感受。然後，當妳感覺到悲傷或憤怒開始消退時，就可以較客觀地看待過去，並釐清屬於自己的東西和屬於別人的東西。寬恕不是容忍對方的所作所爲，而是決定釋放留存的有毒感覺，並爲自己設定堅固的界限，讓自己不再受到傷害。馬里奧・馬丁內斯博士將寬恕稱爲解放自我陷阱，這是回收妳的價值和自愛的過程，妳無意中給予傷害妳的人。寬恕就是在當前愛自己和釋放自己，釋放舊情緒，用對自己的慈愛取而代之，就像爬到山頂呼吸清新的空氣。

結束痛苦的痛苦

當人們背叛妳、捨棄妳或對妳鐵石心腸時，痛苦是難以言喻的。就好像妳有一個需要刺破的膿瘡，或者是某種設法鑽出皮膚的小碎片。身體發炎時會送出液體覆蓋需要移除的異物或物體，這會產生劇烈的痛楚。壓力很大，血液無法到達該區清除異物或毒素，如果切開膿瘡或撬出碎片以釋放壓力，一開始會很痛，但體液會流動，將那區清理乾淨。眼淚、汗液、尿液、粘液和血液都會透過皮膚排出毒素，這就是爲什麼感冒時會眼睛發癢和流鼻水的原因。所有這一切都可以被視爲我們需要讓情緒流出，並從身上消失的隱喻。正如冥想老師史蒂芬・萊文（Stephen Levine）在著作《生命與死亡的治療》（*Healing into Life and Death*）中所說，感受挑戰的情緒是「結束痛苦的痛苦」⑤。通靈者勞瑞妮・內塔特（Llorraine

Neithardt）回憶起她的導師費利斯・伍德柏瑞牧師（Reverend Phyllis Woodbury）告訴她：「親愛的，通往天堂的唯一途徑就是穿過地獄的大門。」[6]

只是讓自己好好哭一場，就可以全身暢快而產生療癒效果。大哭的能量豐沛，足以釋放憤怒和悲傷的停滯性情緒。這就是爲什麼著名作家伊莎・丹尼森（Isak Dinesen）在《七個歌德故事》（*Seven Gothic Tales*）中寫道，每一項治療都有鹹水因素：「汗水，或淚水，或鹹海。」讓妳哭泣的電影和音樂可以幫助妳接觸到阻塞的情緒，並加以釋放。像《莫忘當年情》（*Beaches*）或《手札情緣》（*The Notebook*）這類電影充滿情緒流動，也激出並宣洩觀眾的情緒。我的女兒們和我一起看了電影《悲慘世界》，安・海瑟薇在片中演唱「我曾有一個夢」，傳達了任何女人可能經歷過的遺棄、悲傷和絕望的感覺。那一小段表演有那麼強大的宣洩力量，實在應該單獨賣這個短片給任何需要好好哭一頓的女人！我們三個人坐在劇院裡哭成一團。

事實上，用哭泣來釋放妳的感受對妳的健康至關重要。如果妳在不方便的時候發現眼淚湧出，我建議妳默默地對情緒說：「不要離開，我會盡快回應，請再來。」然後，妳要盡快到一個地方或進入一個情況，讓身體釋放那些眼淚以及跟著來的聲音和動作。

釋放情緒不應太用力，就像用鑷子夾出待產的嬰兒會造成傷害一樣，在妳有力量對付之前設法逼出情緒是不明智的。身體知道如何癒合，生產過程中嬰兒頭部出現時，妳可以稍微用力幫忙，但妳必須配合自然而不是過於激進。不要挖掘埋藏的痛苦；溫和地允許它出現即可。《紐約時報》一篇部落格引用的研究表明，患有創傷症候群的士兵可能會擔心還沒準備好就被迫詳談創傷，因而避免治療。這些士兵可能出於本能地覺得，在身體恢復初期直接面對深度創傷，其經歷會太痛苦⑦。

妳也可以藉由冥想、靈氣療法（reiki），或諸如按摩這樣的身體調理工作，讓情緒浮現。所有這些仍然是妳的心智，讓妳的身體和能量場帶來表面需要釋放的感覺。如果妳正在與能量治療師或按摩師一起工作，請確定他們知道，情緒釋放過程中支持妳的最佳方式是運用鼓勵性話語，像「做得好！妳做得很棒！釋放出來！」等措詞是很有用的。

釋放情緒的另一種方式是運動。原住民會用跳舞、唱歌和頌禱治療情緒。《陰道獨白》的作者伊芙．恩斯勒組織了一場名為「十億人起義」的全球運動（www.onebillionrising.org），以引起人們對以下事實的關注：在這個有十億人的星球上，有三分之一的女性經歷過強姦、性虐待或身體霸凌。恩斯勒採取的不是慣常的憤怒抗議，而是一種更為歡樂和有效的治療方法：罷工、跳舞，以及站出來。她敦促人們離開工作崗位，充滿激情地跳舞，並一起站起來，以結束對婦女的暴力行為。這是多麼好的紀念生命快樂，而非沉溺於痛苦的方式！要認識悲傷和憤怒，然後將自己的身體移動到一個原始的療癒空間。

唱歌和吟唱也能激發情感。獨自唱歌，或參加詩班或合唱團，或與其他人一起到

KTV唱歌。我知道有些女性們每次聚會就會唱起女童軍時代的老舊營地歌曲，加上動作。她們的丈夫和孩子們已經學會加入，因爲他們知道，當童軍「女孩」家族聚會時，是不會停止唱歌的。這是慶祝她們多年來分享的友誼和愛情，以及她們彼此接受並相互回饋的力量。難道妳不喜歡女性——特別是姐妹和好朋友——在聚會時傻笑嗎？

釋放和放下

釋放任何情緒時，比較容易的作法，是跳出那種麻木狀態，而讓所有的情緒都動起來。我現在回去看二十年前離婚前拍的影片，很吃驚地發現自己看起來和聽起來是多麼封閉。我那時不讓情緒自由流動，因爲不想面對恐懼、痛苦或憤怒。我太忙於設法鞏固婚姻和家人，想讓自己看起來像專業人士，以及爲我覺得有責任的病人重新創造女性健康語言，那是種巨大的負擔。

當妳最終讓自己完全感受情緒時，可能會被這些情緒在身上的移動速度嚇到。情緒會自然地浮沉，即使妳第一次讓自己的感覺浮出時，會覺得哭泣或憤怒似乎永遠不會停止。看看孩子們是怎麼先哀嚎和發脾氣，然後又讓情緒退去，他們會在抽抽鼻子後跑去玩，他們不會留住憤怒或悲傷，更不會緊緊握住。

了解這一點後，妳不會希望情緒變得強烈到一種自己以爲無法處理的程度，那是眼淚永遠不會結束，而自己將陷入永無止境的悲傷深淵。鑒於恐懼的信念會讓妳再次陷入困境，建議使用悲傷或憤怒釋放儀式來創建釋放情緒的容器。

釋放儀式如何做

儀式非常有力量，因為儀式可以把情緒從頭腦移出而直接轉入身體。建議空出十五到三十分鐘進行這個儀式。

準備好筆和紙以及一些觸動你心靈已錄製好的音樂。

點燃一支蠟燭，說一段禱詞或設定釋放感情的動機。你可以說類似這樣的話：「我邀請我的聖靈現在加入我，協助釋放我的憤怒或悲傷……（自己填入）。我也邀請我的守護天使、引路人們、老師們、聖母瑪麗亞（或任何你覺得舒服的神聖對象）。請在接下來的三十分鐘幫助我釋放任何需要釋放的東西。」請注意，這些詞語並不如你透過釋放舊情緒而得到醫治那樣重要。

開始播放音樂。

深吸一口氣，然後開始給傷害妳的人寫一封信，在紙上傾吐所有的感受。

十五到三十分鐘後，大聲讀出妳寫的內容，感受情緒的產生。如有必要，請花點時間哭一哭。

燒掉信。關掉音樂。感謝妳的引路人，吹滅蠟燭。

根據需要而重複這個儀式。釋放悲傷和憤怒就像剝洋蔥一樣有層次，而且往往是一次釋放一層。

釋放情緒後會有一種解脫感，肌肉會放鬆，整個身體都會感覺潔淨，而妳最終可能會笑。然後妳可以透過進一步改變能量來增強治療效果，我喜歡透過跳舞，看一部有趣的電影，或者讀一些鼓舞人心的東西，重新引導我把所有東西都交給神聖本質。為了自己努力感受過去的痛苦情緒，以及把它們從身體中趕出來，建議妳給自己一些鼓勵。

在一場情緒釋放儀式之後，妳也可以用瀉鹽、礦物鹽或海鹽沐浴，以便放鬆身體和釋放毒素。沐浴可以是一種非常舒緩的自我培養形式，在浴缸中或走出浴缸後，可以閉上眼睛做一個確認禱告或神聖之愛禱告。為了進一步治癒自己，妳也可以像我之前解釋的那樣，做我對父親所做的事，重新想像過去那種痛苦的場景。我想像著和父親一起跳舞，看到他以鼓勵和讚美的方式回應，並想像自己在他認可的凝視下驕傲地發光。

幽默能提高妳的振動，讓妳再次感覺良好，所以建議妳繼續嘲笑自己或自身情況。在快要拿面紙擦淚水時想個玩笑，人在笑的時候無法產生羞恥、恐懼和悲傷的感覺。

妳也可以說一段禱詞，比如「神聖之愛，請把我變成一個完全愛自己的人，看看我有多麼可愛、聰明、美好。」請確保妳連續二十一天，每天都這樣大聲說。這樣的肯定會訓練妳的大腦和思想，讓妳在自己選擇的新現實中悠遊自在，那是一個妳在其中很強壯、能夠以開放的心情去愛等等的現實。帶著感覺說出妳的肯定或祈禱，直到妳能感到自己有一個能量滿滿的轉變。轉變從內心開始，反映到外在。就像我聽過「愛加倍教會」（Agape）牧師邁克爾・貝克維斯（Michael Beckwith）所說的：「予以『肯定』並不會啓動什麼事，而是讓某事受到歡迎。」說得對極了！

我也推薦世界服務研究所（World Service Institute）創始人羅伯特・弗里奇（Robert Fritchie）創建，並在他的「從內在自我治癒」（Healing Yourself From Within）網絡研討會中發表的「合一治療系統」（At Oneness Healing System）。羅伯特寫了這本奇妙的書《與神聖合一》（*Being at One with the Divine*），在全世界教導神聖之愛的力量，並花費數十年記錄這種能量的治療能力。

要真正從情感、身體或精神創傷中痊癒，首先需要與神聖之愛聯繫，這種愛誰都可以得到，但必須提出要求。要做一個歲月無痕的女神，建立這種聯繫是生活中最重要的一部分！鮑勃為此目的創造了為神聖之愛請願的禱告，妳可以在他的網站上了解更多他那有用得不可思議的計畫，但即使只是做一個妳自己的神聖之愛請求，力量也會很強大。

練習7

神聖之愛請願

羅伯特．弗里奇的「神聖之愛請願」是利用精神力量與造物主聯繫的祈禱。以下是一個例子：「藉著我的聖靈和天使的幫助，我將神聖的愛集中在我之中。我請求聖靈認出我那些不值得或不可愛之愛的信念，按照造物主的旨意，我要求這些信念被神聖之愛化解與治癒。」

陳述請願後，吸入一口氣。保持氣息幾秒鐘，然後迅速用鼻子呼出。吸氣會引出妳的能量，透過鼻子呼氣則將意圖發回宇宙。

在妳大聲說出這份請願書之後，持續臨在當下，注意妳的呼吸、思想和身體感受。之後，妳可能想要思考一下進行神聖之愛請願時妳的感受，將這段經歷寫入日記。

用字並不重要，意圖才重要。當妳加上「按照造物主的旨意」時，妳是在承認最大可能的範疇，並且其實可能還有超過妳能力能夠理解的、造成妳目前處境的原因。

（要得到更多神聖之愛的更多資料，以及免費進入「神聖之愛治療計畫」，請上網站 www.worldserviceinstitute.org。）

練習自覺

冥想、禱告，或任何靜修練習都可以幫助妳接觸情緒，並保持與其同在，讓妳可以釋放它們。有時候，如果妳只是與身體的疼痛在一起，並要求將其釋放給神聖的愛或上帝，痛苦就簡單地在妳的愛和意識中消失了。情緒上的痛苦也是如此。埋藏的情緒和未解決的問題也可能在夢中顯現，不要忽視任何讓妳產生強烈感覺的夢境，無論是否爲噩夢。注意符號，特別是妳在夢中對符號的感受。桃樂絲·E·寇恩指出，女性通常會夢想自己的家（代表自己）或廁所（代表當妳非常生氣，或需要擺脫情緒廢話時所作的清除工作）。也要注意符號的具體品質，如果妳夢見水，水是冷的嗎？污染？深山湖的一部分？從管道洩漏？滿是碎片漂浮？詳細訊息可以幫助妳了解它的含義。

妳寫下夢境時，允許出現其他圖像、思想、情感和印象，因爲那些會是夢境訊息的一部分。她還建議妳給夢境一個標題，好像妳爲報紙寫稿一樣，標題通常會指出問題。例如，妳可能會將夢境命名爲「骯髒的廁所而朋友要來」或「我童年的家待售」或「地下室淹水：一切都要除去。」

要有一份記錄夢境的筆記本，也可以將夢境錄製在手機的語音備忘錄，稍後再聆聽，這樣就可以將清醒的生活與夢想圖像聯繫起來。過一段時間，主題就會出現。例如，我過去一年裡經常夢到跟水有關的事情：河流、湖泊、浴缸、水漫客廳等等。水代表情感和清潔，以及精神力量和豐富。我過去幾年裡做了大量的情感清洗工作，現在可以感受到這個過程如何爲我下一階段的生活做準備。

日記本也可以成爲收集感受的好容器，有利打破不具建設性的反芻習慣。日記本是幫助自己反思生活的絕佳工具，當妳想到女性除了自己，要專注於所有事物以及所有人，壓力有多大時，這一點非常重要！我喜歡日記本，因爲妳可以回到之前的紀錄，看看自己在處理經驗和向前邁進的過程中走了多遠。我將所有日記都保存在家裡的地下室（類似於潛意識！），日記本上標有日期，因此我可以輕鬆查看自己某個時間的思考、感受、體驗或直覺。我也喜歡將這些感受連結星座週期，像是木星或土星過境。多年來，這樣做已經鞏固了我對大於自己想像很多的神聖力量及其計畫的信心。

一個生活、歡樂、現在的方向

情緒不必陷在妳身體的結締組織和能量系統中，隨著歲月流逝越陷越深。即使妳正在努力釋出老舊情緒，也可以在新生情緒出現時釋放掉。如果妳採取生活、快樂、臨在的取向，就可以結束讓未處理的情緒對妳健康和幸福產生不利影響的習慣。透過重新講述悲傷和失落的故事，而沉溺在過去以及保持舊故事的存在，將使妳快速老去。妳不必再是哀傷的寡婦、父母、姐妹或女兒了。也許妳已經準備好停止去墓地，或每年提供獎學金紀念妳已故親人的學校。讓生活繼續前進是可以的。

先是哀傷和憤怒，隨後是慶祝過去、現在以及將來一切都很好的派對。派對已經開始，名字叫做生活，所以穿上舞鞋吧。我目前有大約八雙舞鞋，被我放在有蠟燭的祭壇上！其實這只是一個展示，但我覺得這是對生活在我心中的舞蹈女神致敬，我一直想歡迎祂！

要有一種生活取向，也就是現在就關注當下的美好。每次我坐下來和朋友一起吃飯時，大家都會牽起手來，我就會做一個即興祈禱。我將神聖之愛帶入食物中，讚美坐在桌前的人，很多時候我會提到那天看到的任何樂趣或好事。這樣做會增加整個聚會的振動，有助於吸引更多快樂、很棒的人，以及美好的情境，妳也可以這樣做。

說到鞋子，每當妳看到有人穿著很棒的鞋子時，都要告訴對方：「鞋子好看極了。」要盡可能地讚美與感謝別人，分享笑話，釋放大量一氧化氮。當下傳播快樂是一種靈性練習，所以請對生活說「是」，允許自己要求或尋求任何想要的東西，而不是屈服於恐懼和羞恥（「我何德何能敢要求自己想要的東西？」）。幾年前，我請我的探戈老師保羅從緬因州波特蘭來紐約，這樣我們就可以在「媽媽吉娜女子藝術學院」的男士之夜一起跳舞，他答應時我大爲吃驚和激動。我後來感謝他時說：「我不敢相信你來了，你是這麼了不起的舞者！」他的回答是：「怎麼說呢，我不敢相信妳以前沒有問過我，爲什麼我會不想在紐約和妳一起跳舞呢？」儘管我相信我們應該要追求自己想要的東西，但我之前確信他不會想跟我跳舞，因爲我不是像他一樣的大師，而且要求他跟我以舞伴關係一起表演實在太過分。事實證明，我完全錯了。他覺得這對他來說是一種榮耀，事實上，這種經歷爲他帶來了一個全新的職業生涯，無論是在探戈，還是在教男人和女人用舞蹈學習人際關係和生活樂趣。所以從這裡學到的教訓是，如果不要求，就得不到想要的東西。如果願望是眞實的，並且來自內心，妳會發現這種願望的實現，能夠改變每一個幫助妳實現願望的人。

建議拋棄過去舊的做事方式。妳可以創造儀式，告別過去認爲生活就是掙扎的經驗，或是曾經因久遠發生的事情而認定自己不想活下去的生活方式。寫一封信給妳想要放開的人或情況，大聲讀給一位值得信賴的朋友或只是對空氣說。然後燒掉這封信，讓煙霧升入夜空，作爲妳轉變的象徵。妳需要按照自己所需時常做這種儀式，讓自己完全自由。

通過整理而放下

拋棄過去也可以採用非常直接的形式。那些帶有情感能量的東西會不斷地與妳對話，所以要丟掉不喜歡的物品，即使那些東西還有實用價值。如果妳每次看到母親送的那個醜陋的梳妝台，就會想起母親曾經如何嘮叨妳的打扮，那麼妳就仍然活在與母親有關的負面能量中。妳放在那個梳妝台裡的不是毛衣，而是悲傷、傷害、沮喪、和失望！要整理梳妝台用來放下這些情緒。事實上，一個人感到內心不順或沮喪時，通常重新得力的方式之一就是清理抽屜或壁櫥，刷亮水槽，甚至房間或牆壁。

雜亂不僅令人消沉，還會積聚灰塵、黴菌和發霉，以及造成呼吸道疾病。由於妳隨身帶著所有舊東西，妳真的會呼吸困難，這就是爲什麼要讓雜亂和與之相關的舊情緒一起離開。邀請神聖生命力量的「氣」到妳的房子裡自由流動，不要爲流動製造障礙。

作爲歲月無痕的女神，妳值得擁有一個遠離外界的避風港，一個妳可以爲自己加油的地方。我喜歡用風水幫助自己在家裡創造庇護所，風水的基礎是透過使用自然元素，並在空間中以允許「氣」自由流動的方式安排物件，讓我們變得煥然一新。經過多年與風水的合作，我的家現在擁抱了我。即使住的只是一間套房，妳的家也應該成爲一個避風港。當妳必須小心翼翼走在雜亂無章的屋子裡，或者妳的居住空間對妳說：「照顧其他人而不是妳自己」或「妳沒有遵循健身計畫以穿上合身衣服，沒有到健身房用設備鍛鍊，也沒有達到跟父母或前任丈夫一樣成功的財務狀況」，這樣是很難快樂的。誰在自己的空間裡需要那些？

妳或許可以將自己儲存東西的地方想像成妳家的「結腸」，如果這些空間裡塞滿了舊的、未使用過的東西，那麼妳的身體也很有可能這樣。身體的周圍反映出身體本身，和身體一樣，這些地方需要定期清洗和循環。我不久前雇了一位私人雜務整理師，因為我剛裝修了一間浴室而不想搬進所有的舊東西。最初只是清理一間浴室，最終變成了整理整個房子。是的，這番行動令人筋疲力盡，所以我花了一整個下午的時間來清理。但在兩個月內，我終於擁有了一直渴望的那種空間：整潔有序（大部分時間）。我再也沒有發現一堆之前買了卻忘記的牙刷，我不再覺得被太多的「東西」壓得喘不過氣來。更好的是，這是我生命中第一次知道自己所有的東西都在哪裡！（這麼說可不是開玩笑。）

一旦創造了一個類似避風港的家，就要建立例行程序來保持這個美麗、充實的空間，才不會再次變得雜亂無章。即使在妳繼續進行情感釋放工作的時候，也要這樣做，這樣也比較容易除去妳認為應該留住那「以防萬一」的東西。妳每次添加一些新東西時，就要扔掉舊東西。好好感受丟掉垃圾，以及附著其上的內疚和羞恥感的樂趣，這樣妳就可以重拾「氣」流。如果妳想保留感性記憶，可以拍照或數字化照片和影片，讓自己得以緬懷過往，而不必在地下室裡堆滿儲物箱。

如果妳發現因雜亂而不勝其煩，不妨試試以下充實身體內外秩序的練習。

練習8

基本清除工作101

整理和消除混亂所需的時間可能令人不勝負荷，也使妳一直推遲此舉。以下是用十五分鐘解決混亂的好方法。

首先，大聲說出以下的話來設定妳的意圖：「神聖愛人，請把我變成一個條理分明、身處優美環境中的人。告訴我需要除去什麼。」然後設定好一個十五分鐘的計時器，清理一個抽屜或櫥架。妳扔東西時，就向神聖本質獻上這個過程。用一個清理自己生活系統的儀式作為靈性鍛鍊！

妳必須選擇一個小的容納性空間來做這個清理工作，不然十五分鐘很快就到，而妳會覺得混亂情況比原先更嚴重。在妳完全丟棄了不再需要的東西，清潔了所有弄髒的東西，也重新安排好要保留的物品後，停下來一、兩分鐘，感受一下清除那麼多東西的心情有多好。明天、後天、大後天重複這個過程。

妳也可以按照理網站「蒼蠅女士」（www.flylady.net）的說明操作。提著一個大包在家中四處走動，收集二十五件物品放進袋中準備扔掉或給別人。當妳收集到二十五件時，丟掉垃圾，將剩下的物品立刻放進車裡，讓這些東西離開屋子。安排一個時間到二手商店去，或請慈善機構來把袋子拿走。事實上，妳該讓自己在他們的通話名單上列名，這樣他們就會提醒妳拿一大袋東西離開家門。

如果妳因為困在「拋棄者反悔」心理中而難以割捨曾經擁有的東西，並且可能想把那個大袋子從後車廂中拉出來，這裡有一個訣竅。想像一下有人收到妳的舊物而欣喜若狂，感受某人穿上那件在妳身上從未真正好看的毛衣，將妳每年可能只用一次的器具插上電源時的興奮，以及得到寶藏時的感恩。當妳知道別人會從妳不再需要的東西中獲得快樂時，就更容易放手了。

要進一步讓家成爲避風港，而生命力量的「氣」可以流動其間，可以透過大自然的聲音、魚缸、自然光線、植物、照片，以及窗外的自然景觀，而將大自然帶入室內，所有這些都已被證明可以減輕壓力⑧。妳可以用來裝飾生活空間的，有天然氣味和鮮花、來自海灘的松果或石頭，或任何讓妳感受到大地母親自然能量的東西。要帶入大自然的聲音，可以在電腦或其他設備上設置播放鳥兒唱歌、海浪拍打岸邊等應用程序。把家設計得仿佛是妳的女神宮殿、避難所和一個可以爲自己充電的基地。

無論空間有多小，或生活中有什麼限制，都可以藉由讓悲傷、憤怒和羞恥流出，讓喜悅流入，而開啓各種可能性。釋放情緒和清理具體物件會開啓青春無痕的生活，讓妳重新煥發活力和熱情。下一章，妳將了解歲月無痕女神生活的一個重要部分，那是一旦清除了老舊的悲傷、憤怒和羞恥的情緒，更容易拾回的事情，也就是妳的感性和性感。

註釋：

① Brené Brown, *Daring Greatly: How the Courage to Be Vulnerable Transforms the Way We Love, Parent, and Lead* (New York: Gotham Books, 2013), 68.

② Joe Dispenza, Hay House radio interview with Christiane Northrup, “You Are the Placebo,” *Flourish!*, August 13, 2014.

③ Gay Hendricks, Ph.D., *The Big Leap: Conquer Your Hidden Fear and Take Life to the Next Level* (New York: HarperOne, 2010).

④ Mario Martinez, The Mind Body Code (Boulder, CO: Sounds True, 2014).

⑤ Stephen Levine, *Healing into Life and Death* (New York: Anchor Books, 1987).

⑥ Llorraine Neithardt, personal correspondence, June 13, 2013.

⑦ Tina Rosenberg, “For Veterans, a Surge of New Treatments for Trauma,” The Opinionator, *New York Times*, September 26, 2012. http://opinionator.blogs.nytimes.com/2012/09/26/for-veterans-a-surge-of-new-treatments-for-trauma/.

⑧ Erin Largo-White et al, “Healthy Workplaces: The Effects of Nature Contact at Work on Employee Stress and Health,” Public Health Report 126, supplement 1 (2011): 124–30. http://www.ncbi.nlm.nih.gov/pmc/articles/PMC3072911/.

6

女神既性感又感性

性生活早在女性進入臥室之前就開始了，

並在之後長期迴盪。

——吉娜．奧頓博士，《愛性的女人》

（Gina Ogden PH. D., *Women Who Love Sex*）

查麗絲這位女士去了一個社區野餐，在那裡她開始和兩位渴望調情的二戰退休軍人聊天。兩位年長者爲了打動她而彼此較量，她聽得很開心。「我感覺自己就像一個法國村姑和幾個熱辣年輕盟軍士兵共飲一瓶勃艮第酒。」她說：「當妳想到這兩個人比我還矮幾英寸，甚至不得不靠在拐杖上時，眞的很奇怪。我的意思是，他們九十多歲了，但我發誓，他們讓我很亢奮！我忘了對自己體重的不安全感，感覺像在性慾的最高點。」

查麗絲在復古男性氣質的存在下啓動了調情和感覺的愉快體驗，這是一個深刻眞理的完美例證。只要肉體存在，無論我們是否最終會與另一個人裸裎相見，我們就是性的生物。在不過度羞恥感的情況下，我們就像蜜蜂受花朵吸引一樣，很自然地受性慾吸引。花朵只是植物用來吸引蜜蜂爲其授粉，使其保持肥沃的性器官，但花朵存在的意義遠不止於此：它們是地球上生命快樂和美麗的一部分。婦女的性慾不僅僅是爲了生育而存在，我們不會因爲不再可能懷孕而停止美味誘人。

我們一開始就接受了感官享受，我們的身體是透過性行爲形成的。事實上，人的生命本身就是性傳播，整個宇宙甚至可能透過一次大的高潮爆炸而產生。誰知道是不是這樣？我們確切知道的是，對於大多數人來說，身體是在相互歡愉的時刻孕育出來的——至少，本來應該是這樣作用的。在原始層面上，我們的細胞記住了創造的能量：令人愉悅的生命力讓我們保持活力並讓生活變得有價值。這種生命力透過一氧化氮、β-內啡·和所有其他快樂和歡愉的神經化學物質傳播。重要的是，要認識到性慾不僅僅是性行爲，而是跟生命自我更新有關！性教育家萊拉．馬丁（Layla Martin）說，女人幸福的關鍵在於與外陰的積極關係，純粹而簡單，我同意。

早些時候，妳了解到靈魂通過塔米．林恩．肯特所謂的「靈門」進入身體，這是進入「分娩場」的門戶，在這裡，能量就會形成。當妳意識到妳的性取向、靈性和創造力之間的深刻聯繫時，就會發現一種供應生命的強大可再生的資源。

查麗絲當天在野餐會上經歷的，是兩個知道如何與自己的男性生命力量以及心靈聯繫的男人，他們可以說是點燃了查麗絲的「指示燈」。我跟一些舞伴跳阿根廷探戈時也有同樣的經歷，不管妳對這些男士的第一印象如何，他們都是優雅的舞伴。他們可能禿頭，或矮，或有點大肚子，但是天啊，他們知道如何用自己的感性和情感的能量移動，使舞伴能夠安全和愉快地回應他們。當兩個一起跳舞的人在彼此心與心、臀與臀之間充分交流時，感覺就像天堂一樣。這是一種「時間靜止」的快感，可以阻止衰老過程。我們的身體、思想和精神都很難找到這種感性，甚至是性的體驗，這種體驗人人都可得到。

妳的大腦和臀部不應該被分別體驗。事實上，骨盆就像大腦一樣有智慧。性快感甦醒並不表示隨便選擇性伴侶或性行爲方式，不像HBO電視劇《女孩我最大》（*Girls*）中那些失落的年輕女性，她們經常發生性行爲，卻與自己的快樂和智慧脫節。妳也不應該用性來操縱別人，因爲妳的阿芙蘿黛蒂（譯者註：希臘神話中的愛與美女神）力量不是一種可以交換的商品。用交換的方式進行性行爲既不明智也不道德，這就像火的力量：可以做飯，也可以燒毀村莊，所以要負責任地使用它。榮格分析師兼心理學家勞瑞妮・內塔特是部落格談話電台「維納斯不插電」（Venus Unplugged on Blog Talk Radio）的主持人，她指出，性伴侶的氣質會存在我們自身的能量領域一段時間。女人被男人深入時，對方的能量會和她在一起一年，而女人的能量則會待在男人體內一個月。由於妳的性伴侶在情感和精神上都會進入妳，妳要非常挑剔允許進入妳身體的人。

相信妳骨盆的智慧，就是相信妳自己連接那個創造世界的能量來源。歲月無痕女神擁有自己的性慾和性感，這樣說很不好意思，但確實有理。妳設計自己渴望的東西，然後用它帶來新的和令人愉快的東西。大自然不會「消耗」資源；而是予以回收。妳接受生命力，享受它，然後以不同的形式送回去。這就是研究女性性慾的吉娜・奧頓（Gina Ogden）所謂的，女人的歡愉迴盪世界，治癒我們所有人。

妳與生俱來的性慾權利

無論妳如何界定充實的性生活，但這種生活任何年齡都可以實現。妳對自己的看法會對性行爲產生最大的影響，這與年齡無關，如果妳相信自己是性感和感性的，無論年齡或身體狀況如何，妳都會那樣。

大多數女性都經過洗腦，認爲在五十歲左右之後，她們便不再具有性吸引力或不適合性。其他人一直在假裝性高潮，並且多年來忍受不那麼充實的性行爲——所有這些都是因爲她們根本不知道性滿足和喜悅沒有上限。她們也不知道體驗性快感是一種可以在任何年齡學習和提高的技能。《女人性覺醒的構造：指向隱匿歡愉的祕密地圖》（*Women's Anatomy of Arousal: Secret Maps to Buried Pleasure*）一書作者雪莉・溫斯頓（Sheri Winston）解釋說，任何人都可以學習在鋼琴上演奏一些音符，但要成爲一名演奏家需要多年的練習。這與性行爲是一樣的，總是有更多技能和更多樂趣可以探索。

女性受到蒙蔽，相信停經後性慾自然會減弱。事實是，有時候性趣是透過深入身體的根基來重塑自己，而不僅僅是爲了別人而「表演」。性慾並沒有減弱，只是在尋找新的方向。如果有一半的機會知道並向愛她們與尊重她們的人表達自己的慾望，女性就會有很大的性慾。這一點沒被了解，結果許多女性被視女性性行爲爲病態的主流醫學「詛咒」。當研究表明幾乎一半的女性患有女性性功能障礙（FSD）時，妳知道其實不是女性有這種問題，是這種文化對她們產生不利的影響。二〇〇八年一項研究顯示，依這個定義，百分之四十二的女性患有FSD，但只有百分之十二的女性對此感到不安①。

性研究的主流狹隘地將正常性行爲定義爲每週兩次，這是極其有限的定義。女性的性慾是一種全身體驗，不僅限於我們的陰道和陰蒂。順便說一句，陰道這個詞是拉丁語的「鞘」，就像劍的鞘一樣，因此我們女性構造的主要部分是指陰道與男人陰莖的關係。女性們在「媽媽吉娜女子藝術學院」學會重新接觸自己的性慾並以「姐妹女神們」的姿態畢業，學院領導人雷吉娜．湯馬肖爾，提到女性的外陰和陰道時用的是pussy這個字眼。固然在隨意的談話中這個用法令我不自在，但我不得不說它的起源比vagina「陰道」更好。據說pussy來自古挪威語和古英語中的「口袋」和「包」（用於裝載金錢或財產——換言之，裝載妳的權力！）。而P字也可能來自一個稱呼貓的古老的德語單詞，還有什麼勝過那無視他人，只把自己裹在皮膚中的貓更有誘惑力和強大感呢？媽媽吉娜說：「女人主控自己陰部時，就是主控自己的生命。」②

媽媽吉娜教導說，每當女人發現自己的快樂——在各個層面，包括性——她就會讓另一個女人在其他地方得到自由。這有點像電影《風雲人物》（*It's a Wonderful Life*）中，當天使克拉倫斯告訴喬治每次聽到鈴聲時，就有天使因挽救生命或做另一件好事贏得自己的翅膀。這對我來說非常有意義。量子物理學毫無疑問地證明了我們所有人都在積極地相互聯繫，因此，當女人喚醒與生俱來的快樂時，就會讓下一個女人更容易做到這一點。喚醒我們的快樂和性能力是一種權力行爲，在文化中受到性壓抑或羞辱。一個女人在性方面覺醒時，會將智力和靈性連結上她的情慾構造，成爲這個星球上完全整合的力量。所以搖動妳的鈴鐺吧，邀請其他女人也一起搖動！

我們可以在任何年齡或階段從內到外徹底改造自己，而對許多人來說，在更年期發生的重生是特別有力的。重生的一個方面是我們重拾性慾，因爲我們從宣稱不再生小孩就不再需要的性慾支配者文化中將性慾取回。我們的性慾不僅僅是將精子與卵子結合在一起的載體。

研究表明，停經後享有成功性行爲的主要跡象是新的性伴侶，不過我們沒有必要從字面上理解這個說法。研究並不能顯示出女性荷爾蒙水準與性滿足之間絕對有關，也沒有顯示年齡和性滿足之間的關聯。那麼爲什麼一個新的性伴侶效果如此強大呢？因爲有了新的伴侶，妳會變得充滿二甲基色胺（DMT），這是松果體產生的激素，讓妳感到幸福。它也是在所謂的「開悟狀態」中產生的激素。從好的方面來說，妳完全有可能自己生成DMT！妳與性感和肉感建立新的關係時，實際上就是正在與「S Factor鋼管舞鍛煉課程」的創始人謝拉・柯雷（Sheila Kelley）所說的「妳內在的情色生物」聯繫起來。當阿芙蘿黛蒂穿過妳時，妳就聯繫上了這個愛與美女神的原型，她的表達對妳來說是很獨特的。

無論妳現在情愛關係狀態如何，妳都可以用性的力量作爲生命和活動的資源。如果妳現在是單身而沒有性關係，妳可以用幾乎無限量的健康、積極和令人振奮的方式表達妳的性慾。妳首先要承認，身體是由性能量創造，並且仍然被同樣的能量激發。妳是「根源」（Source）的體現，就這麼簡單。而「根源」是愛調情的、性感的，以及充滿樂趣的！

作爲一個歲月無痕的女神，妳可以在六十多歲、七十多歲及以後享受妳的性慾。雖然這可能與妳被告知的一切相反，但研究表明，老年女性的性生活要比許多年輕女性好得多。ISIS（整合性與靈性）研究的作者、女性性行爲研究員吉娜·奧頓博士說，六十多歲和七十多歲的女性享有最佳的性生活③。

一個充實的性生活首先從思想和信仰開始。妳開始感覺更性感後，很快就會變得更有吸引力。男人和女人都知道，女人被撩起性慾和觸及自己渴望的歡愉時是性感的。沒有比一個感到性之不可抗拒，並且樂在其中的女人更強大的壯陽藥了！

我像許多嬰兒潮一代的女性一樣，年輕的時候不知道如何在不讓男人失去興趣，或自己感覺中性或缺乏吸引力的情況下，表達自己的力量。許多女人被教導說，要別人喜歡自己，就必須是軟弱和順從的，這樣男人才會感到強壯和有男子氣概。我們可能被告知，不值得浪費時間和注意力在女性化的裝扮，如性感內衣、化妝品和漂亮的衣服上。我們也學會了以犧牲自己的利益爲代價，專注在伴侶的快樂上。這豈不就是兩難！做一個像男人的強勢女人有什麼樂趣？

所有世代的女性在許多方面，仍然努力在用與內在情色自我一致的方式掌握自己的力量。女性搏鬥著如何變得性感、強壯、女性化，以及對自己的身體和自我表達充滿信心。我們無情地評估自己的體重、乳房大小、大腿、頭髮……這個名單無限延伸。我們的自我判斷和羞恥關閉了內心的生命力量，要把它重新打開，並且同時享有很棒的性行爲，妳只需要知道並練習四件事：

1. 與維納斯/阿芙蘿黛蒂的女神能量一致，讓祂以一種獨特的方式穿過妳的身體。
2. 以日常健康鍛鍊的做法喚醒並培養妳的女性情色構造。
3. 學習如何讓自己快樂（妳這樣做時，不僅會讓自己性興奮，如果妳有性伴侶的話，也會讓對方興奮）。
4. 了解妳的靈性與性取向之間的強大關聯。

改造阿芙蘿黛蒂

許多古老的文化都有愛、性和歡愉的女神，斯堪地納維亞的弗蕾亞（Freya）、西非的奧孫（Oshun）和印度的蘿蒂（Rati）僅是幾個例子。值得注意的是，希臘女神阿芙蘿黛蒂，其羅馬名字是維納斯，不僅是美、性和誘惑的女神，也是繁榮和勝利的女神，她還是一切與生命建立深刻與深入連結的人。神聖性女神的原型一直存在於我們集體心中，直到農業興起，當時崇拜女神的合作社會被崇拜男神的社會所取代。之後，幾千年來，世界各地的文化都試圖否認、壓制、控制和妖魔化女性的力量，切斷女性身體與創造性的神聖生命力量之間的聯繫。這些統治者社會更多地關注個人的勝利，而不是合作，以及由國王或皇帝領導的最高層次人民的力量。雖然可能看起來像古代歷史，但今天可以看到同樣的想法，即使在美國，一些州實際上有法律強制選擇墮胎的女性要做陰道超聲波。有些立法者認爲，如果沒有這種侵入性方式，就不能認爲女性對於自己的內心和身體已經充分了解而可以做出墮胎決定。妳認爲自己生活在現代世界，然後就有人提出一條法律，讓妳不清楚自己活在哪個世紀！

經過數千年統治者文化的影響，難怪我們與身體和地球相關的創造性生命力如此脫節。但在內心深處，我們知道自己的目的是成爲性感、感性、賜予生命、歲月無痕的女神，我們內心深處知道性與靈性齊頭並進。吉娜．奧頓在一項針對四千名女性的調查中，發現百分之四十七的受訪者表示性高潮時經歷過上帝，而百分之六十七的受訪者表示性行爲需要注入靈性才能滿足④。同樣，研究大腦與精神信仰之間關係的醫生、神經病學家安德魯．紐伯格（Andrew Newberg）在《神爲何不會離開：腦科學與信仰生物學》（*Why God Won't Go Away: Brain Science and the Biology of Belief*）書中提出，性行爲影響了我們體驗宗教狂喜的能力⑤。這可不是坐在教堂的長凳上容易學到的東西！

性是力量，這是我們與創造性生活力量的聯繫。當妳連接阿芙蘿黛蒂能量時，會認爲自己值得接受想要的東西。妳屈服於性和其他快樂，而不用擔心會讓任何人感到不快，並且妳會享受到包括多次性高潮在內的性愛獎賞。體現阿芙蘿黛蒂將成為原始意義上的天籟，完全不用對自己追求歡愉的渴望、懇求以及不檢點而覺得虧欠。這對我們許多人來說很難想像，因為我們已經被教導不要索求太多，不要大聲笑，也不要在爭取想要的東西時太過積極。我們被教導質疑自己的渴望，而且要確保自己不是自私。

要變得歲月無痕，我們必須學會區分自私和自我滋養，因為自我滋養是重新連接阿芙蘿黛蒂能量的補充行為，阿芙蘿黛蒂是生命本身的創造性和感性力量。自我滋養就是為世界服務，正如茱蒂．哈羅（Judy Harrow）在《直覺》（*Gnosis*）雜誌上所寫的那樣：「阿芙蘿黛蒂的愛情和快樂儀式是連接內外層面的行為，我們必須以跳舞、唱歌、盛宴、製作音樂和愛向祂致敬。我們用身體崇拜祂，祂透過我們的身體祝福我們。藉由這些樸實的儀式，身體和精神之間，以及心靈和自然之間的錯誤分裂得以治癒。我們在美麗、活著的大地母親中找到了內心和所有東西中的神聖本質。」⑥

雖然妳是為自己的電池充電，但妳將自己的快樂和不可抗拒的美味呈現給別人。阿芙蘿黛蒂式的呼吸運動受到勞拉．布希內爾（Laura Bushnell）所著《生命魔法》（*Life Magic*）一書的啓發，是一種與歡愉相結合的絕佳做法⑦。

練習9

在阿芙蘿黛蒂中呼吸

散個步，無論是在大自然中、單獨一人，還是在擁擠的都市人行道上。走路的時候，想像一個非常性感的女人，擠在妳代表接受和女性氣質的身體左側。（右側代表給予和陽剛之氣。）當我這樣散步時，我想像蘇菲亞・羅蘭（Sophia Loren）或莎瑪・海耶克（Selma Hayek）（譯者註：都是好萊塢性感女星）在我的左邊，但妳可以想像任何妳覺得性感和強大的女人。

現在，呼吸那個女人和她的能量。想像一下她的性感和性慾，並透過每次呼吸增加妳的生命力，因為這股生命力會直接從神聖藉由她進入妳。

連著二十一天，每天鍛鍊二到五分鐘，看看會有什麼結果。妳可以結合這件事與對自己性感的肯定，像是「我是阿芙蘿黛蒂。我以狂野的、放縱的方式做愛。我是一種不可抗拒的自然力量。」

性慾是穿過我們身體的生命力量，這是對更多歡愉，以及更多歡愉結果的自然渴望。

生命力量富有創造力。樹木產生的種子數量遠遠超過發芽和種植新樹木的數量。去年一年，每次有風吹過，我院子裡松樹的黃色花粉都會大量釋放。花粉覆蓋了全部的地面，爲其他植物提供了豐富的營養。我最近了解到，正是這種松樹花粉喚醒了森林地面，有助植物和蘑菇的生長，這不就是繁殖力嗎！魚的產卵量遠遠超過孵化量，而女性註定要經歷多次性高潮，因爲狂喜的時刻伴隨著一氧化氮的爆發，正是生命力的表現。身體並不是設計來限制或遏制我們的歡愉，而是將歡愉當做藥物一樣來體驗。性高潮是一種禮物，就像字面意義，會重新設定我們的個人能量場域，並從那裡向外發散。

如果妳想健康地生活，而且作爲女神，妳需要知道如何配合天生的性慾和靈性生活力量，將其帶入骨盆器官和妳的女性情色構造。儘管許多文化和宗教在幾千年來已經將靈性和性行爲分開，但這兩樣是一體兩面。如果妳受到公認的文化規範影響而期望隨著年齡的增長將性生活關閉，妳可能就會這樣做，但這不是必要的，也無益於歲月無痕。妳可以在自己私密領域的心靈、身體和臥室中成爲性感女神。

壓抑始於也終於家庭

我自己性完整之旅的一部分，跟教導他人用歡愉來爲生活添加動力有關，這是我在紐約市由雷吉娜·湯馬肖爾所經營「媽媽吉娜女子藝術學院」的工作。當我看到自己協助教育的女性為自己開闢更健康、更幸福的自我時，我意識到自己需要像那裡任何一個女人一樣學習女性藝術，女兒們決定跟我一起參加「掌握」（Mastery）課程。

在某個課後的派對裡，一位女士邀請我起身去酒吧跳舞。我不喝烈酒，從未喝醉過或吸毒。但是，在所有其他姐妹女神的愛、支持和敦促的歡呼聲中，我想要試一試。在那之前，我從未體驗過肉慾、性感之類的任何東西。我認為自己是一位嚴肅的醫生，我一生都努力工作，推廣自己的觀點。但在紐約市酒吧檯上，在幾十個感覺超好的快樂女人鼓舞下，性感十足地跳著舞這件事讓我很有感覺。

但是我注意到女兒們對我的表現並不十分興奮，而我又很希望她們認可。我最小的女兒說：「眞的，媽媽，我不喜歡看到妳那樣。」

眞是當頭棒喝！我的心情立刻從狂喜和好玩跌到羞愧和畏怯。我不想讓女兒們再尷尬下去，於是想要縮回到我那屬於母親的、無性的媽媽地位。但隨後我與文化人類學家安妮．達文（Anne Davin）博士交談，當時她是「掌握」員工的一員，也是成癮、心理學和人類學方面的專家。安妮告訴我，在具有成年儀式的土著文化中，女孩們被母親們引入儀式，而多年前母親自己也參加過同樣的成年儀式。西方文化中很少有女孩的文化成人儀式，成年母親和女兒在本質上都不了解女孩。因此，母親和女兒同時接受同樣的「儀式」時，雙方都會感到不舒服。她建議我不要讓女兒的反應妨礙我，她表示，享有性快感的權利太重要了。

幾個月後，我還在「掌握」計畫中，有一次我從房間跑出去拿一些東西。回來時，我注意到每個人都配好對，準備練習，唯一沒有伴侶的人是我的女兒安。我們倆都不知道這個練習是什麼，但後來我們被告知每個人都要做一個性感動作，而我們的合作夥伴要作評論。我大笑起來。當然，我和女兒最終成了這項練習的合作夥伴！我先開始，全心全意地動起來。安的回應是：「媽媽，妳像蛇一樣移動，美得幾乎讓我哭了。」好個突破！當她做出她美麗、感性的動作時，我稱讚她。從那時起，我和兩個女兒以生氣勃勃、充分展現自己的方式相互支持了很久。

我們在釋放自己的同時，也釋放了女兒們。她們會看到與體驗到一個過了生育年齡的女人，感覺強大、感性和美麗，知道自己也可以繼續成爲性感誘人的歲月無痕女神。

女性力量正在快速竄升！回到我父親的成長時期，女人走上馬車時，被人看到裸露的腳踝就是大不韙。一九六〇年代末到七〇年代是美國女權主義運動的高峰期，女性一天穿著迷妳裙，第二天穿著長裙，或穿著色彩強烈、肩膀蓬鬆的草原風格婚紗，以及品牌名稱中有個「寶貝」的字眼，讓我們對於「應該」如何展示自己完全糊塗了！一九八〇年代，我們學會了「爲成功而穿」，也就是穿著看起來像男人的大墊肩西服，以及帶有權威性卻又比較溫柔的蓬鬆小絲綢蝴蝶結。這些時尚反映了含糊不清的女性概念，這是當時的一部分。從大膽的口紅到垂褶綢緞華服的舊時代好萊塢魅力，當時被拋棄了，但現在正流行回來。最後，我們了解到魅力女王不是百依百順的女人，我們可以像她們一樣性感、強大、聰明。妳不得不喜歡這樣一個事實：二十世紀四十年代的電影明星海蒂・拉瑪（Hedy Lamarr）以其經典魅力女孩的外表而聞名，在一九三〇年代早期一部歐洲電影中因為在銀幕上演出高潮畫面而名聲大噪；她還有另一個著名的事情是發明了一項關鍵技術，被納入協助二戰盟軍的魚雷跟蹤系統，也成為我們今天使用的手機中不可或缺的一部分。好好消化這些！

事實上，妳即使是一個養家糊口的母親，也可以享受口紅和綢緞華服。妳可以在工作日穿著制服，晚上穿運動褲，然後在床上成為神聖的情色女神。妳可以是火辣的圖書管理員，或穿著瑜伽褲搖滾取樂。穿著不是重點，重要的是妳如何展現自己，服裝和化妝品只是配飾。我喜歡《麻辣嬌鋒》（*The Heat*）中女主角們在浴室那場戲，瑪莉莎・麥卡錫（Melissa McCarthy）試著向珊卓・布拉克（Sandra Bullock）解釋為什麼她需要正式的服裝幫助自己表達性感。麥卡錫的角色可以透過簡單的動作完成，因為她擁有女性的力量，她不需要纖瘦或傳統的美麗外表。我們面臨的挑戰在於去掉處女/妓女原型，這些剝奪了女性力量和藐視女性。找到妳獨特的混合形式，也就是知道如何除去虛飾的樸實女人，和能穿著時髦熱褲、大膽而聰明、嚴格篩選伴侶的女人。

正如桃莉・巴頓（Dolly Parton）所說的：「找出妳是誰，並故意這樣做。」妳沒有必要將妳個人對自己阿芙蘿黛蒂本質的表達合理化，不要為了讓自己感到舒服的事項向任何人道歉。所有人都有女性化的方面，不要因爲被誤導的觀念，而以爲女性化或像女人，就必須軟弱或被推崇。這樣妳才能夠擁有自己的女性特質，並以自己獨特的方式表達出來。

男性性健康

就像女性一樣，男性到了四、五十歲時通常會過渡到新的生活階段。雖然這在醫學上被稱為男性更年期，但我真的不喜歡這個詞，因為它可能是男性性行為的同一「詛咒」形式，因為更年期是女性的。（我稱「詛咒」的意思是，一旦你建立了一種文化期望，即人們將在生命中某個特定時間面臨挑戰，人們就會做出反應，出現他們可能不會出現的危機。）是的，在生命的這個階段，男人的睪丸激素水準可能下降，但這並非不可避免，得看男人的健康和生活幸福與否而定。（也要看他的肚子有多大。許多男人發展出來的「啤酒肚」會產生各種荷爾蒙的混亂，因為它會產生炎症性化學物質和過量的雌激素，從而關閉了睪丸素。）就像女性一樣，男人的舊情緒可能會以身體問題的形式出現在表面。對於男性來說，往往是勃起功能障礙和循環問題。勃起功能障礙藥物，如犀利士（Cialis）和威而鋼（Viagra），可以解決男性勃起困難的問題，但卻掩蓋可能源於性虐待的未解決的憤怒、恐懼和悲傷的更深層次問題。我曾經聽過奧茲博士稱陰莖是「男性健康的試紙」。

他的意思是，勃起問題可能是預示心臟病開始的第一件事。正如我們已經討論過的，心臟問題通常與陳舊的、未解決的怨恨和悲傷有關。

如果妳生命中的男人有健康或性問題，他的主要問題可能實際上是恐懼生殖力喪失帶來的死亡。建議妳與他分享妳對文化背景和生物學的了解，讓他知道他甚至還沒開始自己的能力高峰！（是的，勃起功能障礙在一整天都坐著的男性中更常見，所以如果妳有男性伴侶，請要他從椅子上站起來，加入妳的歡愉運動！）

因為男人的性能力與他在世界上的權力感密切相關，所以他可能透過外遇或突然迷戀情色作品來證明自己仍然「有本事」。記得電影《發暈》（*Moonstruck*）中奧林匹亞·杜卡基斯（Olympia Dukakis）飾演的羅莉塔（Loretta，雪兒飾演）的母親嗎？她問強尼為什麼男人需要不只一個女人？他回答說：「也許因為他害怕死亡。」男人可能會因為和新的女人發生性關係而再次感到活著。作為他的伴侶，妳可以藉由重新聯繫自己的生命力而成為一個新的女人。幾年前，一個七十多歲的男人告訴我，自從他的妻子開始「媽媽吉娜掌握」計畫而連接上自己的性慾和性感以後，他不再需要威而鋼了。不幸的是，一些男人被開放心胸的挑戰壓倒，以至於無法履行對伴侶的承諾。

當女人與身處所謂中年危機的男人為侶，妳最好的做法是運用快樂、蓬勃的自我來協助他。起初他可能不喜歡這樣，他可能感覺自己好像正在失去對妳的控制，因為他一直就是控制的一方！但妳這樣做最可能讓你們彼此無法分開。

你需要帶頭成爲生活中快樂和喜悅的榜樣，女人要爲男人定下基調，不要讓他的憤怒或悲傷把妳拖回來，那對妳和他來說都是一種傷害。不要犯這樣的錯誤，也就是不要等到你的男人同意陪妳上快樂列車時才去找樂子。妳自己上車，然後邀請他一起來吧！

情色構造

多年來，我一直在教女性她們的情色構造，甚至在婦產科的正規訓練中都沒有教過這些東西。相信我，大多數人都不會談它。很少有女性被介紹如何使用手鏡來檢查和探索這種情色構造的外部部分，這是她們不熟悉此處的部分原因。妳多常聽到女性談論她們的陰道，而其實是指合起來是外陰的陰蒂、內唇和外陰唇？我們大多數人甚至沒有被告知「下面那裡」的器官術語，這有多可笑？

而且，僅僅了解地圖是不夠的，僅管這非常有用。事實上，圖1除去位於你大腦中的一部分，顯示了妳情色構造的樣子，那部分在很大程度上參與了你的性愛體驗。當妳能爲某些東西的命名，同時在身體深處感受到與之相關的感覺時，妳就能獲得個人力量。妳不再認爲

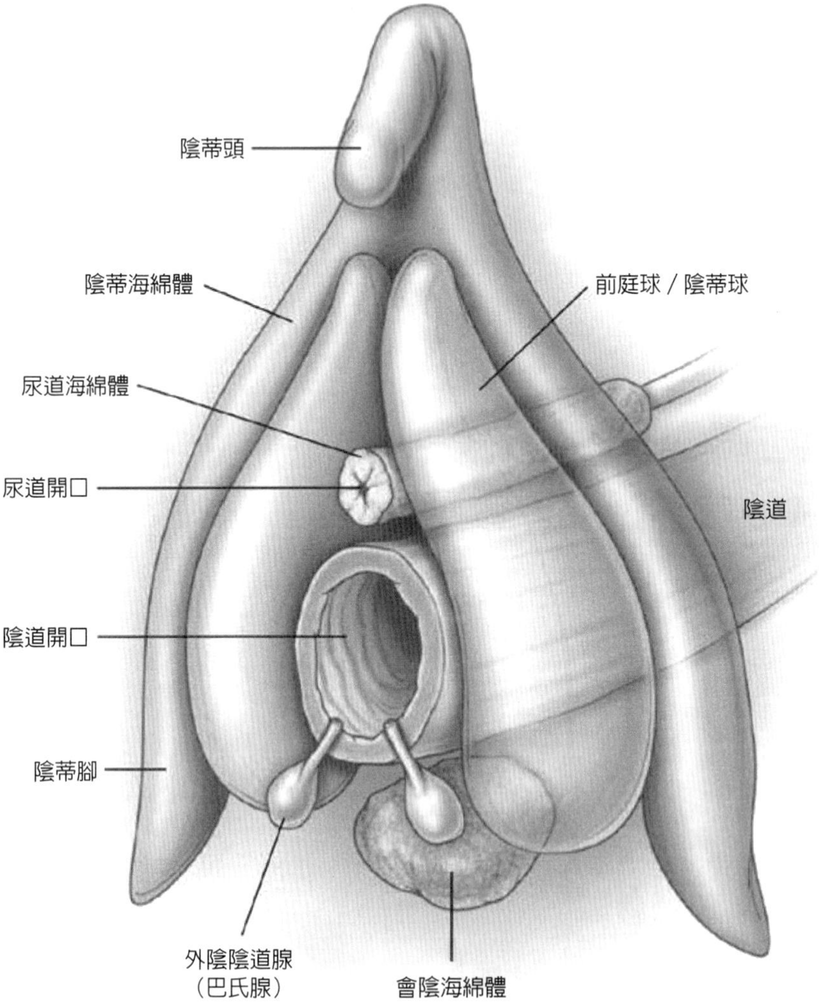
陰蒂頭
陰蒂海綿體
前庭球／陰蒂球
尿道海綿體
尿道開口
陰道
陰道開口
陰蒂腳
外陰陰道腺
（巴氏腺）
會陰海綿體

圖 1　情色女性構造

自己的骨盆是一個未知區域，只有一些外部專家可以處理。熟悉情色構造，也可以幫助自己感性地主宰和操作這個部分。能量跟隨思想，即使只是看到這個插圖，思考並將注意力集中在妳的情色構造上，也會開始爲妳的身體部位帶來血液和快樂。這就是妳點亮自己領航信號燈，也就是啓動力量引擎和樂趣的方式！

妳還是中小學生時曾否看過情色女性構造的插圖？可能不曾，要不然就是即使有機會看過，課堂討論也沒有解決如何擁有和操作這部分構造的問題。我希望妳透過自我歡愉來開始探索和了解妳的情色構造。拿一面手持鏡，或站在一面大鏡子上，然後開始在兩腿之間看著自己——將那部分展開，這樣妳就可以好好看清楚。描述妳所看到的，那是不是一顆美麗的珍珠，座落在厚實的紫色緞面褶皺中？妳按摩周圍的陰唇時，那部分看起來和感覺起來如何？觀察妳的生殖器在亢奮和非亢奮狀態下的外觀。

練習在陰蒂周圍刺激自己，使用充足的潤滑劑。對於大多數女性來說，最敏感的熱點位於左側和陰蒂頂部。G點位於陰道內頂部（位於前方，不是後面）的十二點鐘位置，往內兩到三英寸處，在妳虛擬內部四分之一略微凸起的位置。只有當妳處於性興奮狀態時才會感覺到，妳必須蹲下並將第二或第三（或兩個）手指插入陰道，指甲指向尾骨。如果在那個區域摩擦自己，會感覺到其敏感性，因爲G點在神經末梢處有很多。嘗試上下點擊和畫圈，用手指撫摸，好像妳在肌肉酸痛時揉捏神經結那樣。起初，妳可能會有疼痛的感覺或麻木無感。

但漸漸地，妳可以讓這個區域醒悟到幸福，有愛的伴侶可以幫助解決這個問題。如果妳陰道乾燥，可以大量使用潤滑劑。

振動按摩器

我不是振動按摩器自我愉悅的粉絲，因為振動按摩器會持續釋放強烈的感覺，以至於使用者的感覺可能逐漸減少，而不是增強。不錯，此項工具可能迅速帶來高潮，但是我更喜歡妳學習如何用越來越少的刺激來感受，而不是變得失去敏銳度，而需要逐漸增加陰蒂刺激以獲得相同的感覺。就像與性行為有關的一切事情，此事也是非常個人性的選擇。

除了自我歡愉之外，妳還可以讓伴侶按摩妳的外陰和陰蒂周圍。但即使妳有伴侶，也不要否定自己喜歡自我歡愉，或者像古代道家所說的那樣「自我修煉」。這種做法也被稱爲手淫（一個可怕的詞，一般認爲源自「用手玷污」的詞根）。自我修煉是一種體驗性快感和高潮的健康方式，也可以恢復血液中的一氧化氮。不妨把自我歡愉變成一種儀式，在這個儀式中，妳爲內心的女神提供快樂和時間。在情感和身體上感覺良好，就是這項儀式的聖餐。

不感羞恥的自我歡愉

回想一下妳第一次自我歡愉，妳覺得不舒服嗎？暗自慚愧？還是興高采烈？就像一位女士所說：「我感覺剛剛發生的好像是自己對身體所做過的最好的事情，還是免費的……在我方便的時候進行。」自我歡愉可能最初會產生羞恥感，因爲妳已經內化了統治者文化與女性性慾相關的訊息。建議花點時間照亮恥辱，讓它消失，然後妳就可以完整而快樂地擁抱內心的情色生物。

自我歡愉是最終極的安全性行爲，這可能就是爲何美國衛生署長喬伊斯林．埃爾德斯（Joycelyn Elders）一九九四年在聯合國愛滋病預防論壇上被問到，是否應該教導手淫作爲健康、安全的性出路時，她同意這可能是一個好主意，又由於遭到強烈反對而幾乎立即被迫辭職。這就是當時美國自我禁忌的強大力量，但即使在今天，仍有一些州試圖控制或禁止自我歡愉，以及銷售振動按摩器。

在大多數主要宗教中都可以找到反對自我歡愉的禁忌，多年來影響了醫學界的政策和實踐。男孩和成年男人的割禮，由於一般認爲可以防止自我歡愉，而於十九世紀在美國開始流行，但割禮也被認爲與結核病、失明、到精神錯亂的許多疾病有關。維多利亞時代的人有時會把男孩和女孩的手綁在一起睡覺，這樣她們就不會碰到自己，這是約翰．哈維．家樂氏博士（Dr. John Harvey Kellogg）倡導的作法（他還創造將玉米片加入飲食以減少性慾的方法）。事實上，家樂氏曾經說過：「對於小男孩而言，包皮環切術是一項幾乎都會成功的（手淫）補救措施。……手術應該由外科醫生進行而且不需要麻醉師，因為接受手術的短暫疼痛會對心靈產生有益的影響。」⑧。作為婦產科醫生工作的一部分，我已經對男嬰施行了數百次割禮，所以我看到這些手術的創傷性有多麼大，以及我們的文化對這種創傷視若無睹。包皮環切術是一種源自恐懼的實踐，需要停止。

為什麼我們如此害怕和羞於談論自我歡愉？讓我們看一下這項有些人可能會感到恐懼或受威脅的行為。對於男女兩性而言，這件事都賦予了性表達的力量，不需要教會或其他權威機構的裁定。此事是為自己而不是為別人提供快樂——除非它被納入兩個人之間的性活動中，一個人看著另一個人，這顯然是反自我歡愉者不知道的。正如《聖經》中所說的那樣，男人自我歡愉會讓他們無法使女人懷孕，因為會「破壞他們的種子」。這也就是說，根據這些宗教傳統，自我歡愉的人沒有遵循基督教和猶太教的教導「要生養眾多」，而這是性行為的目的。

更重要的是，自我歡愉能夠為這樣做的女性提供動力，因為妳一旦知道如何驅動自己的生命，就不需要合作夥伴為妳做這件事。有位剛剛發現自我歡愉的二十二歲女同性戀者對我說：「現在我沒必要去酒吧了，因為我不需要伴侶來讓我興奮。」至於對於舊的統治者文化而言，女性不用男人就得到性快感會威脅現狀。那麼，我們要如何看待所有這些取悅自己的女性呢？我說，鼓勵她們！妳可以從貝蒂·多德森（Betty Dodson）開始，她是鼓勵女性自我歡愉的先驅，現在已經八十多歲了。她有一個專門討論這個話題的網站：www.dodsonandross.com。她可以教妳幾乎任何妳想知道如何用情色女性構造來享受自己的事情，她非常坦誠。我也很喜歡萊拉·馬丁的工作，她在 www.layla-martin.com 上教授女性性慾和快樂的線上課程。她提出一個重要的觀點，即女人與自身情色構造的關係和舒服程度，是整體幸福的關鍵。在女人尊重自己身體的這個區域並採取必要的步驟，來解決可能存在於那裡的羞恥感和批判時，可以消除所有的抑鬱、憤怒和悲傷。

自我歡愉是一種積極的做法，有助了解自己的性反應和需求，同時讓妳感覺良好。想一想，要是妳不了解自己，妳的伴侶又如何知道要怎樣觸摸妳、讓妳感到舒服呢？

無限快樂是妳的權利

妳體驗高潮的能力是無限的，原因跟妳身為女人的設計有關。這可是一個值得慶祝的權利！陰蒂有超過八千個神經末梢，是人體內唯一專為歡愉而設計的器官。我認為我們應該尊重這一方面的進化，並按照預期的方式使用陰蒂。陰蒂作為妳情色構造的一部分，直接連到G點，並透過神經膠質細胞連接到大腦的松果體。這是負責釋放DMT的腺體，而DMT是大腦的內源性幻覺神經遞質，以及導致我們做夢的神經遞質褪黑激素。

妳坐在金色的、青春泉源的寶座上，這是妳的情色構造，建議妳探索並了解它。如果妳需要，就回到圖1，將手指插入自己的陰道時不要過於嬌氣。我們應該教育女兒和孫女熟悉她們的構造，讓她們知道，許多女孩和女人為了歡愉而探索和觸摸自己的生殖器。

我們想要真正的交易，我們的夥伴也一樣。偽裝永遠不是一個好主意，因為那樣就是在剝奪自己的歡愉，以及伴侶學習如何讓妳在性狂喜中忘我的歡愉。不要這樣做！妳的伴侶希望被邀請進入妳內在阿芙蘿黛蒂的甜美表達。健康強壯的男人不怕我們的阿芙蘿黛蒂力量，他們喜歡它。事實上，看到兩個女人互相撫慰能讓男人開心的原因，是他們的身體對這些女人有創意的、情色的女性能量，會產生強烈的反應，也因此喚醒了男性內在對於參與這種強大、狂喜體驗的渴望。

大多數女性不能只透過性交而體驗性高潮，也就是只間接刺激陰蒂和大部分情色構造。藉由結合性交與其他形式的刺激，或者跳過性交，妳可以更輕鬆地體驗性高潮。薇拉（Vera）和史蒂夫．博丹斯基（Steve Bodansky）兩位醫生在教學和著作中，將第一次以性刺激牽拉恥骨尾骨肌（PC）稱為性高潮開始。妳一旦開始認為第一個刺激感是「高潮」，那麼努力「實現」某種高潮的焦慮就會消失。妳只是沉浸在每一擊的感覺中，這改變了一切，妳沒有對於性行為表現的焦慮，妳開始感到快樂的那一刻就是性高潮的開始。妳看，這個定義不是更好嗎？

如果妳有性伴侶，請提供反饋以指導他或她。當妳在歡愉中時，教自己如何發聲並使用積極強化的詞語——「哇」、「感覺太棒了」、「你有很棒的手」、「你是最好的」等等——給出指示和鼓勵。發出歡愉的聲音，這將使妳和伴侶一起燃起性趣。喉嚨和生殖器之間有很強的聯繫：輕鬆、開放的喉嚨增強了能量流和快感。列出積極的話語：是的、啊、更多歡樂、謝謝你、哇。如果妳膽怯，可以播放一些音樂，不要因爲妳害怕鄰居或孩子會聽到或想到什麼而退縮。如果妳覺得有必要，可以投資一些隔音設備，找到方法確保能很自在地發出直接來自妳低脈輪的能量。做愛的聲音和出生的聲音非常相似，令人歡愉的創作聽起來就是這樣。

在梵語中，陰莖被稱爲充滿神聖男性生命力的光棒，因此當它穿透女性的陰道時會帶來治療能力，這與許多女性在性交中經歷的情況截然不同！但無論妳是與男性伴侶發生性行爲，還是以其他方式刺激妳的情色構造，想像陰道是一個神聖的門戶，將神聖、愛的能量帶入妳的身體。想像一下，每一個愛的觸動都可以消除妳組織中的悲傷、憤怒、創傷和疼痛。

妳可能知道我們的主要器官系統由身體其他部位的反射治療點，如腳底、手掌，以及耳朵代表。陰道還具有與主要器官系統相對應的反射點（參見圖2）。請注意，子宮頸附近的最內側部分與心臟能量緊密相連，這就是爲什麼在陰道內進行性交或刺激自己可以成爲治療方法，刺激和喚醒整個身體。它也是所謂「性魔法」的基礎，在這種情況下，妳會用一段時

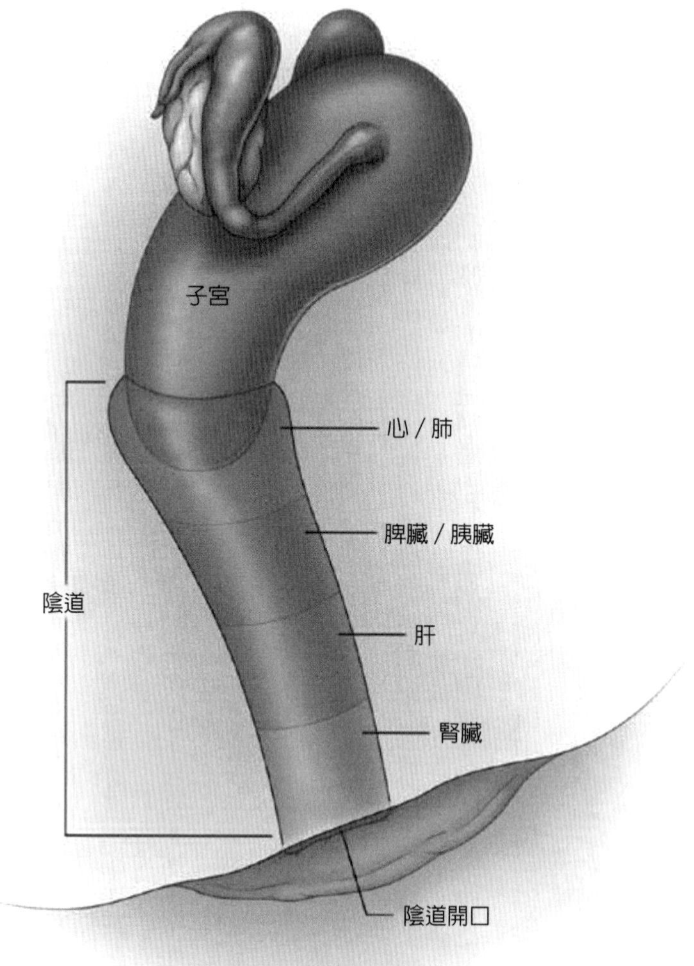

圖 2　陰道反射點

間來提高性能量以吸引更多的「豐富度」（這只不過是創造性的能量）。請記住，盆腔器官的健康與金錢、性和力量有關，所以性能量和豐富度高度相關。從字面上看，妳正在增加在自己身體中創造世界的能量！然而，同樣的創造力是女性在與男人發生性關係後成癮的關鍵原因之一，性交的行爲啓動她的心臟而導致結合荷爾蒙的釋放。在一段彼此相愛、互相忠誠的關係中，這種物理／能量的結合是粘合劑，有助於將這對夫妻連結在一起。但是，在一段彼此沒有承諾的關係中，女性可能會對感覺強烈的男人，像吸毒成癮一樣，充滿渴望和上癮。因此，選擇妳「允許進入」的人非常重要。記住，妳可以自己一直刺激這些反射中心，直到合適的伴侶到來。

如果妳想了解更多夫妻如何用手刺激陰蒂，以作爲最愉快的親密和歡愉形式，我強烈推薦夫妻團隊史蒂夫和薇拉．博丹斯基的書《擴展大規模性高潮：妳如何施予和接受強烈的性快感》（*Extended Massive Orgasm: How You Can Give and Receive Intense Sexual Pleasure*）。我也強烈推薦由「令人愉快的共識」（The Welcomed Consensus, www.welcome.com）製作，名爲《高潮指南》（*A Guide to Your Orgasm*）的ＤＶＤ。

將性感和肉慾享受置於首位將改變妳的生活，並會用賦於生命的一氧化氮，也就是生命力的分子充滿妳的細胞。就讓妳內在的阿芙蘿黛蒂和妳的情感來指導，享受妳的情色構造吧！並且請記住，最強大的春藥就是令人感覺不可抗拒的女人。做一位感官快樂的女神！

對低位脈輪的創傷和阻塞進行性治療

妳如果有過性創傷，或者由於子宮或癌性腫瘤切除手術過程在骨盆區域留有恐懼和失去的能量，可以用性能量治癒骨盆中心的堵塞。有很多方法可以重新喚醒身體這個區域而展開能量豐沛的治療。

腰肌是身體肌肉群的一部分，從腹部穿過腹股溝到大腿，這些肌肉支援骨盆區域器官的運動範圍、平衡和正常功能，它們可以在皮拉提斯和諸如情色舞蹈的其他運動中得到伸展和鍛煉。

腰肌與大腦的情感中心有著密切關係，此中心位於原始邊緣系統的大腦，因此情緒壓力，特別是恐懼和憤怒，會影響腰肌的健康和靈活性。這些肌肉位於第一脈輪附近，也就是昆達里尼（Kundalini）生命力的位置。女性能量位於脊柱底部，將身體的能量與地球的能量連接起來。昆達里尼的生命力通常被描繪成盤繞的靈蛇，有可能攀升，將「氣」帶入身體的其他部位。第一個脈輪與生存本能有關，而第二個脈輪則是性、權力和創造力所在。移動臀部，放鬆腰肌，不再恐懼因爲性感、耽於肉慾，以及有創意地展現女神而產生羞恥感，這對健康是非常重要的。

對於這些脈輪及身體中的其他肌肉進行物理練習，是非常重要的。可能是瑜伽、皮拉提斯或跳舞。騎馬是另一種重新連接臀部並恢復妳與內在阿芙蘿黛蒂力量關係的方式，這種方式對妳用骨盆和兩腿之間進行的動作有一個巨大、強烈的動物性調節，並對其做出反應，也就是為自己添力，帶來深刻的官能感受。

情色舞蹈如鋼管舞、肚皮舞，以及近距離擁抱的阿根廷探戈，也會將妳重新連結到令人歡愉的核心。我曾經參加私人鋼管舞課程，學習一些流暢而美麗的動作。在昏暗的房間裡，我的導師鼓勵我配合情色音樂，眞正順服於一些緩慢、肉慾的臀部旋轉。我開始將臀部移動得越來越寬、越來越感性時，不禁想到，我已經等待了一輩子希望獲准用這種方式移動臀部！參加女性教授的一對一或僅限女性的課程，有助妳克服任何羞怯或尷尬，因而發現自己天生就是性感的。肚皮舞最初是由祖母教給孫女，作為協助生育的方式，不是為了引誘男人。無論妳想要生出什麼，相信我，這都有助妳重新連接骨盆部分的力量。

克服通往幸福的障礙

女人和她們的歡愉之間有什麼關係？一方面，很多女人都是筋疲力盡的，不間斷的睡眠是她們能想得到的最理想活動。大多數人都歸咎於荷爾蒙，那當然會起作用，但荷爾蒙不是眞正的問題。經過幾十年的努力，將自己的需求放在照顧他人之後，疲勞就來了。妳的身體只是在說：「停止！」如果性行為只是待辦事項清單中的一個項目，因為妳「應該」要有性生活來取悅伴侶，當然妳會感到性慾的麻煩！

作爲成年人，我們不會談論自己必須做的事情多麼不堪重負，因爲我們不希望被視爲愛發牢騷或憤怒。追求完美主義、永不讓人看到我們的汗水，以及不讓任何人有理由羞辱我們，這些都從我們身上吸取了生命，我們對性的渴望自然會受到影響。這些跟年齡或荷爾蒙變化都沒有關係，女性面臨著無法實現、相互矛盾的期望，以及巨大的羞恥感，這就是性慾消失的原因。

最近，一家製藥公司宣佈正在開發一種藥物，以提高服用抗抑鬱藥婦女的性慾，因爲這些藥物具有殺死性慾的副作用。其實我們不需要更多的藥物來解決藥物的副作用！女人需要悲傷和憤怒，宣洩自己的情感，並且爲了歡愉而滋養自己，她們的性慾自然會自動增加。

有些女性因爲受過性虐待和剝削而恐懼性行爲，要不就是看過其他女性受過性侵犯或僅是羞辱。保密、沉默和批判使事情變得更糟，許多女性甚至在更年期某個時間點以前都不記得創傷事件，可能是因爲生存得靠遺忘。鑑於大多數虐待都發生在家中，我們不讓自己接觸知道和感受到的東西，因爲沒有安全的地方可躲，縱使是成年人，受過創傷的女性也可能將「家」與虐待和缺乏安全連結在一起。一個人如果知道自己會再次受傷，就很難開放自己和信任別人。

布芮尼·布朗說：「脆弱不是弱點，而跟其相關的迷思非常危險。脆弱是革新、創造和改變的發源地。」⑨脆弱來自拉丁語中的「傷口」。當妳脆弱時，妳比較容易受傷，但這並不意味著妳很軟弱。再次敞開心扉並相信另一個人到能夠產生親密關係的程度，需要很大的力量。如果妳在性關係中受到傷害，或者受過性傷害，當然很難重拾性慾和妳的脆弱，但絕對值得努力！

體驗我們「內心情色生物」的另一個障礙是擁有「不完美」外表所帶來的恥辱。布芮尼・布朗寫了一本關於拒絕羞恥的書，並就這個話題發表了一篇很棒的TED演講。之後，許多人在TED網站的評論區羞辱和批判她的衣服、體重和髮型，留下殘忍的言論。顯然，那些觀眾根本沒有聽懂她的話！她承認自己大哭了一場，之後她慢慢意識到，如果有人不像她那樣「大膽地」出現在公共舞臺上，那麼她也對那些人非說不可的話不感興趣。太棒了！那些不開心到必須羞辱一個勇敢的女人來讓自己感覺好一點的人，實在值得同情。當一位著名的男性電影評論家用粗魯的說法羞辱女演員兼喜劇演員瑪莉莎・麥卡錫的超重（再說，超重與她在電影中的表現有什麼關係？）時，她的回答是：「爲什麼會有人覺得可以這樣做？對於懷有那麼多恨意的人，我感到非常難過……他處在一個非常糟糕的位置，而我處在一個非常幸福的地方。我每天都和丈夫和孩子們笑個沒完，他們正在捉弄我和唱歌給我聽。」⑩

爲了體驗塵世的快樂並滋養妳內心的生命力，妳必須釋放限制血液流動而殺死性慾的羞辱，以及相關的憤怒、內疚、悲傷和恐懼。事實是，妳永遠不會完成所有這一切，妳也永遠不會完美，妳的本色就是女神。停止擔心，把歡愉和嬉戲放在首位。然後，信不信由妳，妳會發現自己充滿活力，能夠完成更多的事情，而且還會更放鬆。

練習10

身體之愛

許多女性因為沒有達到一些難以捉摸的美麗理想，或僅僅因為性感而感到羞恥。許多人受過性侵、性虐待或羞辱，其造成的未癒合傷口會讓女性失去與身體的聯繫。這項練習將幫助妳重新連接身體和妳天然的美麗，要做到這一點，妳需要一面全身鏡和一支蠟燭。找一個時間，獨自一人在黑暗的房間裡不受干擾，你至少需要十分鐘來獲得完整的效果。

把點燃的蠟燭放在附近的桌子上，然後看看鏡中的自己。放鬆臉和下巴，讓肩膀下垂，注意出現的任何想法，例如「這樣做真蠢」、「我胖死了」，或「看看那些皺紋」。當這些想法出現時，微笑就好。放鬆臉和下巴，慢慢地、有意識地呼吸。觀察燭光如何在妳皮膚上投射出討人喜歡的柔和光線，使其煥發光彩。

脱掉所有衣服，站在鏡子前。當妳凝視鏡中自己時，刻意緩慢地呼吸，慢慢地將眼睛繞著鏡像轉動，看著自己的每個部分。

當妳的呼吸改變、肌肉緊張，或者妳有想離開的慾望時，特別留心。只需放鬆臉、下顎和肩膀，不要論斷妳的反應或妳自己，只需記下妳碰到的情況。專心呼吸片刻，然後大聲說：「神聖之愛，把我變成一個能看到體內難以置信的美麗的人。」然後，再一次看著鏡子裡的自己，看著那每次凝視會產生防禦性情緒或身體反應的部分。確認妳的美麗，或者也可多做幾遍神聖之愛的祈禱。

妳已在鏡子裡凝視過自己整個身體後，任何時候只要感覺到抗拒這個動作時，都要運用肯定和祈禱，最後肯定地說：「我是一個美麗、有價值、性感和感性的女人，我很欣賞我的身體。」

在打開燈與吹滅蠟燭之前穿上衣服。

每週至少重複兩次身體之愛的練習，持續一整個月，或直到發現自己不再遇到阻力，並且很容易對身體表示愛意和欣賞。妳對自己身體感覺的轉變有可能非常大。

解決身體障礙以享受性愛

當然，性慾降低有可能是生理上的原因，其中之一就是性交的疼痛。如果性交痛苦，可能只是因爲陰道乾燥——這很容易用潤滑劑解決，但也可能是由於壓抑的憤怒或創傷而呈現出疤痕或陰道粘連，這些可以在發炎、感染和手術後形成。一九八〇年代後期，婦科醫生終於明白，患有慢性盆腔疼痛的女性經常是遭受過強姦或其他性虐待。鑑於每年全世界有三分之一的女性受到強姦或虐待，很多女性有骨盆疼痛和痛苦的性交狀況也就不奇怪了。

對患有骨盆疼痛、泌尿問題和性交疼痛的女性而言，最有效的方法之一是稱爲「女性健康物理療法」的次物理療法。接受過這種方式訓練的治療師確切知道如何重新訓練骨盆底的肌肉，並幫助重建正常的功能。更多資訊可以在 www.thebathroomkey.com 或 www.obgyn-physicaltherapy.com 得到。

有時候需要進行徒手治療，即一種按摩，以拉開骨盆中的筋膜疤痕。我從事徒手治療的同事已經報告了很多患有性交疼痛的女性，在很短的時間內經由這種療法治癒。女性健康物理治療師塔米·林恩·肯特（www.wildfeminine.com）報導因筋膜疤痕和病變而經歷性交疼痛的女性，因爲使用徒手治療而產生難以置信的結果。賴瑞和貝琳達·沃恩（Larry and Belinda Wurn, www.clearpassage.com）也一樣。她們開發出沃恩技術，培養許多其他物理治療師。還有珍妮佛・莫西爾醫師（Jennifer Mercier, www.drjennifermercier.com），她也是此領域的專家，也培訓了一些骨盆疤痕的徒手治療從業人員。

爲避免性交時疼痛，需要進行充分的潤滑，缺乏潤滑並不意味著缺乏性興趣或反應。有些女性在性慾高亢時自然會產生大量的液體，而其他女性則沒有那麼多。如果妳的陰道很難潤滑，請逕自使用潤滑劑，店裡架上有很多種。低雌激素也會導致潤滑減少，我最喜歡的解決辦法是口服或局部使用野葛根，它對恢復陰道濕潤非常有效。

避孕藥、避孕貼片、注射避孕法雖然非常有效，但可能會改變妳的天然睪丸激素水準，因而降低性慾。如果妳身體仍然能夠生育，請繼續嚴謹使用某種避孕措施。在妳最後一次經期結束後，妳必須想到自己還有整整一年能夠生育。建議考慮使用非人工荷爾蒙的其他類型，宮內節育器和輸卵管結紮也是不錯的選擇。

膽固醇也會影響性慾：膽固醇越低，性慾就越低。用於降低膽固醇的他汀類藥物也降低了性慾。如果妳正在進行低脂肪飲食，那麼是時候開始在妳的飲食中添加健康的脂肪。

生育力、分娩、成為中年的母親

即使妳再也不能懷孕，但我認為生育力是終身的祝福。在生命某個時刻之後，女性的身體主要並非用來懷孕和分娩。

墮胎統計數據中大多數女性都很年輕，但第二大群體則是四十多歲，她們墮胎是因為以為自己已經不會懷孕或避孕措施沒做好。不要自欺欺人，除非妳已經經歷了更年期前期，而停經是一定的，否則即使四十多歲，有時甚至是五十歲，仍然需要做生育控制。當然，對許多女性來說，性生活變得更好只是因為她們在絕經後不再擔心懷孕。有時，中止荷爾蒙避孕方法會產生很大的不同。捨棄藥丸並擺脫對懷孕的恐懼，可能不會立即讓性慾恢復正常，但應該很快會恢復。如果妳已經視性交為過去式，而且也正在使用荷爾蒙避孕，我建議妳在達到更年期之前，還是考慮其他選擇為宜。

你如果想在這個新的生活階段當個母親，而想到的方式是收養、領養，或儘管自己處於更年期前期，還是與生育專家合作生一個自己的孩子，就必須認真思考你想要創造什麼。有很多方法可以表達你的母親能量，在生命的這個階段成為一個孩子的母親可能是適合妳的，但這不是有創意地表達自己的唯一方式。對自己的生育能力以及身體變化的方式要誠實，才較有可能為自己做出最好的決定。不要因為對避孕不謹慎而無意識地做出決定，請開始設想你想要出生的東西，並允許自己以新的方式「有生育能力」。

通常情況下，性慾低或性不適時，主要問題不是荷爾蒙，而是情緒問題。這樣的話，妳可以接受物理治療師安排，或者自己做陰道控制，以釋放任何在骨盆裡強力阻塞、破壞妳性慾和性歡愉的情緒。情緒卡在骨盆的跡象包括任何婦科問題，像是骨盆疼痛、大型腹股溝、復發性尿路感染以及無法體驗性快感。可以試試談話療法，正視妳對於性行爲和過去性創傷的想法和感受。我必須警告妳，雖然一個很棒的性治療師或性愛的身體工作者可能幫助妳很多，但選擇一個尊重妳性別界限的人是很重要的。我認識太多女性，她們一直在努力尋求幫助。妳如果跟某人配合的感覺不良好，而覺得問題癥結不在治療而是幫妳治療的人，那就去找一個不同的治療師。

當妳渴望接觸時

人類被設計成以許多不同的方式給予和接受觸摸。在孤兒院裡，嬰兒沒有經歷規律性愛撫，孩子們最終會遇到嚴重的發育問題。實驗甚至表明，小猴子寧願選擇母親的觸摸而不要食物，顯示出得到歡愉的觸摸非常重要。無論是否與伴侶發生性關係，妳都要確保自己得到足夠的觸摸。如果是單戀，觸摸的慾望就可能導致妳做出不適合的性選擇。承認自己需要觸摸以及對友誼和感情的渴望，在性行為方面做出的選擇就比較容易利於妳成爲歲月無痕、尋求樂趣的女神。

觸摸是人類的基本需求，因此要毫無禁忌地予以滿足。我一直在探戈領域擁抱男男女女；當然，探戈提供了接觸他人的絕佳機會。我記得自己離婚後不久開始懷念抱在男人懷中。我喜歡戴福，他是在我家附近一家餐館裡我最喜歡的服務員，他每次看到我時，都會給我一個充滿愛心的擁抱，我的身體像久旱逢甘霖一樣淹沒在他的擁抱中。

研究顯示，人類從幼年一直到成年，不僅需要觸摸，還需要有愛意的觸摸。妳體驗到深情的觸感時，身體會釋放出與之連結的荷爾蒙催產素，不僅可以讓妳感覺良好，也能減少妳的體內發炎⑪。無論妳是渴望擁抱、頸部按摩，還是臉頰的親吻，確定妳帶入生活中的另一半能夠接受妳的偏好。兩個人在如何相互接觸上觀念一致，是非常重要的。如果妳的伴侶在情感上是熱情的，但並不熱衷觸摸，妳就找一個可以無性接觸的人來得到妳想要的觸摸、背部摩擦和擁抱。可以的話，接受按摩；這是另一種將觸摸帶入生活的方式。

按摩治療師通常會按摩妳的手臂和手、腿、腳、頸和頭皮，但不會對妳的骨盆、軀幹或乳房進行按摩。我比較喜歡按摩治療師專注在骶骨和乳房周圍的胸肌，因爲那裡太需要按摩了！要相信自己，一個好的按摩治療師會尊重這個可能卡了很多創傷的區域，並幫助妳釋放出來。但是，如果妳在走進房間或按摩過程中感覺不舒服，請表達出來或直接離開。

請仔細選擇按摩治療師，以確保自己能信賴此人會在工作期間以小心與尊重的態度處理妳的身體，此人也會應妳的要求而改變觸摸方式。請記住，即使按摩治療師沒有直接在身體保存情緒的部位按摩，按摩過程中情緒出現與消失也是很常見的，所以如果觸摸給妳帶來一些眼淚或笑聲，不要感到尷尬。

聆聽妳的直覺，了解是什麼感到滋養和愉悅，以及是什麼感到不舒服。不要害怕爲自己和自己的需求說出來。妳可能會發現進行按摩這項儀式時，自己只穿著內褲，被一塊經過精心調整的床單覆蓋，而女按摩師繼續在妳身體的另一部分工作，這其實是一種很棒的尊重妳身體和界限的方式。

如果妳從未被按摩過，請先選擇輕觸按摩（例如瑞典式按摩），並避免任何涉及更深壓力的按摩。運動醫學診所經常運用那種不舒服甚至疼痛的按摩，並且可能會在之後感到疼痛。妳需要進行按摩的場所是安靜、昏暗、有水療音樂的，還有一位必須在給妳指示時幾乎是耳語的按摩師，她在進行放鬆按摩時會儘量少說話。其他類型的按摩各有價值，但是說到要以愉快的方式重新連結身體與釋放任何卡住的情緒或能量時，該選擇的是比較柔軟、溫和的按摩，而不是讓妳感到不適的那種按摩。按摩後要喝大量的水，以幫助釋放毒素。

按摩可以增加血液循環，降低皮質醇水平，這是與壓力相關的激素，還可以提高免疫力，是一種滋養妳全身的好方法。事實上，我認爲按摩應該是自我保健和健康計畫的基石。如果妳上不起定期按摩課程，請與朋友一起參加如何自己按摩的課程，一旦妳們接受了訓練，就可以互相按摩。建議登記有優惠券的課程，爲了節省經費，可以一次購買大量按摩療程，或在水療學校取得。

另一種體驗感官、觸覺快感的方法是足部按摩。在我們體驗感覺的大腦體感皮層中，體驗陰蒂感覺的區域就在腳底體驗感覺區域的正下方。難怪足部按摩可以啓動性興奮！

歲月無痕的性愛：十一個提示

無論妳的年齡如何，如果妳遵循這十一條提示，妳都可以體驗到最好的性生活。

1. 把注意力放在妳的樂趣上。

無論是與伴侶發生性關係還是獨自一人，連結妳的生命力量並享受體驗都是首要之務。

2. **要求妳所需要的。**

認識自己的滿意度攸關緊要，不勉強接受不重視妳需求的伴侶。

3. **慢慢來。**

不要看錶，專心在歡愉上！享受每一個時刻，不要擔心需要多少時間暖身或達到興奮頂峰。請記住，性高潮始於恥骨尾骨肌肌肉的第一次收縮。不要試圖「實現」任何東西。

4. **使用充足的潤滑劑。**

當妳得到足夠的刺激並且血液循環良好時，粘膜本身就會變稠，但妳可以得到一些非處方潤滑劑的幫助。我強烈推薦用野葛根製成的潤滑液，處方雌激素霜也可以使陰道內襯更厚、更光滑。

5. **構建靈活、功能性的骨盆底。**

而不是使用舊的凱格爾肌肉擠壓技術，鍛煉整個骨盆底肌肉群，以便更享受性交，並且避免壓力和緊急大小便失禁問題。參考「女神性感又感性系列書籍」（the Goddesses Are Sexy and Sensual book）中金基姆．佩雷爾和物理治療師凱瑟琳．卡薩伊所著《浴室鑰匙》提到的鍛鍊和建構骨盆底的方案，並參見本書第四章一五七頁的快速提示。也可以看看凱蒂．鮑曼製作的DVD《女性下方》（*Down There for Women*）。

6. **了解、珍惜妳的情色女性構造，並對其表達愛意。**

妳的情色構造是了不起的禮物！要熟悉妳的情色構造，以及如何愉悅地刺激這個區域。

7. **維生素D水準要保持最佳狀態。**

四十至八十毫微克／毫升是理想的。足夠的維生素D有助預防焦慮和抑鬱，後者是常見的性慾殺手。得到維生素D的方法是曬太陽以及服用維他命D3補充劑。

8. **充足的睡眠。**

大多數女性需要八到十個小時才能達到最佳狀況。就細胞層面來說，睡眠具有恢復作用，可以讓妳清除累積的壓力荷爾蒙，免得產生導致疾病的發炎過程。

9. **喚醒骨盆能量中心。**
妳的第一個脈輪是體驗生命力量的昆達里尼能量中心，第二個脈輪是第二個能量中心，如果妳有未解決的性、金錢和權力等情感問題，那麼這裡可能會變得遲緩和阻塞。要放開憤怒、傷害和恐懼，並藉由移動臀部的活動為妳的下脈輪重新充電。

10. **找個新伴侶，或成爲別人的新伴侶。**
妳體驗到美妙的性慾並沉迷於自我歡愉時，會變得較有吸引力。更好的性從自己開始。

11. **有意識地將「神聖本質」帶入性生活。**
點燃蠟燭、焚香、播放美妙的音樂，成為肉體歡愉的女神，她的歡愉就是療癒世界的管道。

情色與色情

重新與性連結的一種有效方式是透過書面文字。男性傾向於透過圖像產生性衝動，而女性則常常被言語開啓性欲。這就是爲什麼男人會登錄色情網站而不是閱讀情色小說，女人則會選擇《格雷的五十道陰影》（*Fifty Shades of Grey*）。無論妳是否讀過和享受那本暢銷書，該書的巨大成功都提醒人們，女性尋找怎樣的性行爲而往往被拒絕。故事中的女人能夠免於性罪惡感，因爲她在被束縛時無法抗拒，所以任何跟歡愉有關的羞恥都會消失。這個男人致力於給她快樂，並且有整個針對性享受的房間，這對於不太可能在自己生活中騰出空間的女性來說是一個轉折點。這位男性情人百般呵護這位女士，送她禮物，帶她去享受最美味和浪漫的晚餐，這些也都是女人們幻想的事情。書中詳細描述了這一切，讓讀者可以創建自己的歡愉房間和忠誠的愛人形象。

情色寫作將我們與世俗的慾望聯繫在一起。我喜歡辛辣的浪漫小說和阿內絲·尼恩（Anaïs Nin）等作家的情色作品，我最喜歡的文學情色場景是黛安娜·蓋伯頓（Diana Gabaldon）《異鄉人》（*Outlander*）系列劇中傑米和克萊爾的呈現。我鼓勵藉由閱讀情色作品和情色片段來喚醒妳的情色構造，目前世界上眞正優秀的情色電影有點短，但我希望這種情況隨著更多女性在性方面加強力量而有所改變。

坦率地說，情色行業比起其他任何方面，已經做了太多扭曲男人情色想像力的努力。制式化情色電影製作起來很便宜，總是有一個胸大無腦的女人，隆過乳，沒有陰毛，身上爬著一個有大陰莖的男人，他深入她身體後在很短的時間內「完成」自己的高潮。這個女人似乎沒有經歷多少歡愉，畢竟，這是因爲色情片裡巴西熱蠟除毛已經成爲許多女性的標準。去除陰毛這件事最先是在情色電影中出現的，因爲無毛的外陰使得更容易看到「滲透式鏡頭」。去除陰毛現在被認爲是「個人護理」，「好像」陰毛本身有些髒似地！剃去身體這個區域的毛使女性在細菌進入皮膚微小切口時，更容易感染，也可能造成毛髮向內生長。

如果妳想修剪或去除陰毛，這是妳的選擇，我只是想讓妳知道這是一個選擇——而不是另一個「應該」。許多男人和女人都被身體毛茸茸的自然狀態激起性慾，所以不要因爲一些錯誤的想法認爲這是「合乎衛生的」，而感到有壓力要做一些讓妳感到不舒服的事情。不要讓情色圖片決定妳對自己身體的感覺或妳對性感的想法。

一般來說，色情片長久爲男性和女性形塑的性經歷不合時宜。然而，與沒有心靈或靈魂的色情閱覽物不同，情色作品令人振奮。如果妳像許多女性一樣不會被性愛影片和照片激起性慾，或許可以嘗試閱讀情色小說或故事集。如果兩者都不讓妳有性致勃勃的感覺，不要擔心，還有很多其他方法可以重新與性自我聯繫起來。

歡愉的房間！

每個女人都應該在生活中騰出空間來享受歡愉，所以讓我們來談談家裡與女人身體最有關連，也最有可能不具吸引力、冷漠，也許還雜亂的兩個房間：浴室和臥室。

婦女經常讓自己適應周圍環境。她們如果是租房者，會說服自己裝修是「浪費錢」，即使自己已經在同一棟公寓住了十年。在疲憊不堪的日常生活中，臥室是妳的愛巢還是儲物空間？臥室應該是一個閨房，誘人、感性的，在視覺上提醒妳重新連接妳的身體和其無限樂趣的能力。不需要電視和電腦之類的電子產品，清除任何雜亂；床單、床罩、枕頭和窗簾都使用漂亮的布料；無論是床還是椅子，都有足夠的柔軟點可以沉入其中。給牆壁塗上一層新的油漆，要選擇能激動興致的顏色，根據風水，肉色是最好的，因爲會提醒妳與身體的聯繫。

安裝新的照明，提升膚色。蠟燭很棒，但是在仍然燃燒的情況下入睡很危險，所以或許可以用喜馬拉雅鹽燈取而代之。周圍有鮮花或至少是新鮮植物，以及天然物品。確保妳的窗戶對著有星星、月光的天空以及陽光，可能的話讓大自然成爲妳臥室的一部分，就像爲來訪的女王一樣布置房間。

如果妳想要一位伴侶，或者想要留住一位伴侶，請爲此人騰出空間。風水專家告訴我，有兩個分別放在床兩側的床頭燈，是一種改變臥室能量的方法，可以將完美的單人獨睡改爲適合情侶同眠。就此而言，如果在臥室獨處不是妳想讓全天下都知道的事，那麼最好取下任何單身女性的照片或圖畫。

接下來看看洗手間！妳難道不喜歡精緻酒店和餐館女士休息室裡的個人清潔用品台嗎？那裡展示了一套完美的乳液和包括香水在內的雜項，讓女人感到美麗以及置身與身體快感相關的空間。我們如果想得實際些，這個地方往往是跟一些不那麼浪漫的活動有關。要讓妳的浴室啓發妳滋養自己，並連接上妳的性感和肉感。要有大而蓬鬆、柔軟、吸水的毛巾，讓妳處於其中時彷佛置身天堂。浴室裡放一些毛巾，以降低刺耳的聲音和迴音。如果妳的浴室沒有窗戶，請裝設自然的、全光譜的照明設備。

我根據是否有浴缸來預訂酒店房間，甚至帶上我自己的橡膠排水塞，以防浴缸不能正常運作！我在家裡打造了夢幻浴室，有兩個蓮蓬頭可以淋浴，還有一個橢圓形大浴缸，面向窗戶，可以看到附近的河流。浴缸周圍是綠色大理石，形成一個架子，是放置鮮花、蠟燭和薰香的完美區域。我還在浴缸後面做了一個書櫃，因爲這是我最喜歡的閱讀點。我有很棒的音響系統，有潘朵拉廣播電台（譯者註：網路電台，可自選編輯音樂）播放感性或輕鬆的音樂。是的，這是一個很棒的房間。我仔細描述，只是爲了激勵妳，我花了很多年才做好。即使是最小的浴室，妳也可以創造出一個非常感性的空間。

我洗澡時有固定的儀式，要有浴鹽、薰香或焚香、蠟燭、音樂和一本好書。我在睡覺之前渴望洗個澡，也許是因爲我的月亮星座在水象星座的雙魚座，浸在水中總有舒緩效果。泡澡時說一些肯定語、按摩乳房、寫日記以及唱歌，都會喚醒妳的肉慾和歡愉。

在釋夢的語言中，水代表豐富以及生命和情感的流動，也許這就是我們經常被水吸引的原因。所有的生命始於羊水，其化學成分與海洋大致相同。妳如果有機會在乾淨、自然的水，像是湖、海洋，甚至用電離而不是氯氣清洗過的游泳池中游泳，就可以體驗水碰到皮膚的感官歡愉，以及置身於水的撫慰中而與水合一的感覺。讓自己融入能教導妳順其自然的河流女神，以及充滿豐盛生命的海洋女神靈性中。

我們都可以成爲美味誘人的歡愉女神，不是掠奪性的美洲獅，而是在我們自己性能力曙光中盡情享受的金色母虎。我已去世的貓芙蘭心妮經常出現在我的夢中，牠比任何人教會我更多如何做個女人！當她大搖大擺走向我，認定我值得讓她將柔軟、柔滑、溫暖的身體放在我的膝蓋上時，我覺得自己就像是被選中的一樣。這就是當妳眞正擁有並運作內心的情色生物時，世界將回應妳的方式。

註釋：

①J. Shifren et al, "Sexual Problems and Distress in United States Women: Prevalence and Correlates," *Obstetrics and Gynecology* 112, no. 5 (November 2008): 970–78.

②Regena Thomashauer, Hay House radio interview with Christiane Northrup, "Pleasure and Health: The Vital Connection," *Flourish!*, November 24, 2010.

③Gina Ogden, Ph.D., *The Return of Desire: A Guide to Rediscovering Your Sexual Passion* (Boston: Trumpeter, 2008).

④*The Heart and Soul of Sex: Making the ISIS Connection* (Boston: Trumpeter, 2006).

⑤Andrew Newberg, M.D., *Why God Won't Go Away: Brain Science and the Biology of Belief* (New York: Ballantine Books, 2001), 9.

⑥Judy Harrow, *Gnosis*. http://goddessofsacredsex.com/the-goddesses/.

⑦Laura Bushnell, *Life Magic: The Renowned Psychic Healer Shares the 7 Keys to Finding Your Power and Living Your Purpose* (New York: Miramax Books, 2005).

⑧John Harvey Kellogg, *Plain Facts for Old and Young* (Burlington, IA: Segner and Condit, 1884, available from the Gutenberg Project). http://www.gutenberg.org/files/19924/19924-h/19924-h.htm#chapi100.

⑨Brené Brown, "Listening to Shame" TED video. http://www.ted.com/talks/brene_brown_listening_to_shame.

⑩Dave Itzkoff, "Melissa McCarthy Goes Over the Top," *New York Times*, June 13, 2013. http://www.nytimes.com/2013/06/16/movies/melissa-mccarthy-goes-over-the-top.html?pagewanted=all&_r=0.

⑪Jeanne-Philippe Gouin et al, "Marital Behavior, Oxytocin, Vasopres-sin, and Wound Healing," *Psychoneuroendocrinology* 35, no. 7 (August 2010): 1082–90. DOI: 10.1016/j.psyneuen.2010.01.009.

7

女神在愛中保有自我

跑吧，親愛的。

遠離可能不會增強妳寶貴初生翅膀的任何東西。

瘋狂地跑吧，親愛的。

跑離任何可能把利刃

插進妳美麗心中神聖、溫柔景象的人。

——哈菲茲（丹尼爾·拉丁斯基翻譯）

（Hafiz, Tr. Daniel Ladinsky）

一九七〇年代，葛羅莉亞．史坦能（Gloria Steinem，譯註：女權先鋒）曾經說過：「我們已成爲我們想要結婚的男人。」我對此有自己的看法：成爲吸引自己正在尋找的那種男人的女人，這是我決定遵循的道路。離婚後的一、兩年裡，我想再與男人打交道時，決定成爲我想要的男人所希望的那種女人。

妳覺得自己怎麼樣？事實是如此：妳與自己的關係就是最首要的，決定妳生命中與他人的關係品質，並爲他們定調。妳願不願意學會愛自己，以發現自己的深度，擁有自己的美麗，表達自己最深切的慾望？或者妳會不會忽視挖掘內在寶藏的工作，同時等待其他人進入妳的生活，從孤獨、渴望和絕望中拯救妳？我們每個人每天都面臨著這樣的選擇。只有在有勇氣去愛自己這位神聖、永恆的女神時，才能眞正與某人在地上創造天堂。

離婚後，我相信找到眞命天子會完全解決我所有的問題，讓我感到快樂和完整。這是一個有價値的目標，但當時我不知道靈魂有更大的計畫。我渴望能夠完成我的關係，現在，我清楚地知道這種可怕的渴望遠遠超過了生命中眞命天子的缺失。不過，我還是想要那個「完美」的男人和「完美」的關係。

我雖然遇過許多男人，但想要的少數幾個卻無法成爲戀人，不過他們在某種程度上都是我的靈魂伴侶。他們本來應該在我的生命中喚醒我，向我展示我需要重新與靈性聯繫，並在內心找到快樂而不是向外索求。

在成爲眞命天子想要的女人過程中，我變成了一個比之前一生更完整、快樂和自信的女人。現在，我感到幸福與完整，並且知道自己的存在是一種資產，而不是像一個被忽視和被拋棄的女人。爲什麼？因爲我終於與自己的靈魂匹配，成爲了自己的靈魂伴侶。

我知道妳們當中許多人正在尋求一個有血有肉的生活夥伴，畢竟，我們是哺乳動物和群居生物。但我可以向妳保證，妳唯一能做好充分準備與夢想情人建立眞正伙伴關係的方法，就是放棄渴望由另一個人完成自己的執念。妳必須學會如何完成自己，妳必須認爲自己魅力十足並爲自己訂出高價。妳必須相信理想的伴侶已被選中，他（或她）將在恰當的時間和以正確的方式出現。與此同時，妳的工作就是永遠幸福地生活，從現在開始！

事實就是，當妳感到完整、完備、不缺任何東西時，妳那認爲只有配偶可以塡補的痛苦深淵最終就會消失。妳會停止選擇配偶，甚至是最終讓妳失望的朋友。這一點務必相信我，作家托沙．西爾弗在下面的詩《吻》（*The Kiss*）中，將這一點表達得比任何人都好。

吻

因為神聖永遠不會比
這一刻更近
她的吻永遠不會
等到妳遇到靈魂伴侶
有一個孩子
或收養了那隻流浪狗
不需要做到那完美的倒立
期待金星總有一天
臣服於火星
不需要成長為更有價值的人
燃燒額外的鼠尾草來潔淨

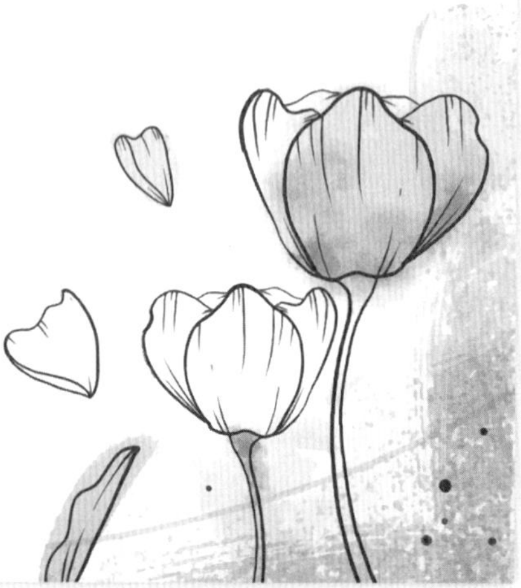

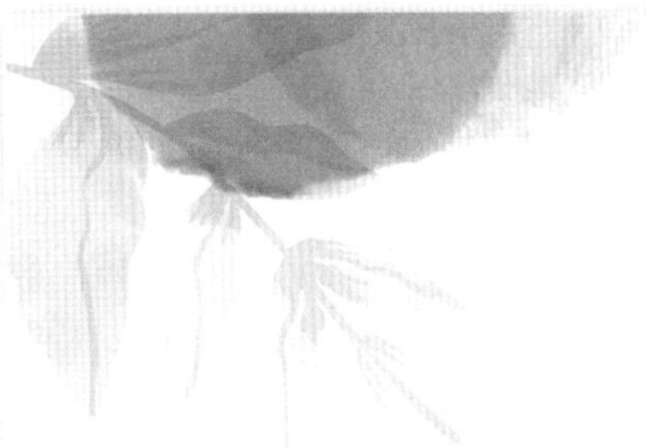

或點亮
多一點火光
她的吻會降臨在
對未來和過去的熱情渴望
在一種純粹的疲憊中耗盡時
而妳祝福
這個非常時刻
把妳全神貫注的目光轉向那個
一直在等待的
妳只要說
就是現在

——托沙・西爾弗

摘自《讓我自己擁有：獻給神聖之愛的詩》
（*Make Me Your Own: Poems to the Divine Beloved*）
（加州阿拉米達市：Urban Kali Productions, 2013）

是愛

爲了與自己建立更好的關係，建議開始將自己視爲愛的化身，想像妳既是一個發射器又是無限生命能量的接收者。與他人分享這份愛，妳可以只用微笑就做到這一點。

我在最喜歡的一家本地餐館裡，看見一個男人和妻子、女兒坐在隔壁的桌子。儘管他的大部分午餐時間都在用手機，但他卻散發著生命力和快樂。我吃完午餐後在他的餐桌旁停下來告訴他，他看得出來是多麼開心。他笑得咧開嘴，用德語口音說：「即使我花了太多時間看手機嗎？」我們都笑起來，我離開了。我和他的那兩天都充滿愛和歡樂。妳無論在哪裡，做什麼，都可以做同樣的事情。妳在社交媒體上發佈消息之前，首先要將內容浸在神聖之愛中，也不要期待得到特定的迴響，那是來自其他人的驗證。要自由地發送妳的愛，並相信愛總是會來臨。

找到內心的聲音，並以歌唱作爲對於神聖和愛本身的奉獻，無論妳是眞的還是象徵性地這麼做。正如心靈大師偉恩．戴爾所說：「不要死於心中仍有音樂時。」妳的歌不論是對自己，還是對別人的愛的奉獻，都無關緊要。妳在愛自己時，會爲豐富的愛情做出貢獻，我們都會受益。

幾年前，我的母親獲得紐約的「傑出女性」獎。在頒獎典禮上，我注意到其他獲獎女性都是因爲她們服務團體中的其他人，每個人都表現出無私的慈善行爲。我的母親是唯一一位因爲只追隨自己的激情而被認可的女性，她攀登山峰，徒步走過阿帕拉契山徑（Appalachian Trail），並且在八十多歲時繼續過著充滿活力、冒險的生活。這不是說她從來沒有直接服務過團體：她已經在鎮上擔任了五年的市長。但是，儘管共和黨人和民主黨人都希望她競選連任，她決定不這樣做，因爲她認爲自己有其他重要的興趣。許多觀眾在獲獎後到了母親那裡，興奮地對她說個不停，就好像她們能夠感受到母親生命的喜悅流入自己的生活。她們想要她擁有的東西，也就是願意把自己放在第一位，享受生活，並追隨自己的激情，我母親與她自己的關係對女性和男性都很有啓發。

但是，我們中有多少人認爲追隨內心的慾望是自私的？《死過一次才學會愛》的作者艾妮塔·穆札尼說：「自私來自於太少，而非太多的自愛。」她解釋說：「我在愛的時候，不會被淹沒，也不需要別人以某種方式行事，以便我感受到他們的關心，或與他們分享我的輝煌。由於我是眞正的自我，他們會自動得到愛。當我不批判自己的時候，我就也不會批判別人。」[1]透過與自己建立良好的關係，透過充分地愛自己，妳就是在爲世界服務。妳藉著欣賞自己而不自負，鼓勵別人眞正欣賞她們自己。

要眞正愛自己，妳必須了解自己是誰，而不是壓抑自己過去可能感到羞恥的所有部分。多年來，我想學好跳舞，但我每次和丈夫上舞蹈課時，最後都被他批評跳錯了。我那時不知道自己的情緒在許多方面都關閉了，因爲我總是設法讓自己成爲一個不是我的人。

通常，我們會同意別人對我們的計畫和期望，因爲在這一切之下，我們害怕如果眞的去滿足自己想要的一切，我們就會被拋棄。我們告訴自己，粉身碎骨也好過單獨冒險。我們讓自己不進步以及在情感上營養不良，然後我們渴望有人拯救自己並提供我們自認爲無法爲自己提供的東西。這種情況使我們變得有需要，而不是有誘惑力。我們在不斷妥協自己時，失去的不是青春之美，而是青春勇氣之美。妳永遠不會因爲太老而不能冒險，或是去做讓妳生氣盎然的事情。

無論妳喜歡馬匹、舞蹈、園藝、健身、製作珠寶，或是旅行，很明顯這些都有助於延長年齡，以及讓別人感受到妳的吸引力。正如晚年發現自己喜愛烹飪的茱莉亞．柴爾德（Julia Child）所說：「找到某件妳熱愛的事情，並對其保持高度興趣。」那就是讓妳歲月無痕的原因。

在人際關係中，妳的工作就是充實自己，直到妳充滿對生活的熱愛和熱情，然後讓親密關係展開。重點不是去找到自己缺失的部分，以便將妳從問題中解救出來，也不是要成爲別人缺失的部分並拯救對方。在電影《征服情海》（*Jerry Maguire*）有一個著名的場景，細緻地展示了這樣的細節。在電影中，傑瑞（湯姆．克魯斯飾演）意識到自己想念妻子（芮妮．齊薇格飾演），他將職業遠遠放在人際連結之前。他離開了她，但是在他一生中最大職業生涯成功之後，他衝向她，因爲他意識到沒有人能分享成功是多麼空虛。他誠心誠意站在她面前，渴望一個伴侶站在自己身邊。他流著淚說：「妳圓滿了我。」觀眾中的每個女人都嘆了口氣，希望男人（或女人）會對她說同樣的話。但不要搞錯了，他並不是說，沒有她，自己就不完整。

相反地，他承認她帶出了他身上最好的部分，並且當他們在一起時，他比原來的自己好。關係就應該是這樣：兩個人之間的夥伴關係，彼此提升對方，並且由於夥伴關係的力量，每個人都發展得比單獨一人時好，關係不應該是兩個半人試圖完成對方的結果。在一個偉大的共同創造的夥伴關係中，讓我們保持歲月無痕，一加一大於一。

無論妳是異性戀還是尋求與另一個女人建立浪漫關係的女人，妳都可以找到在重要方面令人覺得興奮和可靠的浪漫伴侶。現在，許多女性可以較自由地創建滿足自己需求的關係，並意識到她們甚至不需要合作夥伴來滿足這樣的需求，浪漫的伴侶只是錦上添花。

我該拿羅夫怎麼辦？

女性和男性到了五、六十歲時，經驗和興趣往往會出現分歧。婦女擺脫了舊的義務，想要創業、旅行或學習新事物。男人終於不再專注於競爭的工作世界，甚至選擇退休，他們的能量就像罣酮水平一樣可能會下降，從較低的脈輪向上移動到心輪。換句話說，他們的能量在與生存、自我表現、性慾和力量相關的能量中心裡變得不那麼集中，而在感情和人際關係相關的能量中心裡更強。這種變化對男人有益，事實上，我們所有人都應該生活在一個以心為中心的地方。心臟的電磁場會影響荷爾蒙平衡，因此有一個功能良好的心輪對我們的健康有益。但是，這種中年男性更加以心為中心的能量轉變，使他們開始更加家庭化，並且還可能成為居家男人，有些女性認為這是一個問題。羅夫開始弄花園，在車庫推桿，並且嘗試新的食譜。與此同時，他的妻子抱怨道：「我似乎無法讓羅夫出門做點事！」

從全職、高壓工作中退休的女性可能喜歡花時間閱讀小說，最後清空地下室，重新裝修臥室，而較常、較快出現的是煩躁。她受荷爾蒙和精神驅使走向世界，進入更深層次的自我發現和新的冒險。正如一位在六十五歲退休的女性所說：「我打算去嚮往一輩子的地方度假，慶祝三十週年結婚紀念日，然後我想起了丈夫是多麼無聊。他總是抱怨，而且很無趣。所以我打電話給一位女性朋友說：『我們應該一起做這件事。』她說：『噢，是的，絕對，我會去！』」顯然，那個渴望展翼飛翔的女人和想要窩居的夥伴可能讓彼此發狂，除非他們都願意成長和改變。

離婚絕對不是唯一的答案，只要伴侶認識到雙方有不同的慾望和興趣，就可以重新發現彼此並建立新的關係。

許多人開始成年生活時，都認為在經濟上照顧女人是男人的工作，而女人的工作則是在情感上照顧男人。我們擺脫了這種令人窒息的想法，但是當我們多年來第一次展翅時，家裡有照護夥伴的生活新模式可能會很有挑戰性，但是非常有益。尚未成雙成對的女性可能會發現自己已經準備好迎接完全不同的愛人和伴侶，無論是男人還是女人。

好男人

如果妳是異性戀者而沒有伴侶，妳要知道不會讓妳無趣透頂的「好男人」是有的，他們一直都在。男人們都是可以為了取悅女性而瘋狂的浪漫主義者，除非他們是自戀者，如果那樣，就沒什麼好說的。即使妳對與男人的浪漫伴侶關係不感興趣，也要知道世界上有很多很棒的男人，這些男人在因為自己很浪漫而不好意思時，很難讓別人知道。而那些使用暴力以及作勢隱藏自己脆弱面而搞砸的男人，倒是廣被媒體報導，這些男人吸引了尚未解決自己女性層面的女性。妳要以自己的方式擁抱妳的女人味，性感的好男人就會出現。

作為女人，我們絕對必須承認男人有多害怕，以及他們在生活中被女人批評的程度。男人期待女人讓自己感覺幹練和堅強。當我邀請男士參加媽媽吉娜女子藝術學院男士之夜時，許多人的第一反應是：「哦，太棒了。房間裡滿是女人，她們會把我這個新來的人撕裂嗎？」我曾經一直對這種反應感到震驚，但現在我開始意識到男人害怕女人不認可自己，是很正常的。當我知道少數男人離開的原因，竟然是在被一屋子美麗、真誠的女人包圍時覺得受到威脅，我也很驚訝。然而這種由於被拒絕而感到脆弱與受傷的經驗，其實男人和女人都很熟悉，這也說明了兩性在這方面是多麼相像。

因爲我們生活在一種從屬關係的文化中，所以男性的柔軟、女性化、感覺等方面，與許多女性一樣受過傷。劇作家伊芙·恩斯勒經常旅行，她說自己越來越常看到飛機上的男人，在個人觀影設備上看浪漫喜劇和「通常是女性愛看的愛情電影」（也許是因爲在手機或平板電腦上觀看，會比在更大的屏幕上觀看更隱蔽）。希爾頓連鎖酒店開始提供配有柔和色彩和燈光的房間，以滿足女性旅客的需求，也發現了渴望預訂這些房間的男性旅行者。看到男人承認他們柔軟的一面並任其發揮，令我感到高興。我們需要更多這樣的現象！認爲男性觸及女性層面是弱者和缺乏吸引力，是一種我們需要放棄的陳舊的支配者文化態度。

我們女性必須藉由治癒自己，重新取得女人特質、擁抱自己的慾望，以及接觸神性，來引領較健康的男性或女性關係。我們必須以有益於我們周圍男女的方式把愛帶入自己，透過我們自己進入世界。男人們迫切希望藉由這種方式感受到聯繫女性的生命力，不僅是以字面意義深入我們身體，他們想要觸摸和情感聯繫，也想進入我們的治療圈。塔米·林恩·肯特是整體醫學治療師，也是《妳的中心：爲懷孕、分娩和育兒而開發身體的自然能量》（*Your Center: Tapping Your Body's Natural Energy for Pregnancy, Birth, and Parenting*）的作者。她指出，我們可以在兒子身上看到這一點。即使已是青少年，男孩還是會被母親吸引，擁抱她們，也想坐在她們的膝蓋上，因爲他們渴望與媽媽的女性生命力量接觸，塔米稱這種行爲爲「返回母船」。

身爲女性，我們的感情不像男性那樣脆弱，因爲我們沒有因自己的感情而被社會化。我們也比男人更會照顧自己的身體，我們知道從女性朋友獲得支持，並與愛我們及關注我們的人建立強而有力的關係，是多麼重要。男人們逐漸意識到，他們也需要有一個「部落」來支持自己。男人缺少女性在生活中敦促健康並給予愛和支持，往往會分崩離析。這就是爲什麼已婚男性比未婚男性長壽和健康的原因，也是爲什麼許多男人在離婚或配偶去世後迅速再婚的原因。男人覺得，如果沒有女人讓他們保持年輕，自己就會快速老去，讓男人覺得正在幫助他保持活力的女人，實際上不用比男人年輕。歲月無痕的女神吸引著各個年齡段的伴侶，誰不想和一個生活豐富的女人在一起？

談到我們文化中女性力量帶有破壞性的訊息時，我堅信女性必須先將自己治療好，並向世界表達自己的力量和女人味，否則男性不會癒合。這件事必須從我們開始，我們是更強大的人，不懼怕去看有什麼需要被治癒的。但是我們必須踏出第一步，這樣男人就不會因爲想要接觸女性力量而感到羞恥，無論是透過撫摸和身體接近女性，還是接觸自己內在的女性力量。

男性如果可以擁有自己的情感和聯繫的需要，就可以與女性和其他男性建立比較健康的關係。最近，一位很有男子氣概也很有成就的海員來參觀我們的探戈課，我安排他和我的好友勒福塔力跳舞，勒福塔力是一位年輕的希臘男人，把跳舞看得很認眞，勒福塔力知道如何讓別的男人滿意這種聯繫。之後，海員發簡訊給我：「我在這麼短的時間裡跳舞，感覺很有趣。我的頭腦當時設法理解到，與男人跳舞是否眞有這麼好的感覺，但我的心和能量毫無疑問地知道這正是我需要和渴望的聯繫。有意思的是，妳已經先讓我看了布芮尼．布朗之前在TED的演講，妳很聰明！」

值得高興的是，越來越多的男性正在放棄羞恥感，他們需要，也在任何可行的地方盡可能與女性生命力量聯繫，也不覺得這樣有什麼不對。那些接觸自己的聯繫需求，並且不因此而羞愧的男人將不再想控制女性。事實上，他們會開始比較欣賞有能力和有實力的女性。他們一旦在自己內在男性和女性之間取得更好的平衡，就能夠透過與自身的脆弱面建立更健康的關係，而得到更健康的親密關係。

古代文化中人們互動的方式是合作，而不是讓一個領導者或一小部分領導者超越其他人。男人是爲生命力量服務的戰士和獵人，他們實實在在地保護和服務母親和兒童。這些男人獵殺猛獁象不是爲了自己或獲得部落權力，而是讓人人都有足夠的食物。一個人有能力爲親人提供有價值的東西，是他的幸福和自我意識的關鍵。男人需要尊重，當他們得不到尊重時，表現得就不夠好。

今天的男人真正想要什麼？還是保護和服務。他們希望被視爲有用與値得欽佩的人，他們也喜歡帶給女人快樂。女權主義歷史學家貝西・普里奧洛（Betsy Prioleau）博士在《神魂顚倒》（*Swoon*）書中談到世界上最偉大的情人。她寫道，卡薩諾瓦（Casanova）曾說，他三分之二的愉悅感來自取悅他的愛人。許多男人同意這一點，並說他們生活中最大的轉變，是爲生活中的女性提供快樂。大多數男人都想成爲英雄，我一次一次地看到這一點。妳該做的就是認可他們採取行動，這樣做既簡單又效果卓著。身爲女性，我們必須允許男人視我們爲女神而爲我們服務。男人與充滿生命力的女人在一起，並以愛心和平衡的方式爲她們服務，對男人的靈魂和心靈都有益。我們不需要男人成爲給女人太多、太剝奪自己的完美主義者，與此同時，我們可以與支持幸福、健康和永恆的男性建立新的關係。

我年輕時完全不懂男人的需求，但好在我學得很快。我認爲我願意了解男人這件事，是我的兩個女兒現在能與我欣賞的美好、強壯、誠心誠意的男人共同生活的原因之一。我學會了如何珍惜生命中的男人和他們爲我做的一切，包括與我共舞，並儘力爲我提供快樂的所有男人。我也珍惜我的男性水管工和男性電工！能在生命中擁有這些美妙的男人，我感到非常幸運。

如果身爲女性的我們一直都是自己做所有的事，沒有男人爲我們服務的空間，那麼我們就是阻止男人成爲強而有力、感性、有男子氣概的人。我們必須停止讓自己疲憊不堪，結束我們對完美的無盡追求。就讓男人爲我們服務，縱使他們未必做得完美。我們需要設置更高的標準，並期待他們的注意力能加強。如果他們眞正付出努力爲我們服務，我們就需要表示肯定與感謝，而不是變得吹毛求疵與事事計較。

如果妳想要男人的支持，就讓自己有吸引力，並且好好對待那些能爲妳服務的男人。要讓人知道妳會欣賞一個願意滿足妳需要的強壯男人，但妳也不是完全無助的女人，需要男人來拯救。

性、金錢和權力

阻礙健康男/女夥伴關係的一件事，是女性在性能力和財務能力方面的不自在。金錢、性和權力都是第二脈輪問題，如果我們與這些事關係良好，那麼我們的第二個脈輪，也是我們的創意中心，就會強化和強大。我們如果不這樣做，就會出現性慾減退、麻煩上身、難以留住錢財，以及一大堆婦科問題！

將金錢和性作爲能量力量是很重要的：金錢代表權力和安全，而性代表創造性的生活力量，需要平衡地接受和給予。妳可能聽說過這樣一個迷思：女人如果做得比丈夫多，她們的性生活就會受到影響。情況未必如此，但是男人無論是養家、作爲配偶，或是爲家人服務的父親，他的角色都需要被尊重。有撫養子女的家庭百分之四十是由女性，而非男性養家糊口。如果我們不捨棄男人需要賺更多錢才能感受男子氣的迷思，女性就會對自己的經濟能力感到矛盾，並且開始覺得自己過於強大而讓男性無法面對。強壯、健康的男人其實會被有力量，並且對這種力量感到自在的女人所吸引。

我們在反抗男人和女人「理當」如何行事的舊觀念時，會感到恐懼和羞恥，這是讓我們老化的原因。基於充實我們和合作夥伴的心靈而建立的彼此關係，對於我們健康和福祉的影響，遠比遵循性別角色的舊觀念更好。男人需要學會如何藉由眞心誠意生活來取得力量和成就感，而不僅僅是依賴他們體驗性能力和財力（或無能爲力感）的第二個脈輪。女性需要在不放棄自己性能力和財力的前提下，學會柔軟和接受。當雙方都不擔心沒有足夠的權力，也抵制追蹤彼此有多少貢獻時，實現平衡就容易得多。

我的女兒凱特在她父親和我離婚時才十六歲。在那之後，我經歷了人生最大的財務成功。凱特看到這一點，發展出一種可怕的信念，就是她只能在有錢和有愛中選擇一項，但不能兩者都有。她在二十多歲時克服了這個問題，現在嫁給了一個與她分享生活和事業的好人。她的書《金錢：一個愛情故事》（*Money: A Love Story*）記載了她療癒金錢和愛情這個問題，也爲其他人提供了做同樣事情的藍圖。爲了達到一個平衡和療癒之處，她必須認識到母親的經歷如何塑造了她對權力、性和金錢的信念。妳現在可能也固守著自己的局限性。如果妳的身體問題與第二脈輪相關，例如肌瘤、子宮癌、子宮頸抹片檢查異常結果，卵巢囊腫或其他骨盆健康問題，妳需要開始考慮包裹這些健康問題的信念和恐懼。（我離婚之前幾年間，身體發展出一個足球大小的肌瘤。那全跟我將創造力投入一個死胡同的關係中，卻害怕自己奮起解決有關。）

妳處理好恐懼以及對男人、性、權力的問題，金錢問題就會迎刃而解。這是一個過程，不是一個事件，可能需要一段時間，但是妳不必將這些問題傳下去給兒女。事實上，妳爲解決這些問題所做的工作將改變整個家庭傳承。凱特與她理想男人的婚禮標誌著我們兩人的這種轉變。婚禮結束後，她給了我一張卡片，上面寫著這些話：「我還要感謝妳爲自己所做的所有工作，讓妳在這段時間沒有缺席。我能享受這段時間，不用擔心妳和爸爸之間或家庭融合方面的緊張局面，是我得到的最大的禮物。謝謝！」

母親與女兒的關係

我們來談一種不同類型的關係，這種關係受到妳對於變老、權力共享，以及情感安全的信念影響，也就是母女關係。令人遺憾的是，女性與母親或女兒的關係往往是有毒的。如果妳還沒有接受自己母親和她的局限性，就可能還無法與妳的女兒和平相處。如果妳還沒有整理好這些關係，那麼你現在這無關年齡的歲月就是處理這些關係的時候了。

我們每個人身上都有一部分毒性。現在是時候釋放所有舊的憤怒、怨恨、悲傷和內疚，然後重建這些關係。如果妳的母親已不在世，妳可能還要做點事，請重讀第五章，並開始釋放那些妳一直保留在能量場和體內的陳舊感受。

我有一個朋友有一天下定決心，一定要結束與母親失常的關係。她打電話給妹妹，發現她也早就準備好停止讓母親做「掃興精」的模式。我們豈不都認識某個這樣的人？媽媽經常會對女兒說：「妳以為妳是誰啊？敢做那樣的事？」或「妳永遠不會達到那種情況的！」不管去做什麼開心的事，媽媽總要潑冷水。

我的一個朋友知道我在母女療癒方面已經成功，於是打電話向我諮詢。我告訴她，與母親發生衝突之所以令人非常不舒服，是因為我們的身體是在她們的身體裡創造的。當我們進入她的子宮逐漸發展自己的器官時，母親的情緒和行為直接而有力地影響我們身體吸收的血液和營養。如果母親沮喪或憂鬱，就好像她在吸煙一樣，我們透過臍帶得到的血液減少了，我們會感覺到無法規避她的幸福或悲傷。我們的生活中依然有著她生命的印記，除非我們有意識地將其轉化。我們都聽過這樣的說法：「媽媽不開心時，沒有人會開心。」我們大多數人小時候都做過讓媽媽開心的必要事項，但如果妳是一個成年人，母親沒有法子讓自己開心，那麼榨乾自己的情緒來讓她開心，是一件很負面的事。有一個成年時不開心的女兒也一樣，為了孩子的利益而犧牲自己，不是母親該做的事。

事實是，我的朋友和妹妹在擺脫母親的消極性、內疚感和控制權的重擔時，也解放了她們的母親，沒道理讓所有的人因爲幾年前設定的模式而一直受苦。即便如此，一個愛抱怨的成年母親可能會極其抗拒改變讓她多年來有求必應（雖然以不健康的方式）的一種模式。訣竅是邀請母親或女兒們一起改變這種關係。但要準備好面對一個事實，那就是吸收能量的「有問題」的人會抵制，但無論如何都要做。注意妳內疚感的心理負擔重量，要慶幸自己會注意。僅此一點就等於開始改變模式，因爲妳是在尊重自己。

如果母親沒有機會表達自己與探索自己的激情，她們就會變得非常有控制慾以及出現殉道者情懷。這種情況經常發生在她們認爲自己是好母親和好妻子時，她們必須不斷犧牲爲家人服務。在雪兒（Cher）主演的電影《發暈》中，有一段情節將這種現象描述得很好。她角色的未婚夫約翰尼・卡馬雷裡（丹尼・愛羅 Danny Aiello 飾演）不能結婚，因爲他在義大利的母親生命垂危，不會贊成。如果沒有媽媽的愛，他就無法生活，所以他的整個生命都被擱置下來，除非老舊的巨石被移開，而母親已經做了多年的巨石。因爲大多數男性都是透過女性得到女性生命力，而且因爲他們的身體事實上是在母親的身體中創造的，所以有些男人永遠不會眞正離開媽媽的臍帶，而有些母親就在這種狀況中幫助和慫恿兒子。兒子可以如此陷入媽媽情懷中，使得媽媽終生統治著兒子，仿佛在他身上下了魔咒，直到媽媽去世爲止。有一句老話說，男人經歷兩次出生：一次是從母親子宮裡，一次是在母親去世時。如果女兒不學習如何爲自己挖掘源頭的能量，並停止從媽媽那裡尋找自己的資源，女兒最後可能重蹈母親覆轍。

妳年邁的母親因癡呆症而變得比較獨裁嗎？我得出的結論是，許多老年婦女在罹患癡呆症後之所以變得非常暴躁，是因爲她們早年所屈服的所有無言的怨恨和自我犧牲。進入癡呆症大腦的第一部分是所謂的「額葉抑制迴路」，這個大腦區域在健康時會抑制妳說出眞正的感受。如果妳想融入群體，這些電路非常重要，因爲它們可以讓妳符合他人的期望且避免衝突。當這個大腦區域開始失去功能，妳或許要戴上耳罩。這個抑制迴路既然不像多年來那樣工作，妳會聽到妳母親（或任何人）現在眞正想說的話。現在是投資回收期，她將要求自己的回報，並且經常以最不愉快的方式。這個人多年來一直因爲害怕被人視爲自私，而拒絕獲得的所有注意與奉獻，她現在都要拿回去，這是多麼可怕的情況。與患有癡呆症的母親打交道非常困難，而這種往來會產生各種感覺，通常是羞恥、內疚、憤怒和疲憊的強大混合物，但大多是內疚。妳要知道這一點：作爲一個女兒，妳不可能對妳母親的幸福負責，或者期望自己成爲她治癒自己一生痛苦的良藥。女兒和母親一直拖著痛苦的鏈條走了太久，現在是將其切斷的時候，就從妳自己開始。

如果妳正在與一位似乎決心從妳身上榨取生命的母親或婆婆打交道，有一個辦法可以拔掉插頭，讓她有機會自己呼吸，妳不再參與權力鬥爭就能做到這一點。（相信我，如果這是權力鬥爭，她會贏，因爲對她而言，這是一場生死攸關的鬥爭。）如果可以的話，讓妳的兄弟姐妹參與其中。母親經常會讓一個孩子對抗另一個孩子，以保持她們的力量。妳要開始打破這個咒語，讓兄弟姐妹參與妳的計畫，將媽媽重新連接到她自己的生命力量。

大多數女性認爲她們必須直接面對母親的行爲，這在控制型的母親身上很難奏效。相反地，妳只要改變對她的反應。當妳這樣做時，問題就不存在了。

卡洛注意到身體健全的母親已經開始過度依賴她了。母親在她把孩子送到學校或在吃飯的時候總是打電話過來。卡洛的兄弟姐妹注意到母親開始行動遲鈍，有點混亂和無助，特別是在她們的大哥附近，在她的女兒周圍則不那麼緊張。她生於二戰時期，多年來一直依靠丈夫的支持和打氣。但是丈夫十年前去世，她喪偶時才六十歲。當卡洛注意到母親越來越依賴她和哥哥時，她把兄弟姐妹找來，告訴他們她觀察到了什麼。因爲每個孩子都與父母有著獨特的關係，卡洛知道其他兄弟姐妹可能會對她和母親之間發生的事情不解。她告訴她們母親讓她快發瘋的所有方式，以便他們可以看到她所看到的狀況。她警告大哥，如果他繼續在身體或情感上溺愛母親，實際上是在加深她的衰退。在她打破與媽媽互動情況的沉默之後，大家做的第一件事就是制定一個策略，以便在母親因爲固執行爲而產生健康或其他問題之前，就處理好母親的問題。大家得到完整的訊息後都同意，在母親打電話或造訪她們來抱怨她生活的某些方面時，她們放棄一切解決她小問題的作法。她們的母親起初抵制這些變化，但很快就學會了以不同的、更健康的方式滿足自己的需求。

妳必須願意忍受與控制欲強的母親或父親設定限制的不舒服，馬里奧·馬丁內斯博士稱這表示妳正在成爲「妳的心的守護者」。請注意，妳探訪母親可能會遵循一個模式，即開始時很好，然後惡化成消極。她可能有「極限」問題，只能忍受這麼多的快樂和趣味，然後就把妳的問候轉入她的抱怨和找碴。與其忍受負面情緒，不如只是保護自己的心。當妳和母親之間的互動狀態開始不妙時，要知道妳是可以離開的。妳就結束互動，說：「媽媽，謝謝妳，聊天很愉快，我得離開了。」然後掛斷電話。如果她對於妳的退縮感到氣憤，妳要必須能夠不生氣。妳內心的孩子會很害怕，但妳要溫柔地對待自己。如果壓抑自己的逃避需求，結果只會落到對母親發脾氣，這不是處理的辦法。

起初，就像子宮裡得不到足夠氧氣的嬰兒，妳可能會發現與媽媽之間設立界限的感覺很糟糕，好像妳會永遠失去她，與她的愛斷絕關係。但這是不會發生的，母愛太強烈了，至少在大多數情況下是如此。如果她是那百分之二十左右有人格障礙的女性之一，那麼妳就必須爲了自己的心理、情感、身體和精神健康而與她決裂，因爲她除非自己覺悟，再加上大量的心理治療，否則是沒有能力改變的。

我的一個朋友在電話上裝設了來電顯示，這樣她就可以事先認出母親的來電，而不會困在我所謂與她母親深陷其中無法自拔的電話裡。她很難讓母親掛電話，最終她學會了在她們倆仍然很愉快的情況下什麼時候打電話和掛電話。另一個朋友在父親去世後習慣每天早上給母親打電話，之後她開始減少爲每隔一天打電話，然後是每隔三天，最後是每週一次。她的母親健康獨立，只不過雖然有許多讓生活充實或快樂的機會，她就是不感興趣。

這位母親相信年老必然會與所愛之人疏離，如果她的女兒把她從這種文化信仰中解放出來，那將是多麼可貴的禮物。霸道或關心過度的母親常常是年齡歧視文化訊息不知情的受害者，藉由幫助母親看到不需要女兒將自己從這個或那個問題中解救出來，女兒可以讓母親成爲一個歲月無痕的女神。

歲月無痕的女神不是直升機式的父母

妳如果是一位母親，就還必須考慮自己與孩子的關係。現在他們可能是青少年或成年人，他們需要獨立，妳是否很難讓他們離開？我記得自己第一次去紐約市看望大女兒，她和朋友合住了她的第一間公寓。我住在一家酒店，第一天晚上，她離開我倆的會面，揮手告別，趕搭地鐵回公寓去。我眞不喜歡看到她離開，我憂心忡忡，心煩意亂。畢竟，我來自緬因州一個小鎮，對我而言，紐約的快節奏仍需要漸漸適應。但後來我意識到，她因爲在大學期間和朋友一起到過這座城市，所以知道如何行走其間。她在探索這座城市時，我連一次都沒有陪過她。現在是讓她單飛的時候，而我也做到了。

現在的父母比以往更有可能過度參與她們的孩子，雖然我欣賞親密的家庭關係，但我不認為這種趨勢是理想的。一個朋友的女兒拿到體育獎學金，剛進大學，她告訴我，學院有很強大的家長會支援運動。家長會的其他父母已經警告我這位朋友，如果她不參加女兒所有的比賽，她的孩子可能會感到沮喪，也會被排斥。問題是，她去女兒的大學要開二十個小時的車或搭飛機。我非常震驚！我的朋友有三個年幼的孩子，都有體育和其他課外活動，要去參加所有比賽讓她們感到巨大的壓力，而壓力主要來自別的家長，不是她的女兒。

由於積極參與孩子們的生活而得到「好母親」封號的這種文化壓力，眞的應該在他們去上大學時開始減少。否則，他們什麼時候才能發展出沒有妳而獨立生活的必要技能？妳什麼時候能發展沒有孩子們在周圍時的技能？我非常親近女兒們和我的兄弟姐妹，但是我們每個人都有一個獨立的、大圈子的朋友和我們自己的活動。當妳和孩子在一起時，要帶上完整的妳自己，而不是有需要性的妳。如果妳喜歡運動，那麼妳在運動賽季很容易度過每個週末，可以飛到妳兒子或女兒的大學去看比賽，那樣對妳有好處。但是，如果妳希望孩子填補妳生活中的空白，或者讓孩子期望妳填補他們的空白，顯然就是不健康的。

最近，我的大女兒安帶著我的祝福從紐約搬回家，她正處於職業生涯的十字路口。她的公寓有一些問題，所以她請求回家住一段時間。安已經自給自足了將近十年，所以我知道她不會陷入依賴我的情況。此外，回家一段時間會讓我們有機會再次連結在一起。我離婚的那一年她離家去上大學，我們沒有太多時間在一起。

我之前提過，她很快就有興趣與我一起參與當地的探戈社交生活，她在那裡遇見了我的好朋友保羅。最終，兩人之間發展出蓬勃的浪漫關係。

突然而且出乎意料地，我開始感覺像是第五個脈輪。一方面，他們兩個讓我非常開心，他們似乎很配，我非常了解他們。但也禁不住想，哎喲，那我怎麼辦？幸運的是，就在這時候，我的好朋友黛比打電話來，我設法說出自己的感受。黛比鼓勵我讓自己的感情一吐為快，以便安、保羅和我都可以自由地向前邁進。我邀請黛比過來作為支持我的證人，而我點起香，拂開煙霧，清理空氣，一面喘氣和狂歡。我讓所有的孤獨、背棄和嫉妒的感覺都消失了。大約四十五分鐘後，我告訴黛比，我釋放這些感覺後感到輕了十磅。她說：「好的，好的。現在轉身走進妳的新生活。」我再也沒有對這種狀況感到痛苦。處理完感情之後，我才向安和保羅提及我的感受，他們不需要開始對我經歷的事感到內疚。在完成治療工作後，我發現有別人和機會湧入我的生活，我的社交生活充滿了新的朋友和經驗，因為我已為新事物創造了空間。

我像多數人一樣，曾經一直試著畫上一張快樂的臉，來掩蓋悲傷和失落，而不是釋放卡在組織中讓我老去的情緒。要經常棄置羞恥，接受情緒，這樣妳就可以創建一種安全的方式，讓情緒浮現並離開身體，如果可能的話，朋友可以見證並在情感上支持妳的過程。對自己的真正感受不好意思，以及試圖成為一個沒有常人需求和感情的完美媽媽，最終就是生病。

我與大女兒的關係可以列入我曾經有過最大的禮物清單，與成年孩子一起生活讓「生氣勃勃」這個說法有了新的意義。這是一種治療方法，而不是以角力和傷害爲主的不健康方式。靈魂成長所帶來的沉重負擔發生在家庭中，妳必須彼此協調，以確保雙方都能滿足獨立和作伴的需求。安和我之間經常互傳簡訊，討論晚餐計畫、電影以及其他活動。我們會注意顧及彼此，但不會抱有不合理的期待。

因此，無論妳現在正生活在兩代家庭中，還是在考慮這麼做，或者妳意識到自己與母親或女兒困在同樣的老舊互動方式中，建議妳今天就開始治療過程，慢慢展開妳的新關係。如果妳是撫育型的母親，就會很容易想做回養育孩子的原始培育角色。而對於孩子來說，讓自己受到撫養和無微不至的照顧，好像她還是七歲，也是很誘人的。但是，妳如果和女兒住在一起，總是把爲女兒洗好的衣服放在她的抽屜裡，又會提醒她加滿油箱，那麼最後妳們兩個都會瘋掉。建議將做飯作爲提供愛的一種方式，而不是義務。不要計較或記錄誰做了什麼，這是長期建立母女關係或任何關係的唯一途徑。

重建可以隨時進行。我之前有一位名叫伊娃的病人，現年八十七歲，她剛開始與女兒一起接受家庭治療。伊娃在喪偶之後，搬來和女兒同住。不久女兒表示無法處理母親有一天會死去，而自己會成爲無母之人這個事實。伊娃認知到女兒對她死亡的悲傷代表了兩人應該解決彼此的關係，當問題得不到解決時，即使在我們愛的人過世之後，我們仍然會緊抓著這個人。十分之九，那些「緊抓著」的人是母親。

如果妳是一個抱怨女兒十幾歲時對待妳的方式的母親，或者妳是一個仍然對母親撫養方式不滿的女兒，妳必須放下。妳需要釋放情緒，並選擇原諒她和妳自己過去發生的事情，沒有什麼事比兩個仍把持著三十年前相同爭辯的老女人更可悲。難道妳倆都還沒厭倦老掉牙的故事嗎？拿出勇氣寫一個新的吧。否則，就像我喜歡告訴別人的話，妳們兩人下輩子轉世時會是同卵雙胞胎！

選擇寬恕

無論是誰傷害了我們或他們做了什麼，在受傷這件事上我們也有責任，這件事很難承認。但是當我們在能量層面上知道是自己主動邀請一切進入生活時，我們就開始有了自由和愉快。我們在靈魂層面選擇父母，當然，這種知識對我們內心受傷的孩子並沒有幫助。

妳如果仍然堅持怨恨或責備某人，就不僅要除去那種感情，還必須選擇以不同的方式講述事情的原由，讓自己不會陷入諸如怨恨等會讓妳老去的情緒反應。責備被界定爲一種排出疼痛或不適的方法，寬恕則意味著願意以不同的方式記住過去，而不是強行改變之前的事實。事實不會變，妳建構事實的方法才能改變感受。

寬恕包括的不僅是別人，也包括妳自己。以下是妳可以原諒自己的事情：不完美；了解得不夠；缺乏勇氣站出來爲自己辯護與說出眞相；需要一位慈愛的媽媽，以及希望自己的母親能夠成爲當時所需要的母親。

許多女性堅持對前配偶的感受，但會因未能維持婚姻而內疚。我們的文化持續不斷將離婚是孩子的災難、離婚的女人是自私的這類扭曲的訊息帶給家庭。縱使沒有任何證據，這個神話似乎也沒有消失。關於離婚如何摧毀兒童的每一篇文章都引用了茱蒂絲．瓦勒斯坦（Judith Wallerstein）的同樣一項舊研究，那份研究的基礎其實是不合標準的社會科學，一項糟糕的研究根本不會消失！這個訊息是完全錯誤的。對我們中任何一個人來說，毀滅性的是長期未解決的壓力和衝突。妳很可能會發現，父母儘管存在著憤怒、怨恨和不幸，但仍在有婚姻關係的家庭中。我確信如果女兒的父親和我沒有離婚，我和女兒都不會享有現在這樣健康和幸福的程度。我認爲我二十四年的婚姻取得了巨大的成功，這段婚姻在我職業生涯的成長期間支持了我，並培養了兩位被她們父親和我共同愛護的女兒。

讓我們重新思考「破碎的家」的想法，爲什麼家庭只是因爲父母離婚或分居，就是「破碎的」？分開其實比長期沮喪、憤怒、衝突要好，父母只要針對不快樂予以解決，而不是僅僅「爲了孩子」而決定留在婚姻中，就可以改變家庭，讓其健康完整。然後，如果他們還在一起，對所有人來說這將是一個較好的情況。但如果他們不在一起，家庭也不會「破碎」，只是形狀會有所不同。長期不快樂會使妳老去，並造成健康問題。妳無論有沒有伴侶，都要有意識地決定讓自己活得快快樂樂。

你也不應該仍舊認爲由於關係已經到達盡頭，所以某種程度上是「失敗」的想法。我們處在歷史這個時候，婚姻不再是幾個世紀以來的經濟安排。現在，男人和女人都希望從彼此的關係中得到更多。我們想要眞正的夥伴關係，在這種關係中，彼此都可以成長茁壯，而不是因爲認爲離婚是可能發生在我們身上最糟糕的事情那種過時的信念，以至於被禁錮在日常熟悉的痛苦中。

我們離婚後，丈夫和我都興高采烈。（當然不是即刻的，但是及時，並且我付出了極大的努力和治療。）他很高興地再婚，我的女兒們愛她們的繼母和小妹妹，也就是我前夫和他第二任妻子生的女兒。我的女兒們也和我有很好的關係，她們沒有破碎的家庭；她們有無條件愛她們的兩個家庭。如果我和丈夫還在一起，她們就不會與父親的第二任妻子或同父異母的妹妹建立愛的關係。雖然我們沒有像一個幸福的大家庭那樣一起度假，但我們相處融洽，沒有衝突。妳也可以擁有這樣的關係。

妳和孩子以及前夫可以選擇如何構建離婚體驗，透過願意看到每個人從中得到的東西，你們可以互相原諒彼此之間的痛苦，並承諾享受現在能提供給彼此的東西。原諒妳的前任和妳自己，放下離婚帶來的任何殘餘情緒。如果妳想要離婚，但考慮到婚姻外沒有人等妳，於是就決定還是待在婚姻中，那麼妳需要停止這樣思考。妳並非老到不能重新開始，選擇保持糟糕的關係會很快讓妳老去，因爲妳會爲自己創造壓力。

完美主義與人際關係

打敗自己，或強調自己不是完美的妻子、母親、姐妹、女兒、朋友或鄰居，絕對有助提早衰老。黛安・法塞爾博士（Diane Fassel, Ph.D）在《做到死：工作狂的高成本和復甦的回報》（*Working Ourselves to Death: The High Cost of Workaholism and the Rewards of Recovery*）書中寫道，大多數女性做得太多，並發展出所謂的「做事病」。她解釋說，「工作狂」是認爲自己沒有價值的人的上癮選項②。

永恆的女神放棄了任何時候都想要得到別人的愛和讚賞的瘋狂念頭。認爲自己必須一直活躍，以及努力取悅每個人，會造成焦慮、過勞和耿耿於懷；也會造成體內炎症化學物質的增加，而奠下慢性退化性疾病的基礎。

我受到《聖經》上這些話的啓發：「你是我心愛的孩子，我所喜悅的。」上帝完全了解我們，包括我們所有的失敗和缺點，並且完全無條件地愛我們，也希望我們以同樣的方式愛自己。上帝關心的不是我們熨燙床單，熨燙每個人受傷的感情，並且時時刻刻做別人的陽光。

當妳努力讓每個人都開心，或讓他們順從妳認爲最完美的生活方式時，妳最後會變得過於控制和令人窒息——而且妳會把人趕走。完美的關係並非來自完美的個人，而是來自於讓雙方都能做自己。做到這一點，妳就會實現完美——完美的和諧。

永恆的時間

蓋伊．漢德瑞克在《跳脫極限》（*The Big Leap*）書中名為〈活在愛因斯坦時間〉的一章裡面表示，由於時間是相對的，我們可以改變與其關係並且實驗「永恆的時間」。對於許多過度勞累的人來說，時間已成為像黃金一樣珍貴的商品。但我們每個人的時間都一樣，我寫這首詩是為了幫助我記住腳步放慢，並愉快地真正體驗時間的擴張。

在深呼吸的同時慢慢地大聲說出以下內容。

我誇耀說時間在我這一邊。
時間甜蜜地永恆與我爲伴。
我正在創造永恆。
我有足夠的時間。
我此刻享有人生最美好的時刻！

我是時間的起點，以緩慢、性感、感性的快樂和愉悅節奏延伸到永恆。
啊啊啊啊……

照顧別人以及照顧自己

雖然隨著年齡的增長，疾病和虛弱並非不可避免，但妳可能會發現自己的角色是照顧生病或長期臥床的父母——或者你自己需要照顧。提供和接受的流動是生活的一部分，但很容易變得奇怪和困難，而不是優雅地行動。

照顧他人可能會非常緊張，以至於會消耗妳的精力，使妳感到沮喪和焦慮，甚至會產生與壓力有關的疾病。女性經歷過照顧父母的壓力之後經常患上自身免疫性疾病，這不是偶然的，自身免疫疾病的特徵在於免疫系統不能識別身體組織本身。在照顧妳所愛的人時，妳可能會迷失自我並開始不知道，我是誰？我的角色是什麼？我是女兒還是護士？即使妳是一名護士，如果可能的話，父母的健康開始走下坡時，請讓專業護理人員幫助妳。成爲爸爸媽媽的一切供應者，是讓自己老去的絕佳方式。作爲女兒，我們必須學會向父母表達愛的方式，要在不失去或耗盡自己的情況下來做。

多年前，垂死的過程非常不同。那時沒有醫療干預措施以延長平均高達五年相當差的生活品質，這使得將死之人和照顧他的家庭感受到巨大的壓力。蓋爾・希伊（Gail Sheehy）在《護理過程》（*Passages in Caregiving*）書中寫道，「今天在美國，一般來說，家庭照顧者是一位四十八歲的女性，她從事有薪工作（超過一半的人工作為全職），每週花二十小時為曾經獨立的成年人提供無償護理。三分之一的家庭看護者實際上每週工作四十小時或更久。三分之一的人仍然與十八歲以下的兒女或孫輩一起生活，同時照料兩個或更多的人，通常是父母。我們不必奇怪大約半數者表示負擔太重，近一半人表示自己的健康狀況勉強過得去或很差。」③當完美主義成為一個因素時，照顧者的負擔變得更大。

希伊寫道，護理應該被視為馬拉松，而不是衝刺。我們都想要相信，媽媽一旦接受了手術和之後的物理治療，就會回到她的積極生活中；我們都想要相信爸爸的輕度混亂和健忘會由一些醫療作法檢查出來。不幸的是，通常情況下，一個小的健康失調或無法自理會接踵而來，我們沒有準備好應付這種快如滾雪球般的情況。

典型的情況是女兒負責照顧，如果有一個以上的女兒，通常是最大的女兒或未婚的那位來做，而其他兄弟姐妹偶爾來看看不同的狀況，也許可以提供一些錢給擔任看護的女兒（或兒子），其他兄弟姐妹不明白爸爸媽媽對看護者來說有多大的負擔。如果看到這種情況即將發生，建議召集家庭會議並擬定計畫。準備會有一些人不同意，沒有人願意承認爸爸媽媽再也不能完全自主。妳要督促每個人達成協議，決定如何處理，這樣妳才不至於照顧所有的事情。

如果妳的父母仍然能夠獨立自主並且身體健康，請立即與他們和妳的兄弟姐妹討論，並擬定好計畫，萬一媽媽或爸爸變得虛弱或生病，該怎麼做。敦促父母進行遺產規畫和臨終規畫。讓他們建立並簽署醫療保健授權書（POA），以便在他們變得無能爲力時，有人可以處理他們的財務狀況。此外，請他們建立一個生前遺囑，以便妳有一份法律文件，表明他們對臨終醫療干預的意願，還要有治療範圍的醫療指令（MOST）表格。必須每年審查的MOST表格比生前遺囑更加明確和詳細，例如，MOST表格包括選擇不施行心肺復甦術（DNR）順序的選項，就是說如果妳的父母發生心臟驟停時，他們不希望接受心肺復甦的動作。嚴酷的事實是，心肺復甦通常會打破肋骨，甚至很少起作用，或者如果確實起作用，往往會導致生活品質下降。重要的是要知道妳的父母是否想要讓人敲擊胸部，然後在地板或醫院病床上度過他最後幾分鐘的生命，或者冒著倖存卻生不如死的風險。妳可以找到我在網上提到的表格；表格可能因國家、區域而有所不同，因此妳需要仔細閱讀以確保涵蓋妳需要的內容。MOST表格應明顯張貼在妳親愛的人床上，以便每個人都可以看到並確實遵守。

如果妳的父母對這種事態度開放，妳可以進一步規畫。我最近和媽媽一起散步，問她葬禮想要什麼。鑑於她與宗教組織的特別關係，她很清楚自己的葬禮不要任何神職人員。不過，她與一位家庭朋友印度吠檀多教派的僧侶關係不錯，她想要火化，然後將骨灰用一架小飛機載去撒在我們長大的農場後山上。我問她想不想讓我們其中一個孩子接下來的一、兩年中錄製一些「離別評論」，我們可以在她去世後的追悼會上播放；媽媽說她會考慮一下。她也希望在去世後的一、兩天就舉行追悼會——這對她很重要，我希望尊重她的意思。

雖然我們的目標是讓生命終結時的願望清楚易懂，但是建議妳現在就開始考慮離世計畫。不管妳是不是才三十歲，沒有比現在還適合為妳的離世創造願景。請記住，健康的百歲人瑞往往會在睡眠中，而不是病床上死去。不要讓親人設法猜測妳的願望，或與醫生、政府和其他親屬搏鬥，想要大家意見相同。要與自己、生活周遭的人以及神聖本質建立愛的關係。我認為死亡讓我們害怕的程度遠不及我們可能無法真正完成的情感事業，那是我們開始靈修的第一步。想想我們都可以從有過瀕死經歷的人身上學到什麼，他們教導我們，我們離世時會發現自己被愛和被珍惜的情況超出想像。艾妮塔．穆札尼說，死過回來後，她不再那麼努力地做「精神上的」修練。取而代之的是，她瀕臨死亡的經歷告訴她，最重要的是在日常生活中眞正地愛自己、照顧自己。現在要充分享受生命，信任生命的過程，並計畫如何退場。沒有人想成為心愛者的負擔，不談論臨終計畫則幾乎可以確定會產生負擔！

達特茅斯—希區考克醫療中心（Dartmouth-Hitchcock Medical Center）前緩和醫護主任

艾拉·伯克醫生（Ira Byock, M.D.）說：「當人們死得好時，家人會比較輕鬆。」他解釋，妳今生與親人的關係到最後最重要的是說四件事：「請原諒我」「我原諒你」「謝謝你」「我愛你」④。眞的，臨終可以成爲神奇的療癒。我的姐姐和姐夫，與婆婆塞爾瑪在她生命的最後六個月一起生活，她九十四歲過世。塞爾瑪是一位成功的化學研究員，也是她生活社區的天生領袖。她希望在自己家中死去，直到生命盡頭都是一名鬥士。有一天，她到了最後的時刻，已經站不起來了，她把頭靠在兒子肩膀上，對他說：「你做得很好。」這些是他以前從未聽她說過的話。這些話不僅療癒了他，也痊癒了他的孩子。

在那之後，他母親陷入昏迷，五天沒有吃喝。這時整個大家庭都聚集在她身邊，在她生命的最後一天，蹣跚學步的曾孫說：「她什麼時候會死？」孩子的母親很尷尬，因爲塞爾瑪一直都是最得體的人，個性很強。但馬上在男孩發問之後，塞爾瑪突然清醒過來，極有感情地說：「親愛的，他就是小孩子。」然後，她吸了最後一口氣，她死得很好。

如果這所有關於死亡的談話都讓妳想要繼續活下去，那很好！借用引用蕾貝卡·歐瑟門（Rebecca Authement）的話：「跟死亡有關的想法最適合用來繼續生活。死亡來臨自有定時，把身外之物處理好應該是日常修行，而不是對絕症病人說的話。」

部落時代

在不確定的時候，不論是生命中的過渡時期，還是每個人都會面臨的某些改變時刻，很難說不害怕。我寫這篇文章的時候，星象上出現了一些一九六六年，也許妳還沒出生以來不曾有過的事件。上一次天體處於類似位置是一個非常混亂的時期，當時新聞中有女權運動、人權問題、同性戀權利和非常不受歡迎的越南戰爭，也是歷史上第一次大量女性和非白人進入專業學校的浪潮開始。今天，我們正在入一個新的時代，體驗著薩滿教占星家丹尼爾・賈馬里奧（Daniel Giamario）所說的「時代變化」。妳不會在金錢、權力或過去那種做事方式中找到安全感，要放棄恐懼的習慣，用信仰、愛和團體聯繫取而代之。妳會在與周圍人的關係中得到支持和滋養，我們需要把團體支持當作幫助我們釋放恐懼、憤怒和悲傷，培養更大的安全感、幸福感和樂觀感，以及使我們保持健康和永恆的主要方式。社會隔離和孤獨是一種主要的健康風險，其他健康風險還有吸煙、高血壓、肥胖，以及久坐不動的生活方式⑤。

最幸福的人是有自己聚落的人。在紀錄片《幸福》（*Happy*）中，日本沖繩著名藍色地帶（Blue Zones）中有一區，那裡的老年婦女非常健康長壽，她們談到彼此彷彿姐妹，她們與島上的孩子互動和玩耍；丹麥一位單身母親解釋爲何與十幾個家庭共同生活是克服孤獨和恐懼的關鍵，我們生來不是離群索居的。馬里奧・馬丁內斯博士在他對健康百歲老人的研究中發現，他們都生活在支持快樂健康觀點、志同道合者的「次文化」中。

很多人都覺得跟家人和親密的朋友很親近，這些人就是她們的部落，但我們也可以得到更大部落的支持。社交媒體幫助我們認識我們的相互聯繫性，我是托沙．西爾弗臉書的常客，我們有一群人追蹤托沙精彩的文章以及將生命轉變爲神聖之愛的例子。我生日那天正與家人搭乘郵輪在希臘群島和土耳其旅遊，這是大家夢寐以求的假期。我查看了托沙的臉書，她在那裡宣布了我的生日，一位名叫葉西姆的女士從伊斯坦堡上傳了「生日快樂」。我喜歡她的照片，看起來充滿活力！當我們抵達她住的城市時，我抓住機會問她想不想和我的家人見面。結果葉西姆不僅與我們見了面，也成了我們全家週末的導遊，讓我們進入了沒有她就永遠不會去的地方。她也成了我的朋友，我遇到她的那一刻，就知道我們精神相通，我的整個家庭都有同感！

這就是上天讓我們彼此互動的方式：也就是記住我們都是姐妹和兄弟，放下社交焦慮、恐懼和羞恥，向別人說，嘿，我們一起來享受這種體驗吧。我們這樣做時，內心就產生了連結。我們的心實際上同時改變了共享的能量場，我們也開始吸引反映這種生命禮讚的人、地方和事物。宇宙向我們伸出手，女神自己微笑了。因此，請建立可持續的支持部落，進入團體新時代。

至於妳的部落，妳得明白部落中都有些什麼人。妳周圍的人可以幫助妳重新聯繫生命力量並蓬勃綻放，也可以耗損妳的精力、讓妳沮喪。我們幾年前第一次開設女性對女性健康中心的時候，女性醫生和護士只醫療女性病人是一個激烈的轉變，有些我所尊重的同事們抗拒且嘲諷，就像大多數人面對新觀念時的反應一樣。我學會了謹慎選擇分享想法的人，我不需要挑剔和不支持我在實踐和觀點上做出改變的同事，特別是當我的想法新穎和柔性時。有些同事是我多年舊識，我們在醫療培訓的戰壕並肩作戰的歷史悠久而豐富，我喜歡他們，也尊重他們，但就像植物會長大到超越花盆範圍一樣，我也已超越了他們。

某些關係妳可能必須低調一點進行，甚至放棄，並決定改與比較會支持自己的新朋友建立關係。從好的方面來說，宇宙會為妳提供「部落」的新成員，有時候是以極為特別的方式。內在一旦有了改變，能量就會轉移；那些與妳產生共鳴的人會傾向於妳的方式，而那些不能與妳產生共鳴的人會逐漸遠去與黯然失色。我在改變執行和思考醫學的方式多年之後，發現對於相信鼓勵女性藉由感受快樂和生活力量來體驗幸福的人，我是一塊磁鐵，經常會遇到我想納入部落的人。

有些人眞的想要活躍在較高的頻率裡，體驗比較快樂和輕鬆的情緒和態度。但也有一些會被妳的輕盈感所吸引的人會把她們舊的、負面的情感模式帶過來，她們會喜歡從妳那裡得到東西，但也會榨乾妳，因為她們不致力於讓自己變輕。這類人是情感吸血鬼，妳可能沒有意識到她們正在吸收妳的能量，因為她們起初似乎很善良、很支持妳。她們可能沒有意識到正在對妳做什麼，但是漸漸地妳會發現與她們互動時，妳會覺得好像有人從妳身上帶走了一些血液。我與某些人來往後，往往感到自己好像得趴在地板上睡覺才行。事實上，有時我只是閱讀一封電子郵件就會有這種感覺！到現在，這些人大都已經離開了我的生活，但之前的確花了不少時間弄清楚這種模式。

妳開始探索自己的活力時，必須謹防別人用與妳充實自己一樣迅速的時間榨取妳的能量。家人和朋友如想得到跟妳努力所得一樣的成果，建議妳鼓勵他們自己去爭取，不要再把妳視爲他們的能量來源。

事實上，由於別人可以極其強烈地抓住妳的能量，妳如果放慢腳步，專心審視內在，實際上可以感受到從妳連到他們的能量臍帶。我喜歡用下面的練習將這條臍帶切斷，方便他們去尋找另外的能量來源。

練習11

切割能量臍帶

只要妳懷疑自己與正在耗盡生命力的人有能量上的聯繫，請使用這個練習，切斷能量線對妳和對方都有好處。當能量線在妳和另一個人或一個已經跨越彼此精神界線的人之間時，妳可以這樣做。

移走能量臍帶有許多方法，但我是從已故薩滿師彼得・卡爾霍恩（Peter Calhoun）那裡學到了基本技術，解說更完整的則是彼得和妻子阿特蘭・甘茲（Astrid Ganz）的書《地球上最後的希望》（*Last Hope on Earth*）。要除去黑暗能量與妳能量場的聯繫，需要呼求天使長米迦勒，祂是一個揮舞著鈷藍色的光劍，代表保護與愛的天使。妳也要使用稱為「紫羅蘭火焰」的能量，那是作為神聖之愛的一個面向，是鮮活的精神能量。開始前，花一點時間清理思緒並做幾個深呼吸，以便進入妳的能量場。

1. 專注於呼吸時，花一、兩分鐘讓自己安靜和放鬆。
2. 首先要求任何黑暗或徘徊的能量離開，說：「如果有任何黑暗或徘徊的能量，我現在把祢送到光明之處。如果有任何黑暗的，我會把祢存在黑光中，禁止祢回來。」
3. 將妳的注意力從太陽神經叢向下轉移到下脈輪。妳是否感知、感覺或看到向外延伸到其他人的繩索或鉤子，或者妳是否看到一個人進到妳裡面？如果是這樣，妳需要將繩索切斷，不讓它再消耗妳的能量。然後要想像並感覺自己切斷繩子，同時大聲說：「有了天使長米迦勒的鈷藍色光劍，我現在剪掉所有的附件和繩索。」妳可以用手在身體周圍進行清掃動作。

4. 找出妳覺得身體有不舒服感覺的地方。對於大多數人來說，那是在第三脈輪所在的腹部，或者位於第四脈輪所在的心臟區域。接下來，找出與這種感覺有關而需要妳寬恕和放開的人。

5. 現在大聲說出以下內容：「（人名），我原諒你（填補空白。例如，對我進行性虐待、背叛我、放棄我、沒有挺身而出，或者其他任何事，說出妳需要原諒那個人的一切。）」讓自己感受到情緒出現時的全部力量，不要因為內疚或羞恥而退縮！

6. 當妳準備好時，說：「我送妳去治癒之路。」

7. 重複步驟3到6，直到妳感覺完成了工作，也就是說，直到妳沒有更多的情緒要宣洩或還有話要說。

8. 現在想像自己站在紫羅蘭火焰（一種明亮的紫色火焰）中，並說：「我現在用紫羅蘭火焰改變這種模式。」或者妳也可以說：「我現在用神聖的愛轉變這種模式。」（或使用任何其他配合妳神聖信仰的措辭）

9. 把注意力集中在身體不適的部位，很可能這種不適會得到解決。如果沒有，就重複這些步驟，直到不適的感覺消失為止。

10. 妳剛剛移走了一個高能量的印記，留下了一個能量空洞。妳的防護做法是，想像用治癒的深藍和金色光線「包裝」印記所在的區域。

11. 這項練習後一定要多喝水，然後休息。妳可能會發現自己很睏，如果是這樣，不要硬撐。移除能量印記就像在能量場動過手術一樣，因此之後的休息是非常重要的。

印記去除過程就像剝洋蔥一樣，妳可能會發現，一旦切斷了一條能量臍帶並去除了一個高能量的印記，其他印記就會出現或者繩索會改變。慢慢來，不要指望一勞永逸治癒所有的悲傷或痛苦。有需要時再移除印記，自己進行或讓別人引導妳進行這個過程。

如果妳不改變日常關係模式，能量臍帶可能會輕易重新連接，因此妳可以採取預防措施。在妳與某個曾經有過負面能量連接的人互動之前，想像用一個夾鏈袋從腳開始裹到頭部，把自己包起來，這個想像的袋子將為妳提供能量保護。

永恆的關係

妳目前身邊讓妳感到壓抑和挫敗的人很快就會老去，妳想要與那些人共度妳最具創造力的歲月嗎？歲月無痕意味著辨識哪些關係值得保持、展開，以及培養，哪些關係需要結束然後退出。結束的做法，可以簡單地是任此關係枯萎，這並不是說妳不得不停止與老朋友說話或永遠不當朋友，只是妳不再耗費寶貴的精力設法幫助他做較好的選擇。妳歲月無痕的歲月也是結交新朋友的時候，他們不眷戀過去，也不會談論疾病和醫生，健康的百歲人瑞專注於未來而不是過去。

我經常說「團體就是免疫系統」，研究表明這是眞的。擁有不同團體關係的人比那些孤獨的人，或因不健康關係（例如糟糕的婚姻）造成壓力的人壽命更長，也享受更長的健康。

不健康的團體會導致健康不良，健康的團體促進眞正的綻放。若想保持不受年齡影響，就需要創造一個生活健康、愉快生活者的亞文化。妳確認並想像這個支持者部落，耐心等待宇宙努力將這樣的團體帶給妳，然後要好好與其中的人相聚。也許這是一群女性朋友，妳們二十多歲時常在酒吧見面，然後在彼此小孩的運動場見面，妳們現在準備在瑜伽教室或食物合作社的烹飪示範中見面。就像我一直跟女兒們說的：「每個人都在尋找一個好的演出。」參加妳覺得有趣的課程或活動，去妳想去的地方，看看會遇到誰。

有一種新的科學叫做社會基因組學，研究人們的社會關係與健康和基因表達之間的關係。事實是，妳的健康幾乎與周圍人的健康狀況相同（就像妳的收入往往是妳最親密的五個朋友的平均一樣）。塔夫茨大學營養學家米莉安．尼爾森博士（Miriam Nelson Ph.D.）和珍妮佛．艾克曼（Jennifer Ackerman）合著了《社交網絡飲食》（*The Social Network Diet*）。書中解釋道，眞正使我們堅持自己飲食和鍛煉目標的，不是意志力，而是擁有支持我們達到目標的社交網絡。如果家人每天都買一大堆垃圾食品回家，還會在妳想關掉電視，在鍛鍊體魄時抱怨，妳就很難堅持好習慣。健康的百歲人瑞都有亞文化，這個文化支持他們將歲月無痕的生活能力發揮到極致，所以，開始尋找一起享受快樂和健康的同伴吧。

沒有什麼比一群女性朋友更能增強彼此的生命力，我喜歡說，女性可以成爲彼此的胎盤。不過，妳要的是滋養各方面的關係，而不是一次解決一個問題、彼此傾訴減重，或比較誰的腰酸背痛比較嚴重的姐妹關係。如果我經過餐廳某個餐桌，桌上人人都在討論爲了身體某個部位去看醫生時，我會馬上走遠。

要創造積極的姐妹情誼，妳必須成爲一位令人振奮的歲月無痕女神，知道如何享受樂趣。不妨分享有趣的線上影片、妳發明的健康食譜，或者看到的搞笑電影。也可設計一個晚上或週末，做一些從未做過的、聽起來大膽有趣的事情。召集大家一起去衝浪、航海或乘坐熱氣球，或享受卡拉OK或跳舞，去賞鳥或划橡皮艇，或嘗試室內攀岩。又或者來一趟溫泉週末，或參加冥想營或音樂節。大家交換服飾也會很有趣，妳可以得到一整櫃的新衣服呢！

如果妳想和女性朋友們一起找樂子，別忘了邀請最近結識的、看來活力充沛的女性。忠誠很好，但我們確實可能會在老朋友已經變得死氣沉沉、令人沮喪後，還依依不捨。

毛朋友

越來越多的女性視寵物爲分享愛的對象，我這樣說並不誇張：我這一生看到人們花在寵物上的錢呈倍數增長，人們與動物的關係發生巨大變化。我在農場長大時，貓生活在院子裡的穀倉，而狗從來不會出現在沙發上。那時人們也有寵物，但未必把它們想像成毛茸茸的朋友或家庭成員。現在，人們在生活中與動物的連結已經密不可分。

我們與寵物的關係不僅僅是情感上的滋養，牠們給我們精神上的滋養對我們的健康有益。寵物可以降低妳的壓力、皮質醇水平和血壓，貓和狗讓我們的心臟脈輪保持開放和清晰。牠們無條件地愛我們，而人類若無神性支撐，無法眞正施予無條件的愛，難怪我們花在寵物上的錢已經爆炸性地增加。四周環繞著貓的女人曾經代表孤獨和可憐，這種觀念早已落伍。更常見的是情況是，有貓、狗、鳥類或其他類型寵物的女人是快樂的，她不那麼孤獨，因爲她被無條件的愛和感情所包圍。

我們來這樣看：寵物不僅僅是朋友，牠們是來跟我們分享愛情的生物，牠們可以成爲卓越的治療師。我離婚後得到的兩隻貓在十二年間陸續死於癌症，其實牠們吃的是優質的有機食品，而我住處環境裡也沒有任何讓人罹癌的因素。那些貓來到這裡是以心靈爲我服務的，我相信牠們承擔了離婚後的悲痛，我和其他有過類似經歷的女性交談過。雖然我的貓佛蘭西娜已經死了好幾年，但現在我仍覺得牠在我身邊，我經常夢見牠，牠的靈魂會到我家來。有時候，一個很有直覺的人來到我家，也會發現佛蘭西娜的能量，牠還在照顧著我。

至於與人的關係，妳的直覺永遠不會誤導你。妳會知道某段關係對妳有益，某段關係則不然。妳不再願意耗費寶貴的時間和精力來改善或改變別人，妳會希望身邊是成熟明理、能夠顧好自己、不造成別人負擔的人。終於解脫了！妳開始回歸女神本性時，也會重新獲得直覺和自覺。妳不再設法向其他人證明自己正確，因爲妳知道自己的價值何在，不管別人怎麼看妳。妳更有安全感，也對自己和歲月無痕女神的身分更有信心。

註釋：

①Anita Moorjani, *Dying to Be Me: My Journey from Cancer, to Near Death, to True Healing* (Carlsbad, CA: Hay House, 2012), 172, 140.

②Diane Fassel, Ph.D., *Working Ourselves to Death: The High Cost of Workaholism and the Rewards of Recovery* (Lincoln, NE: iUniverse, 2000), 58.

③Gail Sheehy, *Passages in Caregiving: Turning Chaos into Confidence* (New York: William Morrow, 2010), 12.

④Ira Byock, M.D., Hay House Radio interview with Christiane Northrup, "A Good Death," *Flourish!*, March 14, 2012.

⑤J. S. House et al., "Social Relationships and Health," *Science* 241, no. 4865 (July 29, 1988): 540.

8

女神大快朵頤

我們都要吃，吃得不好就白白浪費了機會，令人悲傷。

——安娜．湯瑪斯（Anna Thomas）

最近我和一些親友共進晚餐，我們坐下來享用美味可口的食物：用大蒜、普羅旺斯香料，以及迷迭香海鹽調味的有機烤雞胸肉；少許椰子油烘烤的番薯；還有椰子油炒洋蔥、胡蘿蔔和羽衣甘藍，最後加一點香醋；甜點是有機蜜脆蘋果切片撒上肉桂。吃飯前我點起蠟燭，大家牽手，我依慣例做了一個即興祈禱，感謝所有幫忙做與吃這頓飯的人，並從當天生活細節擷取一些有趣的片段，之後大家就開始大啖美食。這頓飯我和姐姐一起準備了四十五分鐘，而不是我平時準備的十五分鐘。我們最後在桌子周圍走動，飽啖食物和友情，度過了盡興的一個小時。妳這樣吃的時候，自然而然會感到滿足和「飽足」；晚上休息時不會再爲了填補欠缺的甜意、愛情和歸屬感而「覓食」。

不斷有研究表明，古老的「擘餅」儀式是對抗壓力、建立穩固關係、凝聚家人，以及爲日常生活帶來快樂和愉悅的有效方式。我活得越久，越了解這種儀式眞正的重要性。正如我的希臘朋友萊夫塔瑞經常說的「食物將大家聚在一起。」道理很簡單，也確實如此。我們生來不是爲了獨自坐在電視機前看壞消息，我們是尋求聯繫的生物，當我們坐下來共同享用美食時，分歧就會消失。情感的結合使我們能夠以愛和歸屬感重建體內組織和器官，享受一頓以愛和快樂準備的家常飯，總是讓人感覺良好。而那些準備食物的人精力充沛地投入愛和關懷的痕跡，甚至可以抵銷一些妳可能經常吃到不夠理想的食材而產生的影響。

如果妳讀了我描述的晚餐菜單，妳會注意到以下內容：沒有乳製品、穀物、大豆、糖，也沒有任何類型的甜味劑。當時，我正在進行爲期一個月名爲Whole30的營養重置計畫，其中包括肉類、魚類、蔬菜、堅果、種子和水果，以及一些健康的油和用來調味的香料。我唯一懷念的是在咖啡或冰茶中加入一點甜葉菊，但現在我的生活很甜蜜，不需要像過去那樣透過食物攝入甜味。我現在恢復使用甜葉菊，但比以前少得多，我看到自己以前無意識地吸收了超過需要的甜葉菊。

能夠享受生活，就更容易享受滋養身體的食物。妳不必將食物看作朋友或治療師，如果妳對食物有愛恨交加的關係，那麼這一章將幫助妳學會與其和平相處。可以辦到的！如果妳想要歲月無痕地生活，那就打破一種舊的習慣，即不加思索地將加工過的方便食品扔進妳的購物車裡。透過了解哪些是健康美味的食物（想想溫潤的酪梨、新鮮的堅果或藍莓等），妳會發現比較容易改變飲食習慣。吃得好絕對不是剝奪美味，也不是「壞事」。而且，爲了妳的心臟、大腦、荷爾蒙和整體健康而吃，是很簡單的，因爲正確的食物可以照顧整個身體。更重要的是，妳會發現健康的食物既美味又令人滿意、不乏味、不必重複、不缺乏味道與口感。

我要妳注意一件事。我開始撰寫這一章時，刻意用了一個加入燭光和好食伴完成的愉快用餐體驗。聽起來不錯，對吧？雖然我描述的是在飲食「限制」中創造的一頓飯，但我並沒有說我剝奪了自己的權利以及我「被允許」吃什麼。我描述的是非常好吃，並且富含令人愉悅的口感、顏色和味道的一餐。這是我和不在飲食計畫中的人分享的一頓飯，他們也很喜歡這種方式而度過了美好的一晚。談到食物，妳必須學會像女神一樣進食，她喜歡眼前擺上豐富食物，並且有權享受每一口。在進食時出現的任何跟限制、剝奪，以及羞恥有關的語言和思想形式，都會阻礙妳茁壯成長，必須除去！

扔掉食物中的死亡因子

市面上有數以百計的「奇蹟飲食」，每本雜誌中都讀得到，這些方式都能發揮一段時間的功效，但是沒有一個可持續。我知道妳可能已經嘗試了很多，結果卻只是回到不健康的飲食，在匱乏和充足、沮喪和放肆、驕傲和內疚之間來來回回。對於我們太多人來說，食物已經太戲劇化。我個人從十三歲開始，已經實行了幾十種飲食計畫、禁食和果汁禁食等方式。三十多歲時，在注意到頭髮和指甲很脆弱，而所攝入的所有穀類都讓體重增加之前，我是大自然長壽素食主義者。我做過阿特金斯減肥法（Atkins）、人絨毛膜促性腺激素減肥法（HCG）、高營養密度減肥法（Fuhrman）……這個名單很長。由於我的骨骼結構較大且肌肉易於建立，體重總是高於自己五英尺四英寸身高的「理想」重量。我碰巧知道，如果要在健康但重二十磅，或美麗但纖瘦這兩項情況中做出選擇，大多數女性會選擇纖瘦，這就是女性繼續吸煙和服用減肥藥的原因。

我的體重現在穩定了，衣服都很合身。大約一年前，我放棄了天天量體重的習慣，因爲我意識到自己對待身體就像對待敵人一樣，如果我沒有讓對方保持緊張狀態，身體就會以增加體重來對付我，別提這是多麼羞恥和失敗的做法了！是的，我的體重可能比理想的體重重五到十磅，與過去三十年來自己一直在爭取的體重相差五到十磅。我會「失去」這些重量，但這些重量會不可避免地「再次」找到我。幾十年來，我和體重一直在進行冷戰！但今天，那些重量與我和平共處。經過一年的「復原」，我現在可以在不增加腎上腺素或自我指責的情況下量體重了。

我一再地說，女性需要以不同的方式思考和談論健康問題。不斷預期某些事情會出錯，戒慎恐懼地觀察，就表示妳不相信自己保持健康的能力。同樣的事情也可能與體重有關，妳必須相信身體能夠達到並保持健康的體重。否則，妳所對抗的、以「禁忌」食物和超重方式表現出來的狀況，就會繼續下去。妳會有被剝奪的感覺，於是就來吃高熱量的布朗尼和薯條，或者妳讓體重對自己產生壓力，最終會導致壓力荷爾蒙水平飆升，無論妳吃什麼，都會導致體重增加和發炎。我現在意識到，正是透過抵制「最後五到十磅」，我反而將這些重量固定下來了。

對於一些女性來說，每天量體重讓她們感覺自己能夠控制體重，她們看到磅秤上的數字上升到五到十磅的最高端，就會更加注意吃了什麼、運動量和睡眠時間是多少，以及自己處理壓力的程度如何（因爲壓力和體重增加通常有關）。經過小小調整後，磅秤上的數字幾天或幾週會下降一點；另外一些女性很少量體重，而是用穿著褲子的適合度作爲是否需要更加注意健康的指標。不過，對於許多女性來說，每天站到磅秤上只會增加自己對於體重的壓力。當妳對食物和身體有了更健康的態度，就會知道自己是否想要擺脫磅秤。相信自己，相信妳的身體會對妳需要的食物做出必要的處理，妳也要樂於準備和享用適合女神的美食。

什麼在吃妳？

有時候，打電話到我電台節目來的人會告訴我，她們吃得非常好，吃的是任何營養學家都會評價A+的飯菜和零食，但是她們卻有健康問題。原因不在於她們吃的，而在於吃她們的東西。她們追求成爲完美的女人，照顧每個人，而從不揮汗；她們對自己負責地攝入野生鮭魚、石榴籽和有機綠花椰菜，但她們喜怒無常、臃腫、掉頭髮。就她們而言，眞正的問題不是偶爾吃一點巧克力，而是放棄生命的甜蜜，試圖達到「完美」，並且犧牲自己眞正的口腹之慾，這就是將壓力激素提升到等同過度加工食物一樣有毒的水平！

因吃的內容而產生羞恥感，會帶給自己巨大的焦慮，所以現在不妨花一點時間注意妳的胃。它放鬆了嗎？快樂嗎？滿足嗎？還是緊張嗎？擔心嗎？對胃有自覺是妳最需要做的事，自覺本身會開始治療這個問題。沒有人一直吃得很對，妳可以享受食物，可以從食物基本教義中恢復過來。但首先，妳必須意識到這一點。

是不是不管妳想吃什麼，似乎總有人認爲妳應該爲盤子上的食物而內疚？食物警察無處不在，我們大多數人已經內化了他們的斥責。我記得幾年前自己剛開始大自然長壽素食減肥法時，去了一家當地的大自然長壽素食餐廳，因我的工作而認識我的人會過來打招呼，他們的眼睛很快就會掠過我的盤子。我可以看出他們想確定我遵循這種飲食的規則，盤子上有不該吃的東西嗎？我是一個「好」的大自然長壽素食者嗎？當我逐漸了解他們，並聽到他們痴迷地談論應該或不應該吃什麼東西後，我發現大部分人都是老菸槍和酗酒者。他們對食物和身體態度的功能失調，和具有破壞性的程度，與那些吹噓吃超級四重漢堡添加培根的人一樣。（並且那些人引以爲傲的飲食方式反映了過時的思維方式，因爲妳很快就會學到，脂肪、甚至飽和的動物脂肪並不是我們一直被教導該相信的問題。）吃得極端不是不可以，但是當這些方法無處不在時，很難抵制「好食物」和「壞食物」的評價聲音。

食物往往代表「母親」以及我們從母親那裡得到的東西。嬰兒被餵養的方式訓練了孩子的腸胃，而大腦內化對於好的食物、有愛的食物，以及相反食物的認知。口味是從母親的乳房中學到的，事實上，吸煙者以母乳喂養的嬰兒，實際上學會更喜歡有菸草味道的牛奶。身爲成年人的我們經常透過食物滋養自己，其實我們眞正想要的是感情、愛和關注。現在是時候停止用不健康食物滿足情感需求了，作爲一位歲月無痕的女神，妳得到的理應更好。

通常情況下，當妳進入歲月無痕的時代，身體會向妳發出一個明確的信號，也就是妳除了自己之外，不能再滋養所有人，不能再吃任何方便吃到的東西、任何剩下的食物、任何別人不吃的東西、任何眼前覺得不錯但長遠來看並不怎麼好的食物。「夠好」的食物已經不夠好了，妳必須開始以可持續的方式照顧自己。多年來，經過幾十年的錯誤食物，消化系統改變，身體產生更少的消化酶，也就是說那些含有麩質、反式脂肪、味精和精製糖的含糖食品，或油炸食品開始向妳反應出腹脹、脹氣、痙攣和其他胃病。妳可以隨身帶著酵素和益生菌，以備不時之需，但是當身體說：「夠了，我應該得到眞正的食物。我太愛妳了，不能讓這種情況繼續下去！」時，最好聆聽身體的智慧。

問題是，妳知道自己可以吃什麼來塡飽肚子、得到滿足與滋養，以及讓身體運作良好嗎？

吃什麼

近年來我們學到太多食物和營養的知識，以至於很難跟上正確的健康飲食內容，所以讓我先簡單介紹一下。我喜歡麥可．波倫（Michael Pollan）這位作者和食品提倡者說的：「要吃，不要太多，多吃蔬果。」他還說，如果妳的祖母不認識這種食物，妳可能就不應該吃。

雖然吃原形食物（主要是植物）很重要，但是要適量，因爲身體會迅速將穀物變成糖，引起各式各樣的問題，包括體重增加。信不信由妳，有證據顯示，甚至連古埃及人也因穀物而過度肥胖。我們吃了太多快速燃燒的糖，餐點經常以麵包、義大利麵、麥片、鬆餅爲中心……簡直不勝枚舉。即使是全穀物也有問題，而且很容易被我們用來取代蔬菜和健康蛋白質。

由於令人上癮和無處不在的快餐，以及高胰島素、血糖、壓力激素和我們當前文化的綜合影響，吃得好需要比以往更多的規畫。我父親是一名整合醫學牙醫，過去曾經將我母親自己做的天然優酪乳給服用抗生素的病人。他明白，乳酸中的益生菌會抵消抗生素的負面影響，抗生素會殺死造成感染的細菌（一件好事），以及有益於消化的細菌（不太好，妳很快就會明白原因）。現在妳去一般的雜貨店買優酪乳時，如果妳仔細讀標籤，就會發現小紙盒中的東西與過去的優酪乳非常不同。妳甚至可以買到亮粉色和綠色的酸奶，還有一根帶著卡通人物標誌的吸管，這些東西竟然在健康食品商店販售！

妳必須閱讀並理解標籤，或者採用妳信賴的完整且新鮮的食材自己準備食物。加工過的食物越多，除去的大自然成分就越多，也越可能讓血糖飆升或產生毒素。妳可能已經知道，如果一個簡單的食品標籤上有十二種成分，而其中大多數是妳不會念的，最好就放回貨架。這項食品在未受污染的地方可能可以保持數月不壞，因爲細菌無法分解不是眞正的食物。也要避免食用染料和人造香料（有時被稱爲「天然香料」，因爲有家大公司的律師改變了食品標籤法）。所有這些成分最好留在來源地，也就是化學家的實驗室中！用玉米製造的過量精製糖、人造糖和加工糖（想想高果糖玉米糖漿）也不適合妳。如果很多食物中再添加了味精（谷氨酸鈉）的不良影響，保證妳會有體重和健康問題。

關於味精（MSG）

味精（MSG），或稱谷氨酸鈉，是一種在許多加工食品中被發現的無法避免的增味化學品。要避免味精，請在標籤上查看任何這些術語，馬克·海曼醫生（Mark Hyman,M.D）在他的書《血糖解決方案10天排毒飲食》（*The Blood Sugar Solution 10-Day Detox Diet*）中做了這樣的整理①。

- 任何含有谷氨酸鹽的東西
- 明膠
- 水解植物蛋白

- 酵母抽提物
- 谷氨酸
- 自溶酵母
- 植物蛋白提取物
- 蛋白酶
- 任何「修飾酵素」
- 卡拉膠
- 肉湯
- 任何香精或調味料
- 大麥麥芽
- 麥精
- 天然調味料
- 酵母活化劑或營養素
- 任何含有「酶」的東西
- 麥芽糊精

享受地球的美好

我最近爲一組人數眾多的營養系學生準備演講的時候，檢視了一些人令人吃驚的前後照片，這些人通過改用原形食物、有機栽培的飲食方式從根本上改善了他們的健康。幾個月內，他們的臉和身體就跟以前不一樣了。事實上，改善飲食是最強大的身體重置作法之一。思考著有機食物改善外觀和健康的力量，我感覺吃有機食物就像大地之母用母乳餵養我們。提高妳吃的東西的質量就像重生，因爲地球會產生妳需要成長茁壯的食物。

從收穫季節在花園裡欣欣向榮的綠色、紅色、橙色和黃色開始，沒有什麼比花時間以新鮮食材準備一餐，並且徹底享用更可口了，特別是像我以前提到的和親近的人一起做的話。事實上，我那阿根廷探戈團體的大多數成員都是美食家，這是說得通的，能欣賞親密擁抱舞蹈樂趣的人，也能享受到吃的快樂。我們的「百樂餐」是傳奇的節日，我的朋友萊夫塔瑞說：「我喜歡做飯，以至於蜂蜜從我的手指滴入食物中。」相信我，當妳吃他做的食物時，妳可以品嚐到愛。下面是一個加強健康、愉快飲食的祈禱：「神聖之愛，請讓我置身在美麗的健康食品，和喜歡準備、服務和吃這些食物的人之中。」

不是每頓飯嚐起來都是天賜佳餚或爲妳設計的食物，妳有時候可能不得不在一家以高鹽、高糖、高度加工的食品聞名的快餐店點菜，菜單上的食品已經過工廠設計，要讓妳上癮，這是世界各地肥胖和疾病流行的食物，所以要盡力避免。但是，如果妳因爲沒有別的東西可以吃而必須吃質量不是最高的食物，請花一點時間用神聖的愛爲食物加分。當妳坐下來進餐前，請在內心說：「謝謝祢的食物，願它能滋養我的身體。」然後沒有罪惡感地吃下去。妳慢慢咀嚼，讓身體知道妳正在減速並爲其提供維持發展的營養。要爲自己提供一個呼吸和放鬆的時刻，理由之一是，如果妳進行這個儀式，就會發現自己眞的不想養成吃無生命食物的習慣！吃下充滿生命力的眞正食物會讓身體感覺好很多。慢慢來才走得遠，因爲讓身體滿足所需要的分量其實比妳想像的要少得多。

如果妳覺得去買外賣比做飯更容易，不妨開始思考烹調簡單的食物能如何滋養自己。關鍵是提前規畫，就像妳正在計畫請客的菜單。妳可以在短短十五分鐘內組合包含蛋白質和蔬菜的一餐，以及一道接下來幾天內可以用的湯，也可以與其他人交換一些食物增加變化。在烹調讓妳感覺輕鬆有趣時再準備和享用。

脂肪和糖的關係

我們天生就是爲了享受脂肪，身體和大腦都需要脂肪，但近年來此物名聲大壞。在我們其實可能需要多達百分之五十至七十的脂肪時，有些專家甚至建議只攝食少至百分之十的脂肪②。以下是事實：人不會因爲吃脂肪而變胖。二〇一〇年一份整合脂肪研究的分析顯示，沒有明顯的證據表明食用飽和脂肪（與肉類和乳製品相關的脂肪）會增加罹患中風或心臟病的風險③。不幸的是，許多女性已經從飲食內容中剔除飽和脂肪，並減少脂肪攝入總量，認爲這就是健康的方式。但是食物中少去脂肪就不那麼美味或令人滿足，於是妳最終就會吃麵包和麵食這些含較多糖和簡單碳水化合物的食物。美國因爲流行低脂肪、高碳水化合物的飲食，因此肥胖率急劇上升。

脂肪不全都類似，所以很重要的一件事是了解脂肪本身不會讓妳發胖。讓人發胖的是反式脂肪（氫化和部分氫化的油）、高度加工的植物油、糖、澱粉和味精（多種形式），這些東西可以增加體重，以及產生各種損害健康的狀況。沒有理由擔心健康的膳食脂肪。

事實上，脂肪是大腦食物④。妳的大腦主要由脂肪組成，特別是稱爲ＤＨＡ（譯註：二十二碳六烯酸，俗稱腦黃金）的脂肪。而妳的大腦跟數十萬年前人類的大腦一樣，除非有葡萄糖，否則就會燃燒脂肪。如果大腦有糖來維持其引擎運轉，它就會轉而使用糖作爲能量。因爲我們的飲食中含有大量的糖，所以我們的大腦靠葡萄糖運行並儲存大量脂肪，即使我們也儲存了大量的糖作爲脂肪。我們也在脂肪中儲存毒素，因此身體在細胞層次上含有影響我們的殺蟲劑和重金屬。要知道，這種在貧困時期儲存燃料的系統，在人類居住在洞穴、食物稀缺而不得不靠儲存的脂肪生存時，非常有用。現在，我們過著經常久坐不動的生活，並且可以在任何地方獲得品質低、高度加工的碳水化合物，那種系統就不能算是偉大。我們甚至可以在健康俱樂部和醫院的自動販賣機購買糖果和薯條，並在銀行活動中獲得免費餅乾。主流媒體受惠於快餐店的廣告，廣告宣傳的是薯片，不是胡蘿蔔。

就在所有便宜的碳水化合物對妳虎視眈眈時，妳必須格外注意吃下的脂肪和葡萄糖數量、品質和類型，否則妳最終會攝取容易取得的東西，也就是對妳的身體和大腦非常不利的食物。妳必須保持警惕，這樣當妳心思受到攪擾或不安時，才不會經常吃便宜的碳水化合物。妳的壓力越大，身體就會越讓妳渴望攝食含糖的脂肪，因爲大腦的原始部分認爲妳需要能量讓自己逃過追捕妳的東西！其實妳眞正需要的是重新平衡大腦和體內的化學活動，在體內的荷爾蒙和神經遞質程度達到標準時，妳就不會渴望馬鈴薯泥、薯條配番茄醬、餅乾、義大利麵、麵包和含糖穀物等高碳水化合物、讓人感到舒服的食物。這些容易讓人上癮的食物會暫時增加妳的情緒和能量，但隨後會引起不可避免的能量崩潰，以及我將在短期內討論的許多其他問題。

關於脂肪和糖的資料令妳驚訝嗎？關於支持或反對低脂肪/高碳水化合物飲食，以及中度脂肪/低碳水化合物飲食的說法，引起多到令人難以置信的混亂。我來解釋一下爲何妳不用擔心健康的脂肪，以及爲什麼最好只適度消費健康的糖和全穀物。我先說說脂肪，再來談糖和穀物。

健康的脂肪

來自酪梨、生的種子和堅果等植物脂肪不是問題；有機植物來源的極少量加工油，例如特級初榨橄欖油、椰子油、杏仁油、芝麻油、亞麻籽油、大麻油等，也不是問題。請注意，加熱會改變一些油的化學成分並降低其健康程度，因此請使用橄欖油或椰子油烹飪。也可以使用無水奶油，也就是印度的酥油，來烹飪或調味食物；不要使用高度加工的芥籽油，這種油來源於可能經過基因改造的種子；避免使用任何含有反式脂肪的油或塗抹物，有助於二型糖尿病。如果妳是放棄牛油而改吃人造牛油的那一代，那就放下那個老習慣，回到更健康、更天然的脂肪。

雖然肉類、魚類和家禽含有飽和脂肪，但是動物蛋白也很好。如果妳不是素食主義者或純素食主義者，請繼續吃不是養殖的野生魚類，以及在自然環境中自由活動並吃天然食物的動物，例如牛肉、雞肉、豬肉或其他來自小農場、吃天然飼料的肉類（諸如來自乳牛的草飼牛肉）；如果妳吃酸奶和奶酪等乳製品，那麼用生乳製作的食品是最好的，但要了解妳所在地區的來源和法律；由於擔心食源性疾病，生乳產品在許多地方都是非法的。如果妳找不到或不熟悉生乳產品，請選擇有機農民飼養的乳牛，這些乳牛不會在飼料中添加牛生長荷激素（BGH）等荷爾蒙。通常，令人難以消化的是與乳製品有關的加工，雖然妳可能無法接受乳糖（牛奶中的糖）或酪蛋白（牛奶蛋白）。傾聽身體，如果妳覺得吃少量乾淨、有機的肉或乳酪很好，那就用它們作爲蛋白質來源。

多年來妳可能已經被告知要減少飽和脂肪，但這個建議錯誤極了！避免魚、肉、健康的乳製品和油、堅果和種子，可能會降低妳在標準但過時的脂質剖析中所謂的「壞」膽固醇（妳的低密度脂蛋白），但正如我在第四章中所解釋的，妳必須以非常不同的方式考慮膽固醇。ＬＤＬ本身並不壞，它甚至不是膽固醇。ＬＤＬ將急需的膽固醇輸送到細胞，而ＨＤＬ，即所謂的「好膽固醇」，則將不需要的額外膽固醇從細胞轉移到可被身體處理和回收的地方。妳可將ＬＤＬ視爲送貨卡車，而ＨＤＬ爲垃圾車。當妳避免使用健康的脂肪，例如來自魚、椰子油和堅果的脂肪時，妳所做的就是減少良好的低密度脂蛋白——密度較小的粒子低密度分子，即可以輕易將急需的膽固醇帶入細胞並且不易被氧化。當妳在飲食中減少糖分並加入健康的脂肪時，妳就不會有那麼多糟糕的ＬＤＬ，也就是系統中被過多醣沾染的送貨卡車了。壞ＬＤＬ分子是對胰島素抵抗過程的指標，妳的好高密度脂蛋白可以帶走額外的膽固醇，但膽固醇數量不夠則不行（妳可以透過冥想和定期運動來增加高密度脂蛋白）。請不要過分擔心ＨＤＬ、ＬＤＬ和膽固醇，稍後我會告訴妳有關膽固醇、高密度脂蛋白和低密度脂蛋白水平的準確測試，但是現在請記住，舊的忠告已經過時了。

在飲食中攝入健康的脂肪意味著妳更有可能爲大腦補充脂肪，那是優質的大腦食物。

另外，妳不會經常碰到低血糖與渴望含糖食物，以及攝取含糖食物後血糖飆升的情況。記著，當我說健康的脂肪時，指的是食物中的天然飽和脂肪，如椰子油、草飼牛肉、野生鮭魚和吃有機食品的散養雞蛋。「自由放養」的雞可以四處走動，吃植物，這是雞的天然食物，使雞蛋中富含 omega-6 脂肪酸。「柵欄豢養」的雞通常幾乎沒有移動的空間，也不吃富含 omega-6 脂肪酸的食物，也就是說這種雞蛋含有較低的必要脂肪酸，這對於最佳的大腦健康非常重要。請記住，動物吃什麼會影響他們的肉、奶和蛋⑤！

爲了健康，妳眞正需要考慮從飲食中消除的不是肉和奶製品，而是糖和穀物。再次提醒妳記住：脂肪，包括飽和脂肪，不是問題。脂肪對健康極爲重要！

甜食和血糖

從進化的角度來看，甜食是人類對環境的良好適應。我們天生就喜歡甜味，水果和蔬菜在成熟度和甜度的最高點都含有最多的營養成分，大自然母親爲南瓜和草莓帶來了豐富的甜味，像這些天然含糖量高的食物也含有纖維，會減慢人體對糖分的吸收，不會像精製糖一樣讓血糖水平飆升。所謂精製，我指的是從富含纖維的水果或蔬菜中提取的任何糖類。實際上一個人可能不會吃下過量的南瓜，可以吃少量眞正的楓糖漿和蜂蜜，但也不要過度使用。

如果妳確實需要在食物中加入少許甜味劑，至少要將加工過的糖從桌子上拿走。妳可以使用一點甜葉菊，這是天然的，非常甜，所以加一點就可以產生很甜的效果。要避免餐館提供的小包裝甜味劑：精製糖（白色包裝）、阿斯巴甜（藍色包裝）、糖精（粉紅色包裝）和三氯蔗糖（黃色包裝），並且要絕對避免使用高果糖玉米糖漿，製造商已將其添加到各種食品中。要閱讀所有標籤內容，注意糖分說明。妳會對幾乎所有加工品添加多少糖感到震驚，我最近看到一家健康食品店出售的有機南瓜湯的標籤，裡面的糖量嚇了我一大跳。糖與海洛因一樣令人上癮，因此幾乎無法抵抗以任何形式對其進行強迫性的過度攝入，其中包括所謂的「健康」食物，如格蘭諾拉麥片和什錦雜果。

我在本章開頭描述的那頓飯有很多沒有加糖的甜味，包括蜜脆蘋果（一種特別甜的品種）和番薯。然而，即使是那種數量的糖，對於因多年不健康飲食而對自己的胰島素不再敏感的人來說，也會造成不健康的血糖波動。如果是這樣，請將飲食中所有含糖和產糖的食物去除七到十天，妳可以每週或每兩週一天吃一次。減少這些食物的攝入量通常會重新調整胰島素受體，預防第二型糖尿病，有時甚至可以逆轉胰島素受體。如果妳因胰島素產生過量而造成胰臟不勝負荷，妳可能會發現擺脫糖、麵包和義大利麵，攝取足夠的蛋白質，將對胰臟有益，保持血糖更穩定。保持穩定的血糖水平還可預防諸如神經病變的糖尿病併發症，不管妳相信與否，如果妳已經有併發症，那麼藉由改變飲食而開始改善健康狀況永不嫌晚。

即使沒有出現糖尿病的跡象，為了歲月無痕，為自己所做最重要的事情之一，也是讓血糖水平一整天都保持穩定。這就需要避免攝取糖分，除非糖分來自完整的水果或蔬菜。如果妳的水平在白天大幅波動，妳會在某個時間充滿能量，到了另外的時間點能量又非常低，注意力無法集中。我的朋友馬克・海曼醫生稱此爲FLC綜合症——而FLC代表「我很不舒服」（feeling like crap）！妳也可能渴望餅乾和糖果，但妳如果習慣屈服於這種渴望而進食，只會使情況惡化。漸漸地，血糖水平不均和高糖攝入就會導致細胞發炎和胰島素受抵制，產生糖尿病、癌症、失智和心臟病。事實上，與任何其他類型的食物相比，糖與第二型糖尿病的發展密切相關，嚴重性高過久坐不動的生活方式。無論妳是否久坐或肥胖，攝取低血糖食物都會降低糖尿病發作的機率⑥。

如果妳一天大多時候的能量水平和注意力出現強烈下降又達到巔峰的狀況，或者如果妳已經知道自己患有前期糖尿病，就必須開始關注自己的血糖含量以及當下飲食內容。理想情況下，妳的空腹血糖要約爲七十至八十五毫克（mg/d），吃完後不應超過四十毫克。換句話說，進食後兩小時內應保持在每分升一二〇毫克或更低。多年來，禁食後每分升一百毫克被認爲是正常含量的最高點，但根據二〇一一年發布的「一生個性與整體健康」（the Personality and Total Health (PATH) Through Life project）研究顯示，這個數據過高。妳的空腹血糖越高，對大腦海馬體的損害越大（海馬體損傷與失智有關）⑦。研究表明，糖尿病與癡呆之間存在很強的聯繫。事實上，阿茲海默症可以被認爲是第三型糖尿病。

要測量和監測妳的空腹血糖，請在藥局購買便宜的血糖儀。妳即使不擔心血糖水平，也可以連續幾天嘗試一下，看看自己的水平在哪裡。早餐前做測試，晚上不要吃零食。（妳如果正在經歷失眠和半夜想吃東西，或者如果吃糖後出現腸道或胃部問題，可能會有不穩定的血糖水平。）也可以請醫生進行血紅蛋白A1C測試來確定過去幾個月的血糖水平，這是一個更準確的衡量標準。如果妳的血糖不穩定，看看吃的是什麼。另外，聽聽自己的身體，如果下午三點左右會發狂到可以吃壁紙的程度，妳的血糖水平可能不均勻。

白天吃的食物大致形成接下來二十四小時血糖水平的基礎，所以一定要在早上第一時間吃一些蛋白質和脂肪。可以考慮雞蛋和酪梨，可能還有一些漿果；甜味方面，請如我建議地使用甜葉菊。妳必須有一些飲食上的樂趣。如果你把享受少量巧克力、加糖的茶或咖啡等作爲一種儀式，妳就不太可能吃那麼多，以至於出現炎症和不穩定的血糖。但要了解自己，並記住我在第二章中所說關於「模仿者」和「禁慾者」的內容。許多人即使只咬了一口巧克力也停不下來。

推薦幾個基本的實驗室測試

有幾項實驗室測試，我建議每個女性都做一做，以評估自己的飲食習慣如何影響健康。前兩項直接測量血糖水平；第三項是相關的，並且之前討論與心臟健康相關的問題時已經談過。我建議妳跟醫生一起進行這些測試並解釋結果。

1. 胰島素反應試驗。

也稱為葡萄糖耐受性測試，在喝下七十五克葡萄糖飲料後一、兩小時，測量空腹血糖和胰島素含量。由於空腹胰島素水平將是高糖炎症飲食中異常的第一件事——早在你的血糖開始變化和診斷出糖尿病之前——這個測試很值得作為早期預警而採取行動！另一種方法是自己購買血糖儀測試血糖。空腹血糖應該為每分升七十至九十毫克（mg/dl）。飲食後兩小時，妳不會希望血糖高於每分升一二〇毫克（mg/dl）。

2. 血紅蛋白A1C。

這是測量前六週的平均血糖。超過百分之五點五算是血糖升高，超過百分之六就是糖尿病。

3. NMR脂質譜。

這是最新測試膽固醇的方法，這項測試與過時的標準脂質譜不同，可識別LDL和HDL兩種膽固醇的分子數、大小以及三酸甘油脂計數。這方面的完整說明請參閱第四章相關部分。NMR脂質譜僅可透過saveonlabs.com的LabCorp或LipoScience這兩處獲得，讀者可以從SaveOnLabs網站自行訂購其他測試。有關這些測試更詳細的說明，請參考我的同事馬克·海曼醫生經營的網站www.10daydetox.com。理想情況下，妳會希望與了解營養學和功能醫學（www.functionalmedicine.org）的醫療保健從業者合作，以幫助妳解釋自己的狀況，以及採取何種行動。

即使妳認爲血糖對妳來說不是問題，很重要的一件事是知道糖會在細胞層次上影響妳的身體。如果妳正在吃大量的糖和穀物，甚至是全穀物，那麼妳的腸胃系統可能會將一些食物顆粒漏到妳的血液中，這種情況稱爲腸漏症。記住，今天的基因改造穀物與我們祖父母所享有的穀物非常不同，現在的麩質含量高得多。這就導致細胞炎症，因爲細胞不知道這些顆粒是什麼，並且會希望以流體包圍來中和它們。體內的荷爾蒙系統會回應所有的糖分，運作方式是讓胰臟釋出更多的胰島素，而令血液中多餘的糖分進入細胞，在那裡可以使用。其中一些糖被儲存爲脂肪，但大部分只是在血液中流動，尋找能夠吸收血液的細胞。同時，身體和血管的炎症會產生氧化壓力，也就是說有一些細胞缺少從其他細胞中清除電子的電子，破壞了穩定性並使其受傷。

隨著氧化壓力和炎症失去控制，一切都變得混亂，妳的身體開始好好壞壞。下一步是稱爲血糖壓力的前驅糖尿病，如果妳改變飲食習慣並釋放怨恨和悲傷等壓抑性情緒，這種情況是可以修正的。血糖壓力造成細胞炎症，首先表現爲身體不適，如肌肉酸痛、臃腫、頭痛、失眠和體重增加。過了一段時間，最後會出現慢性退化性疾病，像是心臟病、關節炎、高血壓、阿茲海默症、糖尿病和癌症。幸運的是，妳只要降低糖的攝入量，並注意吸收的糖類型和形式，這種糖／炎症／疾病的骨牌效應是可以抵銷和逆轉的。

如何避免食物上癮

妳對糖上癮嗎？是一位追逐糖加脂肪加白麵粉的人嗎？還是說妳沉迷於不同類型的好吃東西？注意那些正在誘惑妳的食物，也就是那些妳想要吃得過量的食物。我一位朋友最近在臉書上貼文說，她終於面對了自己的巧克力癮。她意識到，只要涉及巧克力，無論是有機可可碎粒還是巧克力棒，自己都無法適可而止。她知道唯一的解決之道就是立即戒掉並且再也不吃，公開宣布戒癮有助她獲得堅持這項決定所需的支持。

其他人上癮的食物可能是馬鈴薯泥、糙米，或任何鹹的東西。如果妳有多吃一些的慾望，這項食物可能就會讓妳上癮。不要對抗自己和渴望，只要完全避免這項食物即可。如果妳很難做到這一點，建議下定決心至少一個月不碰這項食物，然後看看結果如何。將這項食物從妳的飲食系統中排除，以及改變習慣，可能會讓妳意識到自己寧願擺脫上癮，也不要繼續戰鬥。如果妳一直對糖上癮，現在可能會發現水果和蔬菜的味道比以前更甜，因爲妳已經下調了甜味受體。藉由吃下更多天然食物，並確保自己獲得足夠讓血糖穩定的蛋白質，妳將重新訓練味蕾來享用眞正的食物，妳對食物的渴望也會減少。

作家安妮．威爾遜．謝夫（Anne Wilson Schaef）曾說過：「上癮會使我們麻木，以至於與自己知道的和感受到的脫節。」如果我要妳從飲食中剔除會增加β內啡肽並使妳暫時感覺更好的精製糖、酒精或高血糖食物，妳做得到。但是，如果妳不處理向食物尋求生活甜蜜感、向咖啡因飲料獲取能量、向酒精尋找靈魂，身體潛在的問題將使妳再次渴望這些東西。

眾所周知，食品製造商會調整食品的化學成分，使其更容易上癮。了解這一點，要盡職盡責地選擇吃哪些食物——並且誠實地問自己是否眞能適度地取食，或者是否必須放棄全部。對食物成癮的唯一長期、可持續的治療方法，是在身體中產生天然的讓妳感覺良好的化學物質，同時處理情緒和靈魂問題，然後妳就可以連結上內心的女神。

妳如果強烈渴望甜食，原因有兩個。首先是因爲妳早餐吃了一些東西而讓血糖暫時飆升，血糖被早餐貝果送上高峰之後，不可避免地接著就會崩塌下來。第二個原因是妳的味蕾已經習慣了高度加工過的食物，這些食物會破壞妳的腸道菌群平衡和大腦化學作用。妳在吃比較健康的食物時，會少吃糖，那時一些莓果就眞正可以滿足妳，而那種滿足是蛋糕或冰淇淋做不到的。如果妳眞正渴望的是生命的甜蜜，那就去外面，坐在樹下曬太陽，和讓妳開懷大笑的人交談。到現在，妳已經知道有很多方法可以體驗快樂，用不著借助以人爲方式刺激妳情緒的物質。

妳如果喜歡喝汽水，就必須放棄這個愛好。汽水是液體糖果，很容易讓人沉迷其中。也不要喝減糖版本，因爲這種汽水使用人造甜味劑，讓大腦變得渴望眞正的糖。含有阿斯巴甜的蘇打水與肥胖有關，可能是因爲無熱量的飲料往往會讓妳渴望諸如加了糖味的高熱量麵包或餅乾。但阿斯巴甜也是一種能夠殺死腦細胞的興奮毒素，並且與癲癇發作和多發性硬化症有關⑧。許多女性對含咖啡因的健怡可樂上癮，並誤以爲由於這些飲料沒有卡路里，咖啡因比咖啡少，所以沒問題。錯了！請以水作爲主要飲料，如果想要一點變化或者嘶嘶發泡聲，可以試試天然礦泉水，或者在水中加一片酸橙或檸檬，或者喝一些帶有果汁調味料或新鮮薄荷和甜葉菊（低卡路里）的起泡礦泉水，或草藥茶。妳有很多選擇，不要經常喝蘇打水或減肥蘇打水。

至於酒精——是的，酒精是一種糖，偶爾喝一點葡萄酒也不會殺了妳，但是妳眞的是「偶爾」喝嗎？老實說，妳不需要酒精，酒精的負面效果大於正面。妳如果告訴自己，研究表明適度飲酒者更長壽，並且比較健康，那就要記住，健康、長壽的飲酒者只是在喝一點點酒時，做了很多其他的事。這可能是坐在門廊上放鬆，或與朋友在一起的時間，使得他們的飲酒有保健作用。事實是，即使適度飲酒也會顯著增加罹患乳腺癌的風險，成千上萬的女性「爲治療而奔波」並戴上粉紅腕帶，但她們卻喝了足夠增加風險的葡萄酒！最近的研究顯示，大多數女性不想聽到酒精和乳腺癌的關係。

酒精會讓人上癮，同時也是一種鎭靜劑。更重要的是，在妳更年期過渡期到無月經期間，或更年期後的雌激素水平較低時，或者在來經前幾天，酒精特別能透過抑制大腦化學物質來降低情緒。喝酒前、喝酒當時和喝酒後，妳的心情如何？妳是否需要這種飲料才能有魅力和詼諧，在酒吧跳舞或者與陌生人調情，或反對別人提出的有趣想法？歲月無痕女神不需要藉口就能玩得開心！

如果妳正在從酒癮中康復，要避免吃糖，它會引發妳對酒精的渴望與抑制大腦化學反應。不要用一個問題取而代之另一個，記住，酒精與其他糖類一樣，也會使潮熱惡化甚至引起潮熱。

平衡妳的荷爾蒙

妳聽說過人在中年時荷爾蒙會自然失去平衡。想快速平衡妳的荷爾蒙嗎？從飲食中消除糖、麩質和酒精，用日誌記下荷爾蒙日常狀況，看看妳經歷的心情、能量水平、心理清晰度和對不健康食物的渴望有多快。服用野葛根和瑪卡等植物荷爾蒙也有用，因為它們含有所謂的適應原。適應原位於細胞中的荷爾蒙受體，如果妳的荷爾蒙水平太低，適應原就像小劑量的雌激素一樣安全地活動；如果荷爾蒙水平太高，適應原會阻止過量所產生的任何不利影響。

穀物大腦和小麥肚

如果妳聽說過更年期肚，或者想知道爲什麼當妳進入中年後，把手機和鑰匙放錯地方的情況如此普遍，請不要再歸咎於荷爾蒙或「早期老年人的疾病」，不要那樣想，也不要那樣說。這不是荷爾蒙問題、早期癡呆現象，或中年「自然而然」就肚子凸出、大腦糊塗。是妳正在吃的東西造成的。罪魁禍首可能是穀物，神經學家大衛・博瑪特醫生（David Perlmutter, M.D.）所著《無麩質飲食，讓你不生病!》（*Grain Brain*）以及威廉・戴維斯醫生（William Davis, M.D.）的《小麥完全眞相》（*Wheat Belly Rodale*）兩本特別的書籍作了詳細的解釋。

歷史上大部分時候，人類吃的穀物很少，像是小麥、大麥、黑麥、卡姆小麥、斯佩耳特飼料用小麥，以及其他各地零星生長的穀物。人類那時沒有種植和收穫莊稼，所以這些穀物不是他們飲食的主要部分。當農業時代在幾千年前出現時，人們開始吃較多的穀物，我們的身體在某種程度上適應了這類食物。但正如博瑪特博士在《無麩質飲食，讓你不生病！》中解釋的，以穀物中的葡萄糖作爲大腦的主要能量來源，也用穀物作爲主要食物來源，其實並不理想。正如我在本章前面所說，脂肪是大腦食物：最好透過膳食脂肪（主要來自植物）爲我們的腦細胞和作爲發電站的線粒體提供燃料。飲食中所有的穀物，即使以整體形式食用，保留外殼、豆莢，都會變成葡萄糖，在身體和大腦中像糖一樣起作用，來自穀物的額外的糖分也被儲存爲體內多餘的脂肪。送到市場上的牛以穀物餵養；我們的身體也因穀物而長胖了。

越來越多的證據表明，我們最近在西方經歷的大多數疾病，從癌症到自身免疫疾病、阿茲海默症和自閉症，都是由與我們飲食有關的炎症引起。想想妳如何吃穀物，妳是否正在吃塗滿蜂蜜或濃縮果醬的全麥麵包當早餐或點心？麥片配乾果？在大多數餐食中妳是否用穀物代替蔬菜？妳可能已經教會大腦使用普通燃料，而不是高級燃料。

穀物作爲食物不好的另一個原因，是人們在第二次世界大戰後改變了穀物。我們大多數人都在吃所謂的矮小麥，這種小麥是爲了緩解全世界的飢餓而引入的，因爲很容易大量生產，麩質含量也很高，我們都認識一、兩個罹患乳糜瀉（或稱腹腔病）或麩質不耐症的人。現在很多人在某種程度上都不耐麩質，除了我們正在食用的所有精製糖和毒素之外，吃進這麼多高度加工和充滿麩質的新小麥，對飲食產生很大的影響，這些穀物不是老一輩吃的。妳的飲食中如果沒有麵包、麥片和麵食，就可以吃很多東西。妳如果從水果和天然甜味劑中攝入了一點糖，吃大量健康的脂肪和新鮮食物，就不會渴望麵包和麵食，因爲妳的食物會很好吃。而且妳會喜歡這樣的飲食方式，妳只要吃大量的蔬菜和健康的脂肪來餵養大腦，眞的完全不需要穀物。

少許健康蛋白質帶來長久健康

健康的蛋白質可以保持血糖穩定，含有脂肪的蛋白質酸可以爲大腦提供必需的燃料。妳不需要大量的蛋白質，大約每天四十五公克即可。一份三盎司和手掌大小的肉，含有約二十一克蛋白質，所以妳的晚餐餐盤上不需要太多的魚、家禽或草飼牛肉。

我們的身體裡面沒有「時鐘」規定每天只能吃三餐，有些人吃兩頓就夠，有些人必須進食五次，完全看個人新陳代謝而定。建議兩餐之間吃一些富含蛋白質的零食，加點脂肪，少量堅果、煮熟的雞蛋、一匙椰子油、一些藍莓、一顆蘋果和花生醬，或一片乳酪，就可以讓妳在兩餐之間不致於頭暈或飢腸轆轆。最有害的是精製糖，尤其是混合了脂肪時，所以要避免那些食物。（妳知道那些是什麼──就在自動販賣機裡！）

豆類和豆莢類

因此，妳現在知道可以享受大地出產的蔬菜、水果、肉類，以及取之於動物的奶製品，這些動物就像妳祖母時代那樣生活得靠近土地。豆類和豆莢類呢？這些植物性食物可迅速使某些人血糖升高，但對其他人卻不然。它們不是近來一直在大力宣傳的所謂「原始人飲食法」的一部分，但我們不妨實際一點。斑豆和海軍豆並不完全是杯形蛋糕或白麵包，它們是一種廉價、容易獲得的蛋白質形式。如果妳以健康飲食減少炎症並保持血糖水平穩定，喝豆子或豌豆湯、鷹嘴豆泥和豆沙拉也不是不可以。只要它們不會導致因血糖不均而產生的渴望、情緒低落和精力旺盛，那就繼續吃吧。妳可以將它們視為像胡蘿蔔和甜菜這樣的塊根類蔬菜（其中含有大量的糖）：它們可能不是妳的最佳選擇，但適度食用它們可能對妳來說很好。豆腐和鹽水毛豆由大豆製成，對大多數女性來說非常健康；精製大豆對某些人（不是全部）不合適。

歲月無痕飲食

真相是，我們的身體的確是設計來吃蔬菜、一些肉類和水果，以及一些堅果和種子，盡量讓妳的餐盤上大部分是這些食物。幸運的是，妳有很多方法可以做好準備，這樣就不會覺得無聊而去訂購披薩（雖然有機的全麥麵包、全素披薩都可以是美味、偶爾享用的美食）。您甚至可以用櫛瓜、花椰菜和椰子粉等食材製作披薩麵團和義大利麵。我是藜麥的忠實粉絲，這是種子，不是穀物，而且不含麩質。

如果妳不習慣吃含有健康蛋白質和脂肪的植物性食物，這裡有一些關於吃什麼的想法：

不吃這個	你或許可以吃這個
冷麥片加牛奶	自由放養雞產下的高 omega-3 雞蛋、一些蔬菜和少量乳酪，以少許椰子油或特級初榨橄欖油烹調成的歐姆蛋。
烤麵包加果醬	由堅果、亞麻籽、胡蘿蔔、杏仁或椰子粉和椰子油等配料製成的鬆餅
雞肉沙拉三明治	有機、自由放養雞肉和烤茄子或番茄，用橄欖油和新鮮香草烹製而成
巧克力蛋糕	一盎司精緻的黑巧克力搭配新鮮水果和一盎司有機奶酪

馬鈴薯或玉米片	羽衣甘藍或海苔脆片或一把堅果或種子
玉米片和沾醬	蔬菜棒或無麩質有機餅乾蘸鷹嘴豆泥，豆泥或「中東茄子泥」（baba ghanoush）（由茄子製作，譯註：一種中東流行的前菜，由茄泥、酸奶、檸檬汁、蒜泥、芝麻醬製成）
披薩	番茄、羅勒、黃瓜、大蒜、橄欖油沙拉加一盎司肉或乳酪。

注意這裡的模式：裝滿具有豐富質地、顏色和味道的十字花科（鬆脆和多纖維）蔬菜，使用適量的健康的魚、肉、乳製品、雞蛋和水果。要用最優質、最新鮮的食材，盡情享用。

不要忘記喝大量的水，冷水或溫水都行，只要讓自己更願意喝就好。享用茶，如果妳喜歡帶有一點咖啡因，而妳的身體可以接受，就將咖啡升級爲最少加工的類型，或轉換爲綠茶，綠茶含有大量可以防止發炎和氧化壓力的抗氧化劑。

食物在哪裡

妳越來越可以在之前想不到的地方找到健康食品。我對全國各地湧現的新速食選擇興奮莫名：Chipotle Mexican Grill、Tender Greens 和 Elevation Burger 就是例子，即使是那個帶有小丑吉祥物的速食連鎖店也不得不改變它在菜單上提供的東西，因爲人們已經意識到，「便宜」的食物從長遠來看並不便宜。如果健康問題由此發生，就不能算是快樂的一頓了。

妳還可以在果貿市場找到健康食品，或者註冊所謂的CSA（社區支持農業）份額。使用CSA，妳可以在生長季節開始時付款，以便每週在農場附近提供新鮮農產品。這是一種了解當地有機種植產品的絕佳方式，並爲妳所在地區的農民提供支持，我很喜歡住家這裡的農民賈斯汀，他恰好也是位頗有成就的騷沙舞者，去了解妳的農民鄰居吧！CSA也是一種很好的烹飪方法，因爲妳會得到一個裝滿以前從未吃過或料理過的蔬菜盒子。可以上網搜尋「大頭菜食譜」（recipes kohlrabi）或「甜菜葉食譜」（recipes beet greens），妳也可以在院子裡、門廊的容器中，或租來的花園裡種植自己的水果、蔬菜和香料，甚至可以在乾草捆或地下室種。好好大快朵頤吧！

無論妳在哪裡購買包裝食品，閱讀標籤都很重要。醬汁、沙拉醬和冷凍食品通常含有隱藏成分，麩質是常見的一種，但糖、味精會以各種僞裝出現，還會加進額外的鹽，要注意自己用了多少。

「慢食運動」就是放慢速度品嘗食物，並注意食物如何從土地、動物和農民以及販售和運輸者那裡取得，以便支持可持續性種植和消費食物的方式。妳慢下來吃東西時，就不會隨手抓東西吃，或者在思考下一個待辦事項時心不在焉地掃過盤中食物，這樣就不太可能吃得過飽。妳會開始意識到，如果慢慢地吃著美味的食物，享受每一口，那麼餐館裡的食物份量是多麼荒謬，以及妳需要填飽肚子的食物份量是多麼少。

請記住，歲月無痕的女神喜歡食物。當妳與別人談論食物和健康飲食時，要注意自己的用詞和語氣，妳會不會變成食物警察而判斷自己和他人？那樣做只會讓每個人都消化不良。而且也不要將自己的身體器官做爲題材，說自己因爲心臟問題不能再吃這個食物，又因爲胃問題，現在應該吃某樣東西。要讓別人輕鬆邀請妳吃飯，最好是帶去自己需要的食物和調味品，以及必要的幫助消化藥物，免得喋喋不休地列出妳不能吃的東西。我最近看到一則卡通說明了這一點，令我捧腹。卡通中一位女士正在和一位朋友聊天，說：「我一個星期沒吃麩質，已經很煩惱了。」不要做那樣的人。妳和朋友及家人相聚時，談談自己嘗試的新食物或食譜，也可以和朋友和他們的孫輩一起去採摘蘋果或漿果；去鄰居家時帶一些羅勒或辣椒，當她給妳一些蕃茄時，妳們彼此可以交換栽種秘訣。食物種植、購買、準備和享受都可以成爲共同經驗。

因此即使妳不是正在吃麵包，也要嘗試與他人「擘餅」！我這裡有一個關於石頭湯的民間故事，故事說的是一個村莊的人聚在一起，在火爐上煮著一塊石頭的湯裡加一點東西。讓湯變得美味的不是石頭，而是每個人添加的東西：那是形塑社區的愛，是最好的營養。

歲月無痕健康飲食的補品

攝食完整健康的食物會滋養妳的內在女神，但為了獲得眞正最佳的營養，食物補品很重要。食物補品會爲身體帶來平衡，較快地補足營養；還會改善大腦化學反應，從而影響妳的情緒和對前景的展望，因此較容易自力增加營養的方法，就是計畫健康飲食並堅持施行這個計畫。妳在第十二章會找到快速補充自身的保健品具體訊息，而閱讀本書會熟悉其中一些諸如維他命D3的保健品。不過我現在要再提供一些重要的項目，值得配合之前提過的一些補充劑服用。（第十二章有完整列表。）

第一種是薑黃，也稱爲薑黃素。這種香料存在於包括咖哩的許多亞洲食品中，具有令人難以置信的抗炎作用。事實上，它打開了身體產生超級抗炎生化物質BDNF和穀胱甘肽能力。BDNF即腦源性神經營養因子，是一種酵素，穀胱甘肽是三種氨基酸的組合。妳可以用薑黃做飯和添加在食材中，但也可以認眞考慮直接攝取。（順便說一句，如果想幫助大腦產生BDNF，就要減少飲食中的糖。）⑨

另一個重要的營養素是鎂，大多數女性都缺乏鎂。妳不可能不小心過量服用鎂，因爲過多的鎂會造成大便稀釋，妳一定會注意到（妳聽說過通便的鎂乳，對嗎？我不用多說了。）

女性需要的另一種營養素是碘，碘有助於緩解乳房疼痛，產生健康的頭髮、指甲與荷爾蒙平衡。美國大多數婦女不吃海洋蔬菜或海帶，而那些都是很好的碘來源。比較美國與日本，美國一般女性每天攝取兩百四十微克的碘，而日本女性平均每天消費四十五毫克（毫克爲一千微克）。每天大約需要三毫克才能支撐健康的乳房，所以很明顯，大多數美國女性的攝取量遠遠不夠。一些消息來源指出，一般日本女性飲食中的海藻攝食量大約是美國女性的六倍。（請注意，有機雞蛋是碘的另一個良好來源。）⑩

爲了確保妳攝入足夠的碘，我建議用補品。一定要慢慢地在妳的飲食中添加碘，特別是如果妳有諸如橋本氏症（Hashimoto's disease）的甲狀腺狀況，或正在服用溴化物的處方藥。否則妳可能會出現皮疹、心率增加和甲狀腺功能亢進（過分活躍的甲狀腺）。順便提一下，我發現最好的甲狀腺訊息網站是瑪麗．舒蒙（Mary Shomon）的 www.thyroid.about.com。

關於碘

碘以碘元素和碘化物兩種形式存在。身體最佳狀態所需的碘量，每天約十二點五毫克，有些人需要更多。分子型態的碘元素和碘化物的組合是最好的。目前碘的每日推薦膳食攝取量（RDA）僅為一五〇微克，足以防止甲狀腺腫，但幾乎不足以讓包括甲狀腺在內的身體其他部分永保健康。碘被稱為鹵素；氯、氟和溴等其他鹵素與碘競爭養分。當妳首次在飲食中添加碘時，身體可能會以皮疹的形式排出其他有毒的鹵素。許多人誤以為這是對碘的過敏反應，而不是身體本身在進行治療，解決這個問題比較簡單的方式是補充碘。甲狀腺荷爾蒙由碘組成——符號T3和T4是指荷爾蒙本身的碘分子數。許多服用足量碘的人發現自己的甲狀腺功能會自動恢復正常，但甲狀腺並不是唯一需要碘的腺體，乳房組織每天需要三毫克碘，以達到最佳健康狀態，預防囊腫和疼痛，卵巢也需要它。在這一點上，碘缺乏是一個全球性的問題，碘鹽不足以提供必要的各種營養素。鑑於適當的碘對身體幾乎所有功能都絕對必要，我強烈建議以某種形式將碘添加到飲食中。

好的綜合維他命也很重要。標籤應該標明「保證效力」和「在GMP設施中製造」。GMP代表「良好生產規範」，爲了能夠這樣宣稱，生產者必須取得公共健康與安全組織「NSF國際」認可。還有一個非常好的資源名爲《The NutriSearch營養補充品比較指南》（*The NutriSearch Comparative Guide to Nutritional Supplements*），由萊爾·麥克威廉（Lyle MacWilliam, M.Sc., F.P.）製作編撰，對保健補品的品質進行評級⑪。

我還建議妳開始服用一些益生菌。如先前所說，益生菌存在於酸奶和其他發酵食品，像是豆豉、豆腐、味噌、酸菜和泡菜，但大多數女性需要補充益生菌份量。以下再解釋一下益生菌的本質以及對妳內臟的好處。

益生菌、益生元和內臟的健康環境

妳的胃腸（GI）系統或腸道在健康的各個層面都起著極爲重要的作用。腸道實際上是大腦的一部分，產生諸如血清素的神經遞質，事實上，這些神經遞質大部分都是在腸道中產生的。腸道也是免疫系統的一部分，保護身體免受外來細菌或病毒等微生物的侵害。我們生活的世界並非無菌，所以胃腸道實際上充滿了微生物，數量比身體細胞還多！換句話說，妳的腹部是一個社區。鄰居們處得好嗎？還是說那裡狀況不穩，像是酵母和不健康的細菌等壞菌群擠出了好的菌群？

確保妳有足夠好菌類的最好方法，是吃大量十字花科蔬菜，如綠花椰菜、白花椰菜、羽衣甘藍，因爲這些菜所含的纖維可以作爲內臟中好菌的滋生地。妳還需要讓優質細菌益生菌進入胃腸道系統，並在那裡成長。一個好的益生菌補充劑應該包含有助消化的有益微生物。如果妳的陰道或口腔或兩者經常有酵母菌感染，市面上有含有特別適合清除該處細菌的益生菌補充劑。飲食中去除糖也有益於此，Activia 系列優酪乳含有相對少量的有益細菌和我認爲過多的糖。不過，最近的一項研究表明，因爲腸道健康與大腦之間的關係，每天喝一杯 Activia 優酪乳，可以提高女性的情緒。如果一點含糖的優酪乳可以產生這樣的結果，想像一下高質量的益生菌來源功效有多大。並且妳可以透過吃高麗菜、綠色蔬菜、綠花椰菜等來支持所有這些有益的微生物（也稱爲微生物組）。改變整個飲食的想法很容易讓人不知所措，但是妳可以通過在短短二十四小時內改變進食內容，顯著改變腸道菌群平衡⑫。

吃太多的穀物和糖會造成腸道菌群不平衡，因爲會有酵母生長而好菌死亡。我解釋過，妳會出現腸漏症、炎症和氧化壓力，而血清素程度也會降低。妳開始渴望吃糖，而一旦屈服於那樣的渴望，情況就會惡化。因此，服用益生菌雖然很好，卻不是靈丹妙藥，妳還必須去掉糖。

如果妳已經放棄了糖和穀物，但腸胃道系統仍然不順，那可能只是水喝得不夠，或者纖維吃得太少，或者吃了一些不適合妳的東西，也可能是情緒化的問題。記住，腸道比大腦產生更多的神經遞質，所以腸道一直在和我們說話！注意妳腸道的微妙跡象，因爲此處對食物和感覺都會有反應。妳如果焦慮、生氣或沮喪，腸蠕動可能會過於鬆散或緊張，或者腸道會抽筋。從能量角度而言，妳的消化系統與第三脈輪、個人力量、自我價值、自我期許、自信和責任感有關。當妳感到緊張或不安全時、害怕因爲自己而羞恥時，對每件事和每個人都感到責任重大時，妳的內臟可能因激動而有所反應。

我們平常會說「傾聽內心聲音」和「我就是嚥不下這口氣」，因爲在某種程度上我們感覺到腦和腸胃道的連接，而科學家們現在意識到這種連結比我們所知道的更強。不要忽視妳的內臟！要服用益生菌，如果妳有消化問題，建議隨餐服用一種酵素。舉例而言，如果妳要享用一道有機米飯和豆類的菜餚，加上一份酵素補充劑將有助防止過量放氣。

快樂的肚子和快樂的身體

如果妳對自己肚子的形狀不滿意，要知道去掉小麥會縮小肚子，但不管肚子什麼模樣，妳都可以讓它快樂。平衡妳的腸道菌群，盡情享用美食，還要清除影響妳的羞恥、完美主義和情緒壓力等垃圾。讓我們創造一個快樂的、讓妳舒服的、不會留住脂肪中毒素的肚子；這樣的肚子也不會創造一個讓妳容易患上糖尿病等疾病的體形。妳治癒內臟時，要向腹部表達愛意，妳甚至可以參加肚皮舞課程而與身體這一部分重新接觸。肚皮舞跟任何感性的舞蹈一樣，更容易與妳美麗、神聖、歲月無痕的內在女神重新取得聯繫。

放棄實現我們的文化所謂的「完美」或「理想」體形的目標。任何年齡只有大約百分之一女性擁有堪稱理想的體型。此外，文化上的理想標準各個世代也不同，現在是接受既成事實、處之泰然的時候了。迎接身體出現的變化，並思考這些變化在提醒自己什麼。妳需要改變自己的生活嗎？妳是否已經學會充分愛自己並擁抱妳的腹部、乳房、臉部、手臂、臀部、頭部和腳部等肉體外觀？愛護並滋養妳的身體。妳在吃得健康時，要相信食慾和身體的渴望會自然形成獨特的體重和外觀。

喜悅是歲月無痕的關鍵因素，不要理會食物警察，做一個笑嘻嘻的大肚佛。縱容自己打開胃口，與好夥伴一起，或只是自己一人享受食物的樂趣，心平氣和地與大地果實相處。

註釋：

①Mark Hyman, M.D., *The Blood Sugar Solution 10 Day-Detox Diet* (Boston: Little, Brown, 2014), 80.

②Joseph Mercola, M.D., "To Achieve Optimal Health, Eat 50–70% of This Frequently Demonized Food," Articles.Mercola.Com, December 28, 2011. Retrieved November 4, 2013. http://articles.mercola.com/sites/articles/archive/2011/12/28/what-you-dont-know-about-fats. aspx.

③Patty W. Siri-Tarino et al, "Meta-analysis of Prospective Cohort Studies Evaluating the Association of Saturated Fat with Cardiovascular Disease," *American Journal of Clinical Nutrition* 91, no. 3 (March 2010): 535–46. http://ajcn.nutrition.org/content/91/3/535.abstract.

④Fernando Gómez-Pinilla, "Brain Foods: The Effects of Nutrients on Brain Function," *Nature Reviews Neuroscience* 9, no. 7 (July 2008): 568–78. http://www.ncbi.nlm.nih.gov/pmc/articles/PMC2805706/.

⑤約瑟夫．默科拉（Joseph Mercola）的網站上有一些出色的文章，介紹了脂肪、糖和碳水化合物類型之間細微的差別。例如，參見"Heart Specialist Calls for Major Repositioning on Saturated Fat, as It's NOT the Cause of Heart Disease," November 04, 2013. http://articles.mercola.com/sites/articles/archive/2013/11/04/saturated-fat-in take.aspx

⑥Sanjay Basu et al, "The Relationship of Sugar to Population-Level Diabetes Prevalence: An Economic Analysis of Repeated Cross-Sectional Analysis," *PLOS ONE* 8, no. 2 (February 27, 2013). http://www.plosone.org/article/info%3Adoi%2F10.1371%2Fjournal.pone.0057873.

⑦Nicolas Cherbuin, Ph.D., et al, "Higher Normal Fasting Glucose Is Associated with Hippocampal Atrophy: The PATH Study," *Neurology* 79, no. 10 (September 4, 2012): 1019–26. http://www.neurology.org/content/79/10/1019.short.

⑧關於阿斯巴特糖精，我朋友 Joseph Mercola 的網站上有很好的資訊 http://aspartame.mercola.com.

⑨R. Molteni et al, "A High-fat, Refined Sugar Diet Reduces Hippo-campal Brain-derived Neurotrophic Factor, Neuronal Plasticity, and Learning," *Neuroscience* 112, no. 4 (2002): 803–14. http://www.ncbi.nlm.nih.gov/pubmed/12088740.

⑩Theodore T. Zava and David T. Zava, "Assessment of Japanese Iodine Intake Based on Seaweed Consumption in Japan: A Literature- Based Analysis," *Thyroid Research*. http://www.thyroidresearch journal.com/content/4/1/14.

⑪Lyle MacWilliam, M.Sc., F.P., *NutriSearch Comparative Guide to Nutritional Supplements*, 5th edition (Summerland, BC: Northern Dimensions Publishing, 2014).

⑫Lawrence A. David et al., "Diet Rapidly and Reproducibly Alters the Human Gut Microbiome," *Nature* 505 (December 11, 2013): 559–63. DOI:10.1038/nature12820. http://www.nature.com/nature/journal/vaop/ncurrent/full/nature12820.html.

9

女神樂在運動

動就活下去，不動就沒命。就這麼簡單。

——鮑伯 · 庫利（Bob Cooley）

《靈活天才》（*the Genius of Flexibility*）作者

我有一種習慣，會刻意注意生命中夢想實現的瞬間，這些夢想經過了實際的努力才得以體現。其中最重要的時刻之一，就是與一位阿根廷當地人在布宜諾斯艾利斯跳探戈舞，同時欣賞在著名舞蹈俱樂部坎寧沙龍（Salón Canning）現場演奏的探戈管弦樂隊「彩色探戈」（Color Tango）。在那裡跳舞標誌著完成史詩般的重要事項，因為那代表我生平第一次發現真正讓自己心動的運動形式。與核心精神協調一致的運動，才是可持續的運動，這是我們所有人都需要做的「運動」類型。

我一生都想跳舞，但我在愛好運動的家庭中成長，家人們滑雪、健行、打高爾夫和網球，舞蹈不在名單上。七歲時，我高興地看著父親帶著特別的包裹進門，那裡面是我郵購的踢踏舞鞋，但鎖上唯一的舞蹈老師在我珍愛的舞鞋來到不久後就搬走了。接下來的幾十年裡，我試過交際舞，但遇上的舞伴總是只想運動，跳起舞來心不甘情不願。我最後意識到，如果要實現舞蹈願望，就必須自己去實現，於是我再次報名國標舞課程。然而在一月某個下雪的寒夜，我站在緬因州交際舞工作室巨大的窗戶前，看著一對緊緊依偎的伴侶跳著阿根廷探戈舞。舞蹈非常性感、動人，並且呼喚著我。我的心說：「這就是我要做的。」

觀看伴侶嫻熟地跳舞而被啓發是一回事，在舞蹈課或練習時表現出笨拙的初學者樣又是另一回事，尤其當妳已經掌握職業生涯，身處自身領域權威現有的舒適圈時。我們當中有多少人因為害怕被別人嘲笑或羞辱，而拒絕回應內心的呼喚？我們總有理由待在家裡，不要冒險讓自己尷尬，但這是我們需要抵制的過時聲音。那就是我決定要做的，而那個選擇改變了我的生活。

我雖然很緊張，還是以一個毫無經驗的初學者來到探戈班，緩慢而自覺地開始學習這種藝術形式。在舞蹈教學和練習課上，女人都比男人多得多，我的女同學都在等著被邀請跳舞。我想，哦，好吧。這世界還眞不需要這樣呢，又多了一個單身中年婦女想學跳舞。本來男伴就已不夠，現在又加上我，比例更糟了！

但是我的身體、思想和精神都強烈渴望感受這種浪漫舞蹈，我想臣服於一位舞技嫻熟男伴帶領的快感，我希望身體知道如何表達音樂在體內的感覺。為此，我必須在大腦和身體中創建新的通路，並且徹底重建連結。當我與伴侶的心意相通時，我必須努力使自己的身體帶給每個神經和肌肉神聖的樂趣。坦率地說，做這樣的事比念醫學院和做實習醫生要困難得多。為什麼？因為身為一位沒有舞蹈背景、超過四十歲的單身女性學習探戈，揭露了我對自己渴望作為女性的所有不安全感。阿根廷探戈是一種聯繫和激情的舞蹈，源於一個多世紀前於阿根廷聚集的眾多流離失所、痛苦的非洲人和歐洲人，成了承載我自己所有痛苦和不安全感的熔爐，鍛造出一個新的、更有活力的、永不過時的身體，甚至一個全新的生活。

關於身體感覺，妳可有祕密的渴望？如果妳現在不覺得自己的身體精緻，什麼時候妳要給自己一次這樣的體驗？我們每個人出生後都被設計了讓自己感到滿足的獨特運動方法。為了保持歲月無痕，妳需要記得兒時妳怎麼行動，那時妳還沒有將別人認爲妳應該何時該動、何時該靜的想法內化，妳也要記得如何表達自己，以及如何感覺自在。那時妳活動身體是因爲自己有熱情，而不是不懈地驅使妳的身體去做「對妳有益」的「運動」。

在歲月無痕的年代，妳不必回到必須與朋友競爭、按照老師要求做一些特定的動作，以及穿著醜陋又不舒服的制服，或者讓技術比妳熟練的人得到所有樂趣的中學時代。取而代之的是，妳可以在擁抱冒險感時，以新的方式伸展自己，將樂趣帶到運動中。問自己：今天我的身體有什麼可能性？怎樣才能與昨天動得不一樣而更開心？怎樣才能動得更愉快、更自由，也更充分？

歲月無痕處方：運動與樂趣

我不喜歡「運動」這個已成爲所有活動身體的代名詞。我們受傷是因爲我們被教導「成功要付出辛苦的代價」、「督促自己」、「痛苦就是衰弱正在離開身體」。如果我們不知道如何改變身體中的結締組織，也就是我在本書早前提過的，將所有組織連結起來的筋膜，那麼傷害就可能會困擾我們一生。身體受傷的能量通常儲存在結締組織中，但是妳會學到，儲存的內容可以釋放。帶著恐懼和義務感來活動自己的身體是無法持續的，時間過去，妳會發現無法強迫自己去做不想做的事情。

還記得第一次翻筋斗嗎？騎自行車呢？在游泳池裡游泳？沿著海灘跑？跳繩？我們的身體是被設計成「移動的」。妳還是個小孩的時候，沒有人會強迫妳運動。實際上，情況恰恰相反。妳活動時，內在非常高興，能量在燃燒。如果妳忘記了那種感覺，就去看看不到五歲的孩子吧，網路上有很多可愛的孩子們停不下來的影片，注意他們在必須坐直或站著，或跟隨踢踏舞老師精心編排的舞步時，他們做了什麼。他們興奮時，就像那些蘇菲派神祕主義者在體內與聖靈連結時，因純粹喜悅而旋轉。我們以前跟每個孩子一樣，被教導要停止扭動，坐下來適應學校、教堂或汽車座椅。現在，當然，權威人士正在告訴妳，不要坐著不動，要開始活動！

運動有多重要？這裡有一個例子。幾年前，我與兄弟姐妹和母親一起家庭旅行，在伊斯坦堡機場時，爲了準時抵達我們航班登機口，我們不得不利用電動平面扶梯。母親當時八十七歲，她在電動平面扶梯突然結束時回過頭看了一下，結果在前面的地板踉蹌了幾步。她出自本能地伸出手想穩住自己，但是沒有欄杆可扶。她開始往旁邊摔下去，落到人行道約兩英尺高度。她意識到自己要摔倒了，就從扶梯的盡頭跳下，落在兩英尺下方，然後往前跑以去除失去平衡造成的動力。那個景象令人印象非常深刻，很符合運動原則。我確信，如果她不那麼健壯和敏捷，接下那個月我們就得在土耳其醫院待命，等她從髖部骨折中康復。她本能的自我保護運動是一生體力和運動的結果，我母親的情況跟健行和滑雪有關。就在體內活在當下，保持良好的平衡，以及明白自己如何動作，就可以挽救妳的生命，而快樂的動作當然可以使妳的生命更值得活下去。記住，肌肉力量和平衡性之所以退化，跟年齡增長無關，而是因爲久坐不動的生活方式使其缺乏使用所致。

如果妳確實有運動習慣，請注意如果整日坐著，僅僅在椅子上固定姿勢那段長時間的之前或之後運動，是絕對不夠的。最新研究表明，如果妳久坐不動，即使工作一個小時，那段持續不動的坐姿也會增加罹患癌症、糖尿病、中風和心臟病的風險，並使妳在未來三年內死亡的風險增加百分之四十①。但是，妳有方法可以選擇。妳可以坐在有或沒有支架支撐的健身球上（我現在正在做！），設置計時器，每隔十五分鐘站起來伸展和移動（即使站起來再坐下去也可能非常有效）。妳也可以使用可調節的書桌，讓妳在站立和坐下之間變換工作姿勢。將來，全息（holographic）電腦「螢幕」可能會出現，我們可以用身體、手、聲音和螢幕互動，已經有設備可以在某種程度上做到這一點。在此之前，如果每天要長時間坐著，就得找到在工作時可以定期起身、移動的方法，就好像妳是個不斷扭動的孩子一樣！

改進平衡感

曾經任職於美國太空總署（NASA）的喬恩・韋爾尼科斯博士指出，健康的年輕太空人進入太空後，返回地球時通常很難行走。他們像老人一樣步態寬闊，因為他們大腦的前庭系統由於缺乏重力而萎縮了。同樣，當我們整天坐著而又不經常做重力運動時，我們也會失去平衡。太空人在幾週內重獲平衡，我們所有人，不論年齡大小，都可以做同樣的事情。方法是每天至少三次，一隻腳金雞獨立，閉起眼睛，看看妳可以平衡多長時間，而無需用一隻手或另一隻腳穩定自己。我每天早上在淋浴時做這個練習，白天至少一次，晚上入睡前再一次。我剛開始的時候，一隻腳幾乎站不到十秒鐘，就需要設法平衡。大約一周內，我獨腳站的時間長達三十秒。接下來可有趣了，我的平衡越來越好！要知道，妳的平衡和前庭系統是可以藉由練習改善的。

每個人的身體能力不同，但我們當中有許多人在兒時就知道，身體移動等同競技運動。我們經常受到根據運動技能所做的評斷，而這些運動技能跟健身完全不同。力量和柔韌性的基準並沒有錯，但是即使到了今天，學校的健身標準仍以掌握新手訓練營技能爲基礎，而不是按照節奏活動身體，或表現出柔韌性、平衡、優雅或性感。同樣的標準適用於較大的文化範疇，難怪會有許多婦女最終討厭「運動」，也放棄尋找活動身體的方法。

長久以來，我並不樂於活動身體做運動，我將運動視爲融入家庭的一種方式。家中每個人，包括母親，都參加競技運動。無論我們是徒步旅行、滑雪還是打網球，運動似乎總是與贏得比賽、保持得分或征服陡峭的山坡有關。我和其他所有人一起去，喜歡偶爾滑下山峰或打網球。但總的來說，這些活動都沒有滿足我。我很高興成長於一個重視健身的家庭，但是像許多女性一樣，我發現自己花了很多年才找到眞正滿足我獨特身體、思想和精神的體育活動。太多女性內疚了數十年，因爲自己沒有「運動」，也不知道其實有一些運動形式她們會覺得自然，她們在許多情況下已經忘記了這些方式。藉著回到讓自己感覺良好的運動上，她們可以得到健康所需的「運動」。

要維持健康、靈活的生命，得有一種開心表達生命力的方式，讓心臟跳動，體液和氣循環。妳不必去健身房或在爬梯機上，注視著二十四小時新聞頻道而運動，也不必加入競爭激烈的運動隊，除非是妳內心說要這樣做。有許多活動身體的方法，妳需要的是一種可持續的形式。這種形式必須很有趣，並且依自己的身體狀態還能產生效果。如果妳現在並未定期活動身體，就需要開始找到方法，讓自己的體液暢通無阻。如果妳目前經常運動，但感到疼痛或難以激勵自己，就必須改變運動方式。

無論燃燒多少卡路里或脂肪，對心臟有多好，或積累了多少肌肉，如果妳不喜歡自己的運動方式，最終就會失去強迫自己去做的意志力。妳承受的壓力越多，意志力儲備就消耗得越快。凱莉．麥高尼格博士（Kelly McGonigal, Ph.D.）是《輕鬆駕馭意志力：史丹佛大學最受歡迎的心理素質課》（*The Willpower Instinct: How Self-Control Works, Why It Matters, And What You Can Do to Get More of It*）一書的作者。她詳細闡述了意志力作爲一種有限的資源，必須定期補足②。在妳壓力最大，時間緊迫的時候，最需要開心地活動身體。因此，且讓我們完全放棄「運動」一詞，然後談談妳將如何快樂地移動身體，就像妳是神聖女神一樣。

愛玩的、跳舞的女神

我之前提過，其他成千上萬的女性跟我一樣喜歡快樂的運動，那就是跳舞。在我長大時期的美國，女孩不能主動要求男孩跟她跳舞，也就是說，大多數女孩都竭盡所能向男孩示意：「選我！」我的朋友記得在某個地方長大的快樂是，女孩們放棄了那些不跳舞的男孩，只是簡單地女女共舞，沒有社交污點。她現在有一個念中學的兒子，經驗截然不同，他說在學校跳舞時，是女孩子邀請男孩子跳；男孩們等著被問要不要跳舞。事實是，我們許多人需要拋棄成長過程中關於男女舞蹈的嚴格觀念，以及被評斷的恐懼。

舞蹈存在於世界上所有的文化中。這是我們與骨盆相連的方式，也就是爲什麼在一個專制社會結構裡，權威當局何以要設法控制誰可以跳舞與如何跳舞。我們允許身體在狂野的放肆和歡樂中跳起來時，就滋養了精神，幫助大腦和心臟獲得程度最高的健康。我的探戈小組完全沒有誰來跳舞的規則，每個人都與每個人共舞：男人和男人一起，女人和女人一起，男人和女人一起。我們不會按性別或身高來分配舞伴，有些女人還記得總是因爲身材高大而不得不在課堂上帶領伴侶跳舞，她們不想重複這種經歷，所以我們不這樣，我們只是跳舞。

跳舞對大腦和認知都有好處。紐約市阿爾伯特．愛因斯坦醫學院對一群七十五歲以上的人，進行一項爲期二十一年的重要縱向調查，研究了從玩紙牌到游泳和做家務等活動是否會影響認知能力。除了伴侶跳舞，幾乎沒有一種體育活動對癡呆症的發生率有任何影響。跳舞使患病風險降低了百分之七十六，就保護人們不受認知能力下降影響而言，沒有其他更有效的活動③！

讓我們看看箇中原因。一方面，如果妳不害怕別人批評妳的舞姿或自覺跳得不完美，那麼跳舞會很有趣。我們已經確定，快樂的生活有益於大腦化學反應。另外，舞蹈（尤其是與伴侶一起跳舞）是一種兼具創造力和靈敏反應的運動方式，如果妳的伴侶突然暗示妳要傾斜或旋轉，妳就必須快速調整自己的動作。有關舞蹈和認知能力的研究表明，與同伴一起跳舞時需要做出快速決策，這樣才能有效保持大腦敏銳。學習新動作可支持海馬體的健康，海馬體是與學習和記憶相關的大腦結構，當妳患有老年癡呆症時會受到損害。因此，在跳舞方面，如果妳已經熟練掌握序列動作，就不會中斷它，妳必須以新穎的方式前進。換句話說，繼續做「機器人」，但不要機械地做，要自發地與夥伴合作④！

舞蹈也有社交性，我們都知道社交有益健康。蒙特婁的麥基爾大學（McGill University）研究員派翠西亞．麥金萊（Patricia McKinley）發現，阿根廷探戈舞特別有助於社交和活動⑤。舞蹈還對於保持平衡和協調有好處，這兩方面通常會隨著年齡的增長而不穩。之所以發生這種情況，部分原因是我們停止以新的方式活動身體，部分原因是密集的筋膜積累，不常使用肌肉時，筋膜會慢慢積累。平衡性降低時，人們走路時經常盯著腳以防絆倒。妳不希望最後變得這樣，有很多方法，包括舞蹈，可以恢復良好的平衡和協調，阿根廷探戈尤其適合所有這些技能⑥。

越來越多的網路遊戲開始模擬跳舞，包括與伴侶跳舞，即使這樣的自發性和身體觸覺並不像眞實的跳舞。這樣的網路遊戲可以成爲妳快樂運動組合的一部分，尤其是與其他人一起使用時。建議讓這種舞蹈方式成爲家庭生活的一部分，有朋友來訪時，就找出這些網路舞蹈遊戲影片。播放音樂讓自己動起來，音樂可以激發我們愉快地活動身體。某些樂曲可能需要搖擺臀部，另一些樂曲可能會要求做出特定的舞蹈動作，讓手臂、頸部、下背部等處得到運動。建議觀看網路一些不同時代人們跳舞的影片，回想各種自己曾經活動身體的方式，思考其中哪些現在可以再試試。

心臟產生的動作和爲心臟而做的運動

儘管大腦比體內任何其他器官消耗更多能量，但心臟是最大的電磁活動產生者。活動身體，血液和體液就會循環，妳的心肌得到鍛鍊，身體外觀趨向健美，心臟得以健康，這就是有氧運動的基本思想。然而心臟不僅僅是拳頭大小的自主性肌肉，還是情感表達的中心，周遭的人都能感受到妳發出的情感，而這最可能是伴侶跳舞在保持體力方面非常有效的原因，實際上這是在不同身體中的兩顆心像一顆一樣地運動。開心加倍，歡樂加倍。而且，我承認，妳初次學習時會有兩倍的不可抗拒感。

妳已經聽過「她心不在焉」和「她全心全意」的說法。只要不被別人控制，我們的心就會蓬勃發展。神聖之愛是世上最強大的治療力量，而就是由這個力量心提供動力的。建議經常這樣說：「神聖之愛正在我的心中顯現。」

讓運動較可持續的方法之一是集中注意力。跟著喜歡的音樂擺動身體，就像我們剛剛談過的舞蹈一樣。在自然界中運動可以打開妳的心臟脈輪，使妳更容易出來運動。夏天時我喜歡帶瑜伽墊到後草坪，在橡樹下做皮拉提斯，俯瞰波浪起伏的河流。尋找運動夥伴或一群願意與妳騎自行車、遠足或打高爾夫球的人，讓這項活動既達到社交目的又開心。和朋友一起上一種課程，感謝所有讓自己快樂和不快樂的事物。只要我不必在帳篷裡過夜，不用在那不能如我願支撐骨骼和關節的地面睡覺，我就可以在陡峭的山間小徑上健行。我認識的一位女士說她「不跟蚊子作伴」，所以她避開蚊子最活躍的夏季黎明和黃昏去做戶外運動。無論採取什麼使內心雀躍且充滿運動樂趣的方法，去做就是了，用不著跟任何人解釋。如果妳要好好運動，只要有助於妳在情感上與這項活動聯繫在一起，就允許自己花錢購買健身器材，讓自己感覺強壯，像「眞正的」自行車手或舞者一樣，

運動並不僅限於事先計畫好的一段長時間裡，我們整天都可活動身體，無論是在休息時跳一會兒舞還是舉重，或是在看電視時做伸展或瑜伽動作。迷你彈跳床（也稱爲反彈器）非常適合進行負重運動，並讓淋巴液流動，還可以在影響關節程度很小的情況下對身體施加重力，使身體極其有效地對抗「失重」的效果，即坐姿。如果有必要，可以找個有把手的來保持穩定性。當我懷第二個女兒的時候，我經常在地板上跳舞，聽唐娜·桑默（Donna Summer）演唱迪斯科歌曲。我得到一個很好的、安全的有氧運動，還有一個一出生就熱愛舞蹈和運動的女兒！

妳還可以游泳，這是一種讓呼吸和水重新建立聯繫的奇妙方式。理想的做法是在天然水域中游泳，如果沒有這種機會，可以試著找一個不是用強氯，而是用電離或鹽清洗的游泳池。如果可以的話，就讓游泳成爲愉悅的感官體驗。妳可以在陽光下游泳，在游泳池擴音器播放音樂，或者只是享受身體在水中移動的聲音、頭頂上的海鷗，以及海灘上遠處人們的閒

聊。在某些靈性傳統中，水代表著深刻的情感和母力。實際上，女神經常與河流和湖泊有關。如果妳喜歡，可以游幾圈，也可以在海浪中潛水、翻筋斗和倒立，並且像魚或海豚一樣在水的母性能量中嬉戲。這樣妳的整個身體都得以運動。如果妳藉由倒立，或踩在海洋、湖泊或河流的底部來接觸地球，那麼妳就也將自己連結到大地母親的身上。即使在沙灘上散步，尤其是赤腳，以及眺望大海遠處的地平線，也可能會非常鎮靜和愉快。

事實上，如果步行讓身體感覺很好，就是一種很棒的移動方式。沒什麼比和朋友一起散步、談笑、看風景更好的事情了，而獨自走路可以清醒頭腦，使妳恢復與身體和精神的聯繫。波士頓著名心臟病學家保羅．達德利．懷特（Paul Dudley White）是將第一批心電圖（EKG）帶到美國的人，過去經常在波士頓的查爾斯河兩岸散步和騎自行車。他喜歡說自己有兩位醫生：右腿和左腿。我完全同意，平均而言，定期運動可增加七年健康壽命。因此，當有人告訴我他沒有時間運動時，我總是回答，早死七年實在也浪費了很多時間！

筋膜事實

在運動、肌肉、思想、身體和精神的融合方面，最驚人的創新者之一是鮑伯．庫利，他是《靈活天才：伸展和增強身體的聰明方法》（*The Genius of Flexibility: The Smart Way to Stretch and Strengthen Your Body*）的作者。鮑伯在過馬路時被時速七十英里的汽車撞上後骨盆斷裂，還受到許多其他傷害。即使鮑伯自己已經具有解剖學、生理學和生物力學的背景，一般的物理療法、按摩和骨科手術也無濟於事。他透過自己設法使受傷的身體感到舒適，發現了如何藉由阻力拉伸來改變體內筋膜模式的方法。

筋膜是一種緻密的材料，圍繞著第二神經系統的組織和肌肉，此神經系統將全身所有器官和肌肉無縫地連接在一起。筋膜是我們儲存所有身體或精神上創傷的地方，這些創傷會造成筋膜增厚、緻密，從而妨礙正常運作，並造成我們誤認為衰老的正常現象。實際上，我開始相信，與衰老相關的大多數肌肉和關節限制，都不過是需要伸展的密集筋膜！

鮑伯發現他實際上可以同時延長和收縮肌肉，這樣就可以從受傷的肌肉中去除密集的筋膜，從而使肌肉縮短為合理狀態，結果就成為發揮最佳功能的肌肉。我們每個人都可以做同樣的事情！

妳可以透過以下方式體驗拉伸筋膜的感覺：從貓拉伸開始。跪下來，現在，就像剛從小睡中醒來的貓一樣，拱起背部並繃緊手臂，重複六到十次。另外一個是這樣：躺在地板上，將膝蓋放在胸前，抬起頭和胸。雙手放在大腿後面，將大腿拉至胸部。將腿踢離胸部，同時用放在大腿後面的手抵住踢。注意後背的感覺。妳也可以在做瑜伽姿勢時利用阻力拉緊肌肉，以獲得更好的伸展度。妳將能夠感覺到筋膜密集的區域，妳會感覺緊繃和受限，也許會有些痛苦。如果妳有意識地繃緊肌肉並進行伸展，很快就會發現妳能以新的、更自由的模式進行運動。而且，漸漸地，緊張的肌肉在這些平面上伸展時，妳會發現密集的筋膜被重塑。使肌肉更加靈活唯一的方法，是學習如何在收縮的同時加以拉伸，從而打破密集的筋膜模式。請注意，動物一直都在這樣做！

鮑伯・庫利訓練了奧林匹克游泳選手達拉・托里斯（Dara Torres），她四十一歲時在二〇〇八年北京奧運會上獲得三枚銀牌，成為有史以來最年長的奧運游泳選手。這就是一位歲月無痕的女人！庫利還與其他許多運動員合作，包括速滑運動員埃里克・弗萊姆（Eric Flaim）。但是，他的「阻力柔韌性」（Resistance Flexibility）訓練的真正天才之處在於，用其改變筋膜結構是使身體、思想和精神永遠柔韌性的關鍵。儘管有很多針對筋膜的系統，包括「雅姆納身體滾動技法」（Yamuna Body Rolling）和肌筋膜釋放技術，但庫利的方法是我使用過最快、最有效的方法。

必須透過體驗才能了解「阻力柔韌性」或「庫利瑜伽」（Cooley Yoga），如妳所知，骨盆底肌肉也是如此。這些肌肉構成另一個重要的內部結構，我們大多數人在沒有任何方向的情況下都無法感覺到。與其他人被動操縱筋膜不同，阻力柔韌性是主動的，妳可以自己進行。透過像切碎棉花糖或鋼絲絨一樣拉伸筋膜，可以使筋膜起作用，而妳必須全神貫注並保持力量。「切碎」筋膜聽起來可能很痛苦且具有破壞性，但事實並非如此，因為這些結構沒有神經末梢。實際上，如果妳的筋膜密集而緊繃，需要切碎，則可能導致慢性疼痛。疼痛不是在密集的筋膜區域發生，而是在與之相對的肌肉群中發生。是的，妳的肌肉在同時拉伸和收縮時會變得疲勞，但如果妳緩慢走動並注意身體的信號，疲勞和疼痛不是不能忍受。

早些時候我曾解釋，鍛煉某些骨盆底肌肉而不鍛煉其他肌肉可能是問題，因爲這會導致對立的肌肉發育不足。阻力訓練也是如此，妳需要運動互補的肌肉群。想想妳的小腿肌肉：如果妳習慣穿高跟鞋走路，那麼小腿肌肉就會因爲習慣處於收縮狀態而變短，結果穿平底鞋可能會不舒服。反之亦然：如果妳習慣穿平底鞋，那麼穿高跟鞋時就很難保持平衡，並且妳會因收縮小腿肌肉而感到不適。理想的情形是讓妳所有的肌肉都結實、靈活、修長並且互相支持，這就是妳可以透過阻力柔韌性實現的目標。

瑜伽、太極拳、氣功和其他武術以及皮拉提斯，都是我推薦的其他全身運動學科。但是，如庫利所述，如果妳在運動中添加阻力拉伸，那麼在沒有阻力平衡的情況下進行過多拉伸可能會更容易受傷。我遇見了太多需要更換髖關節的瑜伽教練。如果妳的關節天生較有彈性，那麼在做瑜伽時，關節可能會過度伸展，當身體爲了保護的目的而在關節囊中形成密集的筋膜後，就有可能受傷。過一段時間後，各種關節問題就可能出現。妳要伸展的是肌肉和筋膜，不是關節。

在與鮑伯和他的訓練師們一起進行一系列的輔助拉伸訓練之後，我現在每天都會做一系列的拉伸訓練，保持我從他的訓練計畫中經歷的身體變化：改善睡眠，消化得更好，保持比較平坦的腹部，運動過程中呼吸和耐力得到改善，並增強了幸福感和身體信心。這種訓練簡單地消除了阻礙身體發揮最佳功能的障礙。因此，鮑伯稱其爲「不留殘渣的訓練」。妳自然會站得筆直，並按照身體的設計充分呼吸，妳不用考慮就會「願意」做到這一點。這項訓練還有其他事情發生，我覺得自己在情感、心智、精神上都是一個新人，仿佛我就在本該擁有的身體中過著本應過的生活。

健康骨骼運動

任何對肌肉和肌腱施加健康壓力的運動都會以幾種方式支撐妳的骨骼。皮拉提斯可以使妳的骨骼保持正確的對齊狀態，並且由於骨骼承受的壓力，每週兩次四十分鐘的負重運動可以預防骨質疏鬆症。鮑伯．庫利的「阻力柔韌性」會做同樣的事情，瑜伽也一樣，因爲它會隨著肌肉收縮而伸展。塔夫茨大學的「約翰．漢考克體育運動、營養和肥胖預防研究中心」（John Hancock Research Center on Physical Activity, Nutrition, and Obesity Prevention）主任米莉安．尼爾森，是《堅強的女人，堅強的骨頭》（*Strong Women, Strong Bones*）一書作者。她說，高衝擊力的有氧運動（如健行、爬山和跳躍）有助建立健康的骨骼。但是，請適度執行這些動作，留意骨頭、關節和韌帶的反應，不要試圖征服自己的身體，不要強迫自己做一定數量的跳躍運動，如果感覺不對勁，也不要強迫自己去健行。要與身體和諧相處，這並不是說妳年紀大了，無法「那樣走」。妳只需要與身體保持協調並聽見身體發出的聲音，那可能是：「現在運動已經夠了，我需要休息。」也可能是「我的筋要斷了！」變老並不意味健康惡化，但確實意味著必須注意妳骨骼和組織具有的智慧，而不是妳對某個年齡段應該如何運動的先入爲主的觀念。骨骼被設計成具有靈活性，並在一生中不斷再生。請記住，妳體內的每個結構都必須承受重力，才能繼續正常運轉。坐夠了！只要定期站起來做做家務，就可以讓妳受益匪淺。

說到骨頭，請記住，我們對鈣缺乏症風險的知識已經知道得過多了。通常不是我們缺乏鈣，而是缺乏營養素，幫助我們在飲食中使用鈣。建議定期進行瀉鹽浴，其中包含硫酸鎂或鎂補充劑。我最喜歡的是 CALM 鎂補充劑，它是一種含檸檬酸鎂的飲料。鈣和鎂的含量必須保持平衡。我強烈建議妳避免使用可預防骨質疏鬆的藥物，例如可能造成骨骼變得非常緻密和脆弱，以至於血液無法再進入其中並進行重塑的 Fosamax ⑦，使用這些藥物的女性因而增加了需要進行根管手術，或股骨中段髖部骨折的風險⑧。

骨骼和結締組織構成了我們的骨骼，但我們每個人也都有一個充滿活力的細胞骨架，它貫穿我們的筋膜，我們的次級神經系統就在這裡，這個能量場連接回心臟及其強大的電磁場。而妳沿筋膜運行的每條能量經絡都與一個主要的器官系統相連。當妳使用肌肉、筋膜和結締組織來影響沿該經絡運行的能量流動時，就會將能量和健康帶入相應的器官系統。根據傳統中醫的說法，骨骼健康由儲存氣的腎臟主管。腎臟使血液保持清潔，使骨髓健康和流動。妳在筋膜組織水分充足時，做一些與腎臟經絡有關的伸展運動，將有助骨骼保持健康。

請記住，當妳設法讓特定肌肉保有彈性，卻不同時注意相對應的肌肉時，會在關節上施加太大的壓力。如果妳感覺身體某處肌肉疼痛，請注意與不舒服部分相對的肌肉。在辦公室工作的人常感覺胸肌緊繃，這會造成肩膀彎曲以及上背部和頸部疼痛。這時必須同時運動兩組肌肉，也就是胸肌、頸部和上背部肌肉，才能得到全然的緩解。幸運的是，如果妳用一種能夠解決所有相關肌肉和筋膜的整體療法，很快就會緩解。三十年來，只要坐很長一段時間，我的右臀部就會不舒服和僵硬。我開始做皮拉提斯以後，問題大大減輕了。實際上，如果沒有皮拉提斯，恐怕我現在已經做過右邊的髖關節置換術。在與鮑伯·庫利的一名教練進行三、四次訓練後，右髖完全得到微調並恢復正常，這是因為阻力的拉伸破壞了剩餘的緻密筋膜，拉長並延伸所有相關肌肉。庫利還指出，幾乎所有背痛和椎間盤問題，都是由於筋膜密集導致大腿後肌無法縮短至最佳狀況。拉伸腿筋可以解決實際問題，並且消除背部椎骨的拉傷。

與體重和好

如果妳擔心沒有做夠運動來減輕體重，或者妳這樣做主要是因為妳沒有與自己的身體和平相處，那麼該是放棄原來作法的時候了。要愛身體到身體會呼喚妳動起來的程度，不要試圖逼迫它屈服，以爲妳可以恢復到十七歲時的身材。我們都去過健身房，見過像消防栓那樣身材魁梧的女性，她們在跑步機上汗流浹背或操練十項全能，但並未減輕體重。如果妳不改變飲食習慣並控制皮質醇水平，那麼沒有運動量可以幫助妳減輕體重。而且，如果妳一生都在節食，那麼妳的身體可能會簡單地對妳說：「就是這樣，我受夠了。」

過去有幾次，我將近一個月每天只吃五百卡路里的熱量，但僅減掉兩磅。這種情況第四次發生時，也就是我最後一次強迫身體屈服的嘗試，我簡直無法相信自己對食物設限極多，卻仍然看不到磅秤指針移動。「卡路里進，卡路里出」的減肥理論完全錯誤，壓力荷爾蒙水平逐漸升高，新陳代謝就會發生變化，多餘的體重就會增加。倒不是說無法開始新陳代謝，而是要一生都專注在飲食和運動上，這是一種非常受限與低效率的方法。我的一個朋友擁有運動生理學博士學位，她像我一樣做了每天五百卡路里的嚴格訓練，但是沒有結果。之後她離開訓練，和孩子花了幾個月去一趟期待很久的旅行，結果體重減輕了二十五磅。妳如果釋放持續很久的悲傷，可能會在一夜之間失去五磅。關鍵是要愛妳的身體到產生永久變化的程度，這涉及改變過去對身體有害的模式。

爲了讓自己對體重釋懷，解決之道的最後一步是使用「情緒釋放技巧」（Emotional Freedom Technique，EFT，通常稱爲「輕敲 tapping」）。輕敲幫助我發現並釋放了一些身體、運動和飲食等必須除去的舊觀念。試試看是否對妳有用。

練習 11

輕敲以釋放跟食物和體重有關的痛苦情緒和信念

情緒釋放技巧（EFT），也稱為輕敲，可釋放妳被自己信念所束縛的情緒，妳可以用它來幫助自己放鬆和放棄對任何事物的老舊信念和感受。研究顯示，輕敲可使壓力荷爾蒙程度平均降低百分之二十四，有些受試者的壓力荷爾蒙程度下降多達百分之五十。每天只需敲打十分鐘，就可以增強身體的自信心並與食物結束戰鬥。在本書作者照片拍攝的前幾週，我學會了與《減肥和身體自信解決方案》（*The Tapping Solution for Weight Loss & Body Confidence*）一書作者潔西卡．奧特納（Jessica Ortner）一起輕敲，那段時間我通常會拚命節食讓自己能穿上想穿的衣服。輕敲讓我發現自己一個長期存在的信念，就是要讓身體達到想要的形狀會變得疲憊而艱辛，就像揹著沉重的背包爬山一樣（我小時候做過，簡直毫無樂趣可言的一件事）。輕敲時回顧記憶中身體的掙扎並討論這個問題，確實幫助我克服了多年來一直在體內進行的程序——也就是我必須戰鬥、挨餓並督促自己乃是減肥的唯一方法！在拍攝照片之前，我完全沒節食。當這一天到來時，我非常開心，也非常自信。我強烈建議妳看看潔西卡創建的影片，觀察這項技術的演示，在影片中，妳可以在自己的穴位上快速用中間兩根手指輕敲，同時確認自己的真實情感，然後在說出積極肯定自己的話語時，藉由輕敲來灌輸新的信念。

妳可以在 TheTappingSolution.com 網站上觀看潔西卡解釋這項技巧。然後到網站 www.TheTappingSolution.com/Goddesses 找到她專為本書讀者設計、解決與食物和體重有關的輕敲冥想。

就是現在

改變困擾自己多年、跟身體有關的陳舊過時信念，變得更堅強、敏捷、注重運動，是永遠不會太晚的。我一個朋友的婆婆在十幾歲和二十幾歲的大學網球比賽後就從未運動過，她在九〇年代進行髖關節置換手術時，看到要恢復肌肉而應該進行的物理療法，對媳婦說：「我不做這些。」媳婦坦白地告訴她：「如果妳摔倒了，我無法將妳扶起來。因此妳可能會在地板上待一段時間，甚至可能死在那裡。妳可以忍受嗎？」她說：「可以。」那就這樣吧！要了解在運動方面妳所做選擇的後果。

妳如果發現身體的平衡性不如以往，或者無法跟上孫輩，或者由於相關的活動量或類型不能招架而退出社交活動，請確定自己是否可以接受。靈活性或健身沒有年齡限制，研究清楚地表明，九十歲以上的人可以締造肌肉，提高身體平衡力和彈性。不要聽信某個年齡適合做什麼的文化神話。一定要慢慢進行，並尊重身體發出適合哪種運動的訊息。妳可以決定活動身體的方式、時間，以及數量。健康的百歲老人每天早晨在公園裡打太極，那可以是妳！

我每週上兩次皮拉提斯課，每週三到四次走幾英里、跳探戈舞，並定期做阻力柔韌性運動。我還正在做一種名爲「Sprint 8」的心血管健身運動，這是一種高強度間歇運動，已證明不僅能節省時間，而且可以促進新陳代謝。使用健身腳踏車、跑步機或橢圓機，或者短跑和散步，妳可以在二十至三十秒鐘的時間內達到最大強度，然後做九十秒鐘溫和運動，重複八次這個過程。每週只需要做一、兩次，每次二十分鐘，就可讓生長荷爾蒙急劇增加，而且比一個小時的常規有氧運動要有效得多。「Sprint 8」也消除了「我沒有時間運動」的藉口，起初，我發現自己在橢圓機上跑步時會辛苦喘氣。但是幾週後，我的心血管健康狀況急劇提升，而鮑伯．庫利的阻力拉伸也使活動變得前所未有的輕鬆。（http://fitness.mercola.com 有更多「Sprint 8」及其好處的資料。）

我雖然每天都喜歡運動，但現在已無法像以前一樣久坐。傳統觀點認爲這是由於年齡引起的脊柱關節炎，但事實並非如此。我比小時候還有朝氣，但是我也無法像在大學、醫學院和住院醫師培訓期間那樣靜止不動地工作。我若是坐下來在電腦前面工作，會發現自己很難坐在那裡超過三十分鐘再休息。我還坐在瑜伽球上，保持臀部和脊椎在活動狀態。不要等到身體向妳抗議時才這樣做，要定期起身跳跳舞或做一點伸展運動，有很多線上應用程式可以提醒妳。此外，如果妳有一隻貓跳到鍵盤上，可以將其視爲來自宇宙的信號，表明該休息了！

運動的許多好處

越來越多的研究顯示，經常運動對大腦有保護作用（如我之前所提，伴侶舞對此目的特別有用）。老年人不論是否罹患阿茲海默症，運動都可以改善認知功能⑨。研究顯示，每週兩次二十分鐘有氧運動也可增加六十多歲人的海馬記憶區大小⑩。根據英屬哥倫比亞大學的研究，重量訓練可以改善七十多歲患有輕度認知障礙女性的認知能力⑪。

要聰明：要活動身體，發現自己陷入久坐的習慣時要自我糾正。要愛自己的身體，讓運動過程中發生的改變永久存在，而且自己的態度也會發生變化，才不會被征服虛弱身體，或某些運動太女性化或太不女性化的舊觀念所取代。妳可以這樣祈禱：「神聖之愛，請把我變成一個熱愛活動身體的人！」然後考慮採取肚皮舞中典型女性化活動身體的方式。

妳可能會發現，開始活動身體時，筋膜和肌肉中存儲的情緒、記憶和思想會浮現。任何按摩或瑜伽老師都會告訴妳，當某些筋膜組織被拉伸或觸摸時，人們常常會流淚。過去的創傷以及與之相關的所有記憶都儲存在筋膜中。如果發生這種情況，請不要嘗試停止，妳會驚訝往往在好多次哭泣結束後會笑起來。恭喜妳讓舊感覺和想法浮出水面，從而開啓身體的自我修復過程。

妳可能會發現自己就像許多女性一樣，對身體以及如何活動身體的信念，是基於妳以爲很久以前就擺脫的舊觀念。父權社會中非常普遍的女性羞恥感會深深地滲透到妳的組織中，因此，如果出現任何舊的恥辱模式，請知道妳沒有問題。我曾與專門研究盆腔能量療法的物理治療師塔米．林恩．肯特合作，她在治療我的左骨盆側壁筋膜時，「聽到」我母親說：「我討厭身體這部分。」我們一起刻意從我體內釋放了這種古老的恥辱。這份羞恥甚至不是我的，是我母親的，但多年來我一直在筋膜中攜帶著。

羞恥感使體內持續供應會引起發炎的化學物質。大力去除恥辱感時，它出去時的感覺和它進去時一樣難受。但是，不適感只是暫時的。我在這裡必須強調，羞恥感不會存在於光明、覺悟，以及幽默的氛圍中，而只會在保密狀態下潛行。因此，如果妳發現可恥的回憶浮出又消失，請說出來，讓其現身，進入自覺的陽光中，妳會感到減輕了十磅。要釋放所有舊的自我憎恨，以及自覺自己不夠的恐懼，像是不夠美麗、不夠性感、不夠年輕等等。取而代之的是將龐大、歲月無痕的神聖能量帶入妳的心臟和盆腔。性感狂野地擺動妳的臀部和整個身體，像女神一樣地跳舞。

註釋：

①Kellie Bisset, press release, "Stand Up: Your Life Could Depend on It," EurekAlert, March 26, 2012. http://www.eurekalert.org/pub_releases/2012-03/si-suy032612.php.

② Kelly McGonigal, Ph.D., *The Willpower Instinct: How Self-Control Works, Why It Matters, and What You Can Do to Get More of It* (New York: Avery, 2011).

③ Joe Verghese et al, "Leisure Activities and the Risk of Dementia in the Elderly," *New England Journal of Medicine* 348 (June 19, 2003): 2508–16. http://www.nejm.org/doi/full/10.1056/NEJMoa022252. DOI: 10.1056/NEJMoa022252.

④ Richard Powers, "Use It or Lose It: Dancing Makes You Smarter," Social Dance at Stanford website, July 30, 2010. http://socialdance.stanford.edu/syllabi/smarter.htm. Retrieved February 27, 2014.

⑤ Tiiu Poldma et al, "The Use of Argentine Tango Dancing in an Interior Environment to Enhance Mobility and Social Activity in Seniors: A Multi-disciplinary Research Study," IDEC 2012 Annual Conference, posted January 11, 2012. http://conf.idec.org/2012/the-use-of-argentine-tango-dancing-in-an-inte/. Retrieved August 19, 2014.

⑥ Kathleen Facklemann, "Doing the Tango Keeps the Brain in Step Too," *Today*, November 15, 2005. http://usatoday30.usatoday.com/tech/science/2005-11-15-tango_x.htm.

⑦ Leon Speroff, "Is Long-Term Alendronate Treatment a Problem?" *Ob/ Gyn Clinical Alert* 22, no. 2 (June 1, 2005): 9–10.

⑧ S. L. Ruggiero et al, "Osteonecrosis of the Jaws Associated with the Use of Bisphosphonates: A Review of 63 Cases," *Journal of Oral and Maxillofacial Surgery* 62, no. 5 (May 2004): 527–34.

⑨ Rick Nauert, Ph.D., "The Role of Exercise in Bolstering Memory," http://psychcentral.com/news/2013/07/31/the-role-of-exercise-in-bolstering-memory/57812.html.

⑩ K. Ericksen et al, "Exercise training increases size of hippocampus and improves memory." *Proceedings of the National Academy of Sciences* 108, no. 7 (February 15, 2011): 3017–22.

⑪ L. S. Nagamatsu et al, "Physical Activity Improves Verbal and Spatial Memory in Older Adults with Probable Mild Cognitive Impairment: A 6-month Randomized Controlled Trial," *Journal of Aging Research* (2013): 861893, DOI: 1155/2013/861893. Epub 2013 Feb 24. Re-trieved February 27, 2014. http://www.ncbi.nlm.nih.gov/pubmed/23509628.

10

女神魅力十足

穿著得體的感覺讓人有一種內在的寧靜感，

不是宗教能夠做到的。

——拉爾夫·沃爾多·愛默生（RalPh Waldo Emerson）

前幾天我要離開車站時，一位飄著白色長髮的時尚女士正匆匆走上台階。我帶著欣賞的眼光對她微笑，啊，又一位歲月無痕的美女。在過去十年左右，我養成了注意並真正記住超過五十歲美女的習慣。這就是我所發現的，我越尋找歲月無痕的美麗，就越能找到它。當然，還有著名的魅力十足女神：海倫・米蘭（Helen Mirren），梅莉・史翠普（Meryl Streep），珍・芳達（Jane Fonda）和芭芭拉・華特斯（Barbara Walters），這只是其中幾個。但是，當妳決定要注意自己時，妳也將開始注意到日常生活中越來越多的、有吸引力的歲月無痕美女。相信我，她們在那裡，妳可以成為其中一員。

妳必須放棄女人要美麗就必須年輕的神話。女人要美麗，頭腦和精神都必須年輕靈活。然後她擁有內在的美，向外散發，正如托沙・西爾弗所說：「神聖本質已經賦予妳真正的價值、美麗和重要性，這是確定的。沒有其他人的行為或見解能真正將其減少，就像烏雲試圖消滅陽光，陽光總是會再出現。」

關於美容和年齡的不自覺制約

我在本書開始時說過，成為歲月無痕女神的第一步，就是要意識到自己的文化制約，便於突破束縛。例如，妳曾否注意到女性雜誌傾向於根據年齡發布如何穿著或整理頭髮的報導？「三十多歲、四十多歲和五十多歲的最佳髮型」是典型的例子。我還沒有看到「妳在六十多歲、七十多歲和八十多歲的最佳髮型」這樣的標題，也從未見過根據年齡細分的男士髮型建議。不過，有「風格聖經」之稱的《GQ》雜誌最近一期的封面只標示著：「二〇一四年你最好看的樣子」。意思很明顯，我們女性不應該在意六十歲以後的外觀，以及讓年齡決定風格。

正念認知專家艾倫．蘭格博士（Dr. Ellen Langer）建議改變「起心動念」，也就是對於因時間流逝而應該具有某種經歷的期望。我建議妳忘記「四十多歲女性」適合哪種髮型，拒絕這種起心動念可以讓妳在邁入歲月無痕年代時感覺到自己的美麗。

是的，我完全了解我們周圍的年齡歧視。在我前面提到的《美國退休人員協會雜誌》編輯前言中，主編羅伯特．拉姆寫道：「精明的錢在五十多歲的人手中。」「上個世紀迷戀年輕人的商人幾乎完全忽略了美國老人。」事實上，數十年來一直在追蹤美國人消費習慣的「尼爾森民意調查機構」表示，只有百分之五的廣告是針對老齡消費者的，眞是侮辱人。正如資深廣告人鮑伯．霍夫曼（Bob Hoffman）最近所說：「汽車廣告中看到的每個人，年齡幾乎都在十八至二十四歲之間。然而，七十五歲以上的人購買的新車，是十八至二十四歲人的五倍。」尼爾森將五十歲以上的人稱爲「營銷史上最有價値的一代」。我個人認爲，這是一個巨大的機會，可以直接扭轉年齡歧視。因此，我已經對年齡歧視的討論不感興趣了。我希望妳跟我一樣，畢竟，我曾是罷工世代的一員。爲什麼不讓這種新能量繼續發展呢？嬰兒潮一代已經改變了每個人生階段的內容，等著我們來改變年齡歧視這件事吧！

的確，女性隨著年齡增長，通常很難接受自己不斷變化的容貌，尤其是當她們已經習慣了進入房間時眾人目光集於一身的時候。如果妳從未發展出眞正的內在自我感，以及多年累積的所有機智和智慧的禮物，那確實會是一項損失。對於那些青年時代從未經歷過「別人回頭再看自己一眼」的人來說，過渡到一種新的美麗通常並不那麼困難。尤其是當妳已蘊育出「百歲老人意識」，相信自己最好的年份還在前面！爲此，我們必須改變思想和信念。我之前提過的貝卡．利維等研究人員對修女們的研究，已經毫無疑問地證明，當我們的行爲舉止仿佛自己處於巔峰狀態時，會對健康和身體形態產生巨大影響。因此請注意對內在自己自言自語！在這種歧視年齡的文化中，即使二十五歲的年輕人也會擔心在放大鏡的前面可能看到一根白髮或一條笑紋。三十歲可能是我們第一個認同的西方美感文化門檻，向其邁進的女性可能開始對變老感到驚慌。然而，如果妳根本不知道自己在任何里程碑生日那天「理當看起來」如何，又怎麼樣呢？忘掉「放」在蛋糕上的蠟燭數量，美麗的觀念就會改變。

不要擔心自己的年齡，反而要做出有力的改變，例如辭掉一份正在消耗妳身心，而且讓妳感到不受尊敬的工作。僅此一項，就可以讓妳看起來既健康又年輕。妳如果擺脫了壓力大、要求高的工作，可能會發現有人問妳是否已經「完成了某件事」（例如整容手術）。沒有什麼比深刻的滿足感和幸福感更讓人美麗的了，只有當妳與內在的歲月無痕女神建立聯繫時，這種幸福感才會出現。當妳是一位幸福、快樂、歲月無痕的女神時，人們會以不同的眼光看妳。他們不會注意到臉上或脖子上的線條，他們看到的是妳笑的時候那閃閃發光的眼睛。

擁有自己的美麗

歲月無痕的女神拒絕年齡歧視，擁有自己的美麗。做到這一點的方法，是藉由認知此事或做「神聖之愛改變我」的禱告，例如「神聖之愛，請將我變成看到、欣賞和培養自己個人化美麗的人。」

擁有個人美麗的另一個方法，是按照自己的個人風格打扮。不要將衣服視爲「修復「身材缺陷」的工具，而是增添自己光彩和彰顯自然美。把錢花在讓妳感覺自己漂亮的衣服上，外套或禮服的裁剪方式會大大改變穿著感覺。我的朋友開玩笑說，她五十歲時的穿著與小學二年級時幾乎一樣：高領衫、簡單的長袖、短袖襯衫、毛衣、牛仔褲或長褲，以及黑色平底鞋。這樣的外觀適合她，她很高興堅持下去。但是現在，她會挑剔簡單服飾清單中每個項目的裁剪、顏色和樣式，她可以立即發現是否值得在女神身上試一試，她的自我感覺很好，而且經常因爲外表和風格受到稱讚。她偶爾會大膽表現的地方是珠寶和口紅，她說：「我會在想這樣做的時候著墨於配飾或化妝，不是因爲我要取悅他人或追求時尚新潮。年輕時，我的外表透露出：『我可以調整自己，成爲任何你需要我成爲的人。』現在我的外表就是經典的自己。」她不必擔心自己看起來時尚，還是「太年輕」、「太老」、「太保守」或「太」什麼了。

正如莎莉．麥克琳（Shirley MacLaine）所說：「我認爲妳大部分時間都不會過時。」不要爲發展出當下適合自己的風格而不好意思，必要時可以請別人幫忙。歲月無痕意味著大膽和勇敢，所以冒險一下吧。我知道很難做到這一點，因爲我們生活在虛假的文化中，但是不要屈服於別人如何打扮或修飾頭髮的有限觀念。如果妳想留長髮，那就留吧；如果妳想把頭髮染成紫色，不要讓任何人阻止妳；如果妳在口紅方面喜歡大膽用色，就選擇讓整個房間都會注意的顏色；妳喜歡細高跟鞋嗎？爲自己找一雙五英寸高的，同時要鍛鍊腳和腳踝的肌肉，這樣妳就可以得意而熟練地穿上這雙鞋，至少一個小時左右；同樣地，如果妳想割雙眼皮或拉皮，去做就是了。那就是歲月無痕女神擁有自己美麗的方式，沒有羞恥感，用不著道歉。

如果妳不了解自己的個人風格，請用打扮來幫妳弄清楚。讓自己走出舒適區，看看使用新的化妝方式（或不化妝）、新的著裝方式（或僅僅是調整自己一直採取的方式），或新的頭髮造型，有什麼感覺。

妳的外觀在職場上是否非常重要？如果答案是肯定的，我建議妳投資聘請個人造型師。

一位好的造型師能幫助妳擁有自己的美麗，而不會只因「每個人現在都在穿這件衣服」就設法迫使妳以某種方式打扮。找到適合自己的服裝，並讓自己感到美麗和自信，是完全值得的。有些女人天生就有個人風格，但對那些沒有這種天賦的人，聘請顧問，或擁有具備這種天賦的好朋友，就很不錯。妳的工作如果會受到眾人矚目，就更不該擔心在這方面尋求幫助。雖然這樣說，但是如果有人勸妳不要穿某件衣服，但妳穿上時感覺良好，而且也喜歡自己的外表，那就不要採納此人的建議。

妳有滋養自我的美容儀式嗎？我一般不化妝，但每週五都會到美容院做頭髮。這是一種美容儀式，表示：「來迎接週末吧！」這樣做也會讓自己覺得像個女神。我之前提過按摩的好處，這也可以是奇妙的美容儀式，面部護理、修指甲和修腳護理也可以。如果妳荷包不厚，可以自己在家或與女兒、外孫或女友一起做。去泡溫泉或美容學校。我喜歡最新的凝膠美甲，最後用紫外線加強，可以持續數週。像這些擁有可愛指甲，或做臉後面部發光之類的小事情，都可以增強妳的自信心。選擇奇怪顏色的指甲油，或配合穿著更換指甲色彩，都會很有趣。如果妳不想在指甲上塗顏色，可以只修指甲，擦亮光指甲油，或根本不用指甲油，但可享受溫暖石蠟在妳手上的感覺，以及手部按摩。

如果妳對於自我滋養的美容禮儀不自在，不妨思考一下原因何在，想要被寵愛並成爲美麗歲月無痕女神的這件事並沒錯。

有一種非常具體的「擁有」美麗的方法，就是投資在魅力或閨房攝影（譯註：如台灣的寫眞照）。專門提供這些服務的攝影師通常是女性，她們眞正希望幫助其他女性恢復對自己魅力的信心。一位優秀的攝影師將竭盡所能，使妳看起來既不僵硬又不會不舒服，並會調整燈光、道具和位置，讓妳看起來很棒。她可以幫妳擺出一些討人喜歡的姿勢，但如果妳在網路上搜索，也可以得到很多想法。此外，在拍照過程中配上美好的音樂，或有會讓妳發笑的朋友在旁也很有幫助。當妳放鬆身心時，展現美麗就更容易了，也可以防止以後批評自己缺少吸引力。放下負擔，感覺自己就是華麗女神一樣在照相機前擺姿勢。一位攝影師告訴我，不妨在按下快門前有人逗你笑，或者想一些有趣的事情。最好的照片可以捕捉妳的眞實情感，勉強微笑與眞實微笑之間的差異是很大的。

即使妳堅持用快照而不是專業攝影，也請記住，一些技巧可以改善妳的外觀。學學好萊塢女星對照明的講究：室內自然照明或柔和的全光譜照明非常討人喜歡。黃昏時的光線很有包容性，因而攝影師有時將這段時間稱爲「魔法時刻」。在整容手術、肉毒桿菌毒素、塡充劑和膠原蛋白促進劑等添加物出現之前，像貝蒂．戴維斯（Bette Davis）這樣的著名好萊塢女演員，堅持主導電影的或甚至個人的燈光照明設置。戴維斯甚至可以分辨攝影棚內中許多燈泡中的哪一個突然壞了，因爲她對自己被相機捕捉的形象一絲不苟。妳用不著講究到僱用照明設計師對妳亦步亦趨，但是可對照明以及自己在照片和影片中的模樣多了解一點。

我曾經有一次將舊幻燈片掃描製成數位檔案，我發現了一張度蜜月時的照片。當時頗爲震驚於那位對著鏡頭微笑年輕女子的美麗，眞的很震驚。那時我以爲自己太胖了，吸引力不夠。我對自己的價值一無所知，就問跟我結婚的那個男人對我的體重有何看法。知道他怎麼答覆嗎？「妳可以減輕五磅。」我那時重一百二十五磅，很可能以後的體重再也不會降到那裡。讓我驚訝的是，現在的自己比以往任何時候都更有吸引力，也更快樂。終於解脫了！妳是否有過類似的經歷，可能被周圍的人加強自己的不安全感？這太普遍了！因此我希望妳做以下承諾：舉起右手，大聲說出這幾點：「我保證永遠、永遠、永遠不會懷疑自己的吸引力和價值，而且我永遠不會再問任何人對我體重的看法，或者是否認爲我穿某件衣服看起來很胖。」如果妳體重增加了，那麼妳需要注意的是這種現象對妳而言是否健康，而不是看起來是否有別於二十多歲時。妳看起當然與眾不同！妳現在是歲月無痕的美麗女神，不必不好意思。

我在裝扮藝術方面的教育

幾年前，我在著名的「肖托夸研究所」（Chautauqua Institution）做過一次演講，由全國公共電視台播出。芝加哥一些電視製片人聽了演講，想讓我加入一個電視節目，但是需要先看我的照片。他們說：「我們必須知道妳的模樣如何，畢竟電視是一種視覺媒介。」

於是我開始接受化妝、服裝和外觀藝術的教育——以及所有看起來更好的技巧。在那之前，我連專業修指甲或修腳的經驗都沒有，更不用說專業整理頭髮、化妝或造型了，我從沒想到會從電視畫面中看到指甲。我現在經常在公開場合演講和露面，多年來已經很清楚「媒介本身就是訊息」，因此我會非常注意自己的衣服和外觀。處理完這些之後，我就可以忘記自己的外表，而只是傳達訊息。但是我知道兩者之間有著千絲萬縷的關聯，我不再爲了美化攝影畫面打扮而感到不滿，反而認爲這些都是工作的一部分，從中找到樂趣。

我一生中大部分時間都不在意自己的容貌，我對服裝和美容的天生愛好因爲接受醫學訓練而深埋，我甚至不認爲自己是有吸引力的女人。幸運的是，我在需要對自己的外觀和風格做一些改變時得到很多幫助，尤其是男同性戀者的幫助！不久前，我在鱈魚角地區演講時，進了普羅威斯頓一家髮廊。一位美髮師直截了當地告訴我：「親愛的，妳的頭髮沒有幫妳加分。」他表示，我的頭髮和五官都很漂亮，但是需要一種「倒V逆斜鮑伯髮型」。我覺得效果難卜，但顯然他做到了，他給了我最好的髮型。還有一次，當我不得不爲一場重要的電視露面置裝時，波士頓一家精品店的售貨員約瑟夫將我請到更衣室裡，開始拿進來各式服裝，其中很多件我第一眼都無法認同，細高跟鞋尤其誇張。當他看到我對穿著一件超性感服飾的猶豫時，告訴我要「習慣它」。另一次是我到佛羅里達州博卡拉頓訪友，我們走進一家高檔百貨商店，我試穿了設計師黑色連衣裙和高跟鞋。朋友表示我看起來很棒，但我不覺得，我擔心朋友和家人會因我大膽穿上時尚或性感的衣服而取笑我。我們通常不會在最好的情況下看到自己，因此我們需要其他人將我們的美麗反射回來，並且提醒我們是美麗的女神。

雖然這樣說，但當我們開始提升外觀時，一些最親密的同事實際上會努力打擊我們的士氣，因爲她們在男性主導文化中，認定女性要在外觀上競爭，便感到被我們的美麗威脅。這是所謂的「桶中蟹」症候群（譯註：見不得別人好）。當一隻螃蟹開始爬過水桶頂部時，另一隻螃蟹會將其拖下。如果妳的水桶中有一堆螃蟹將妳拖回原處，請換一個新的水桶。如果妳像以前的我一樣，擔心自己突然好看起來時朋友會說些什麼，那肯定表示妳需要將朋友升級。我們每個人都需要所謂的「支持胎盤」，即那些能夠提升和滋養我們表現出最佳自我的男女。否則就很難拒絕這種——我們永遠不會變得夠漂亮，或我們總是在某方面有所欠缺的文化觀念。

第一部公共電視節目錄製完畢後，我在攝影機畫面上看到身著套裝和細高跟鞋的自己時，意識到約瑟夫爲我選擇的服裝不僅讓我看起來認眞專業，也使我看起來既時尙又性感，我不得不承認這種外觀可以傳達我的訊息。多年來，我一直把自己看成一位笨拙的醫生，因此，可以用這種大膽的方式展現吸引力，但仍然被認眞看待的想法是一種解放。我邁出了成爲歲月無痕女神的重要一步。

我到了要在公共場合露面或拍照時，已經學會了在沒有尷尬和不安全感的情況下呈現自己的美麗。本書的作者照片拍攝了整整一天，有一位服裝設計師、一間令人驚嘆的攝影棚和工作室，以及一位熟練的化妝師。整個過程像開派對一樣開心。爲什麼？因爲我知道雜誌裡所有魔術是如何發生的，所以我很樂於參與其中。我來到工作室時頭髮濕淋淋地，沒有化妝，整天開心地換衣服，對著鏡頭微笑，感到自信和快樂。我最後擁抱了所有參與其中了不起的工作人員。

妳是否曾經害怕穿上新鞋，或換一個新髮型？妳最後一次穿著時髦、換上新髮型或化妝的機會是什麼時候？談到外觀時，請放棄對完美的荒謬期望，而以打扮自己爲樂。爭取自己的美麗，予以增強並讓自己享受其中。當妳這樣做時，每個人都會受益。更別說還有許多健康、自然、簡單的方法可以讓妳不花一毛錢！

任何年齡看來都魅力十足的祕密

妳如果了解美的基本概念，就不必花很多錢在衣服、頭髮和化妝品上，便能使自己感覺良好。最重要的是要保持美麗，即使妳不符合別人有限的關於吸引人的想法。請記住，妳的歲月無痕階段是永遠放棄取悅他人的習慣，而專注於取悅自己的好時機。妳可以做很多簡單的事情改善自己外觀，以及增強對自己美麗的信心。

歲月無痕的頭髮

頭髮隨著荷爾蒙的變化會改變質地和顏色，如果妳不喜歡，可以使用染髮劑、假髮、接髮劑、化學或天然鬈髮劑、拉直劑，來改變頭髮，或者妳也可以讓自己愛上原本頭髮的外觀和感覺。妳的頭髮如果容易斷裂，或無法超過一定長度，可能是自己承受的壓力太大或飲食不佳，也可能是頭髮無法承受加諸其上的懲罰，建議暫時不要採用會增加毛囊壓力的化學物質和髮型。妳還可以使用帽子、圍巾或引人注目的短髮來增強個人風格，我總是覺得短髮眞是太有吸引力了！

妳如果正在脫髮，可能是荷爾蒙失調，尤其是甲狀腺失衡、糖和胰島素過多，以及缺乏碘導致的荷爾蒙失調。當妳的系統中雙氫睪丸激素或DHT過多時（這是由於胰島素和雌荷爾蒙過多共同導致的），可能會出現雄性禿，甚至在妳的上唇和下巴上還有一些更黑、更重的毛髮。通常，問題是飲食中的糖分以及碘缺乏症。頭上的毛囊有一個睪丸素受體，當系統中的糖過多且碘不足時，最終會產生適合那些受體的代謝產物，並關閉對睪酮敏感的毛囊。頭上過多的睪酮會阻礙頭髮的生長。但是臉上的情形正好相反，我看過碘補充劑使頭髮恢復活力，更不用說精力、乳房健康和甲狀腺健康了。

鞋子之美

對我來說，漂亮的鞋子是感覺良好的關鍵。高跟鞋會使女人的腿看起來更長，而正確的一雙高跟鞋會展現難以置信的性感。在百老匯舞台劇《長靴妖姬》（*Kinky Boots*）中，有一首從頭到尾闡述何以「性感就在腳跟上」的歌曲。廣播節目「維納斯不插電」的勞瑞妮・內塔特設計了向代表愛與美的女神阿芙蘿黛蒂致敬的產品，她迷人的鞋子設計也曾出現在電影《*P.S.* 我愛妳》（*P.S. I Love You*）中，她的設計捕捉了性感鞋子的美感。

我對鞋子的吸引力還很陌生，因爲我天生腳寬，有足內收的狀況，也就是腳的前部向內彎曲。孩提時代，大家以爲我的腳是棍狀的。但是，現在可以買到寬的酷鞋尺碼比以往任何時候都多，網路購物也使現在比以往更容易找到各種尺碼的鞋子，實際上這是我生平第一次能找到合適的鞋子。

也就是說，我認爲穿高跟鞋是一種「運動」事項。我可以持續大約兩小時穿著高跟鞋，足以讓我跳探戈跳到很開心爲止。任何女人都不能整天穿高跟鞋，因爲那會影響姿勢和骨盆健康。婦女經常穿高跟鞋，就讓足部醫生永遠有生意。如果妳喜歡穿高跟鞋，可以做一些鍛鍊，使腳保持在良好狀態，既可支撐妳，也減少問題的發生。我從皮拉提斯運動學到的方法是，坐著時赤腳讓網球在腳底轉動。跳舞後，我總是在浴缸中自我按摩腳部，然後讓浸泡在瀉鹽水中的腳做一系列伸展動作和運動。實際上，腳底反射療法是我最喜歡的水療護理。妳在網路上搜索皮拉提斯腳操，會發現一些很好的技術，可以保持雙腳靈活無痛。透過這些技術，拇趾滑液囊炎可以停止發展甚至消失無蹤，在考慮動手術之前先試試這個方法。

歲月無痕的皮膚

無論是臉上還是其他地方的皮膚，都可以使其更健康，看起來更年輕。事實上，皮膚只是反映妳的整體健康狀況。這意味著，例如，妳爲保持心臟最健康狀態所做的事情也有助呈現容光煥發的皮膚。我想現在妳已經知道，快樂也是眞正美麗的祕訣。

大多數皮膚損傷是由於飲食中過多的糖和反式脂肪，以及過多的壓力荷爾蒙皮質醇和腎上腺素所造成的細胞發炎。飲食不佳會增加這些荷爾蒙，因而干擾身體保持皮膚健康和活力等自我修復的機制。優質的睡眠能改善皮膚的健康和外觀，「美容覺」不是開玩笑的說法。一切都息息相關，因此當妳改變飲食，透過學習方法來放鬆壓力，深呼吸，袪除舊的怨恨和憤怒，快樂地移動身體，笑得更多，並且大多數夜晚都睡得飽足，讓自己充足電力時，妳內外各方面都會比較好。

如果妳希望皮膚快速修復和好看，不妨試試《皺紋治療》（*The Wrinkle Cure*）一書作者尼可．裴禮康（Nick Perricone）設計的三天營養瘦身食譜：三天只吃烤野外鮭魚、西洋菜、藍莓和哈密瓜。所有這些食物均富含抗氧化劑和其他微量營養素，可幫助妳治癒腸道，減少炎症和氧化壓力，並有助皮膚煥發光彩。從長遠來看，低糖、營養豐富的飲食，加上健康的脂肪，也會促進皮膚健康。如果妳有酒糟鼻，當妳吃得簡單、健康時就會發現情況舒緩，因爲糖和酒精會加劇這種狀況。我的公司 A-ma-ta 還生產了一種名爲 Performance[3] 的奇妙護膚系列，其中包含以改進皮膚功效聞名的草藥野葛根。

由於多年的壓力、不良的飲食、環境毒素和重力，隨著年齡的增長，提供皮膚基本結構的膠原蛋白的產量會減少。非洲裔美國人的膠原蛋白製造能力最強。（我曾經聽過琥碧・戈柏〔Whoopi Goldberg〕笑著說「黑色不會有裂縫」，是的，有道理！）亞洲人的膠原蛋白製造能力次之，其次是白種人，而金髮和紅髮的婦女最少。

無論膚色如何，都可以增強身體製造膠原蛋白的能力，使妳的皮膚比較健康和年輕。多吃低血糖飲食和補充維生素C和D3等食物；含有野葛根等成分的護膚產品可以幫助防止膠原蛋白分解；妳若是在北半球生活，進入歲月無痕歲月時的冬季可能需要 5,000 IU 的維生素D3，保持膠原蛋白的水平。

皮膚如果因日光傷害而褪色，有多種方法可以逆轉。最有效的方法是IPL，也就是間歇性脈衝激光，妳可以從皮膚科醫生或整形外科醫生那裡得到這種治療，這個程序對於靜脈曲張也很有效。如果妳還沒有用過防曬乳，就請開始每天使用。防曬乳通常添加到化妝品中，但也不要忘記在頸部和胸部、手臂、耳朵以及其他裸露區域使用。

長痘痘通常是高糖飲食的結果，尤其是在青少年時期，體內發生的事情經常可以從臉上讀到。像是妳可能會發現，吃下某些食物就會在某些地方冒出面皰。我一位朋友發現，每次喝減肥可樂，就會在下巴的同一位置爆發痘痘。要注意飲食和面部皮膚狀況之間有何關聯。如果妳會長與荷爾蒙相關的痘痘，請以合乎營養的方式排除身體毒素來平衡荷爾蒙。

如果妳不滿意自己的皮膚外觀，可以隨時考慮使用新型的整容手術和療程。舉例而言，我的臉頰上有很多蜘蛛狀靜脈，但在每六個月一次ＩＰＬ療程後完全消失了。建議與專門從事皮膚護理的美容師、皮膚科醫生或美容外科醫師合作，但當他們開始剔除妳可以自行改進臉部狀況的所有事情時，就要當心。妳如果因爲想要美化上唇附近的線條而造訪專家，之後又聽到面部或身體其他部分「可能需要做點補救」，那就走出專家辦公室。妳沒必要承受「專家」突然發現妳自己從未發現的「瑕疵」壓力。

臉上的線條代表自己獲得的智慧。不用爲了看起來像二十二歲而整容，否則最終只會顯得虛假。有個女人曾經在探戈活動中向我走來說：「看妳女兒的皮膚！眞漂亮！我希望我還能有那樣的皮膚，妳不想嗎？」我一點都不想花時間去想讓自己恢復幾年前一樣的皮膚或外表，那是因爲我現在比十八歲甚至四十五歲時的自我感覺更好、更自信！妳讓神聖的能量流過的身體，就可以在任何年齡看起來都充滿活力，無論妳決定要不要做整容手術、接受雷射光治療，或者任由頭髮變白，決定權在妳。

歲月無痕的微笑

身爲牙醫的女兒，我知道觀察口腔可以了解身體健康與否。隨著年齡增長，我們的牙齒會自然地從明亮的白色褪到接近象牙白的色調，但是藉由在家或在牙醫診所進行過氧化物處理，可以讓牙齒變白。妳進入歲月無痕的日子時，或許可以考慮進行一些牙科手術，重拾早年因爲對於美化自己不以爲意而延誤展現的美麗微笑。陶瓷貼片、牙套和美白都能增加妳微笑時的自信。

無論年齡多大，良好的牙齒保健都可以防止牙周疾病和牙齒脫落的牙齦發炎。保持牙齒衛生很重要，因爲牙周病會增加罹患心臟病和糖尿病的風險。口腔中積累的細菌經由牙齦進入血液，引起發炎。花時間使用牙線與刺激牙齦，還要定期洗牙。整天都不要讓牙齒由於吃零食而沾染糖，而飲用加了牛奶的咖啡或茶就算是吃零食。牛奶和奶油當然含糖（奶油中的糖較少），而常喝含糖飲料會導致蛀牙和細菌堆積。爲了減少口腔中的細菌，可以使用稱爲「油漱法」的技術：每天將一勺椰子油放入妳的嘴中，然後用舌頭將其拉動並推入牙齒，持續約二十分鐘；也可以刷紅粘土來減少細菌。如果想嚼口香糖，請選擇含有已證明可減少蛀牙的木糖醇口香糖。

牙齒就像骨頭一樣，需要鈣、鎂、硼和其他微量礦物質才能保持健康。但再說一次，引起問題的通常不是缺乏鈣，而是缺乏鎂來幫助妳吸收飲食中的鈣。骨質疏鬆症通常始於下頜骨，在面臨臀部骨折發生之前就能被牙醫發現。我早先提過治療骨質疏鬆症方面，不推薦使用 Fosamax 之類的藥物，免得使骨骼過於緻密，以及阻礙牙齒根部的血液循環，以至於需要做根管治療。

最後要說的是，最美麗的笑容是眞實的笑容，這是發自內心的單純愉悅。妳放棄影響所有女性美和文化羞辱的狹隘觀念後，就會比較容易展現笑容。妳會全心全意地笑，不用擔心有人會認爲妳太粗魯或不應該引人注意。妳不會在乎別人可能怎麼批評妳的個人風格，因爲妳將已成爲一位美麗、強大、永不過時的女神，表達出喜悅滿溢的生命力，那是妳天生的權利。要爭取，要慶祝，妳將是歲月無痕的。

11

女神體現神性

通往靈魂最穩固、最可靠的方法是經過肉體。

——梅布林王妃・道奇・盧漢（Mabel Dodge Luhan）

衝浪者萊爾德·約翰·漢密爾頓（Laird John Hamilton）在衝浪者的紀錄片《巨浪騎士》（*Riding Giants*）裡解釋，他與這些浪潮合二為一時，靈魂就上身，積極地與身體中的每塊肌肉互動。波浪不翻騰時，他不在水裡時，他就會覺得沮喪。格雷格·諾爾（Greg Noll）是另一位衝浪傳奇人物，他將衝浪運動描述為與一位傑出海洋女人的終生愛情。他苦笑了一下指出，如果有人終生在修道院裡整天祈禱，我們不會稱他為「祈禱瘋子」，但如果一個人與海洋有著深厚和神聖的關係，而這種關係體現在衝浪上，我們就會貼上「衝浪瘋子」的標籤。兩位衝浪者描述的只是成千上萬例子中的兩個，充分說明了我們如何將精神與肉體的歡愉感完全分離開來，就像我們經歷肉體狂喜不能算是神聖或有用似地，但在冥想中將自己移出肉體則可算是。我們很多人已經內化了這樣的訊息，也就是說我們的肉體是某種負擔，必須克服和超越。

不幸的是，許多人把神性和神混為一談。上帝並不局限於一本書、教堂、清眞寺或猶太教堂內。神性是我們每個人都與之息息相關的、充滿創造力、愛心，以及至關重要的生命力量。我們的精神就像一條電話線，直接連接到這股愛的力量，這實際上就是我們。我們的肉體是精緻的容器，目的是體現，而不是否認我們的精神。

如果妳成長其中的宗教告訴妳，上帝會報仇和懲罰人，也就是說，如果妳不能取悅上帝，那麼妳將受到永恆的懲罰，妳可能會發現很難不因自己的身體和功能而羞恥。畢竟，猶太基督教信仰的根源將人類的墮落與女人夏娃聯繫在一起，她被蛇和誘惑亞當的食物和性吸引，使亞當也吃了水果，導致我們被排除在天堂之外。從那時起，所有婦女都要經歷生產之痛和養兒育女之苦，爲夏娃之錯贖罪。這豈不是一種逆向程序規畫！正是基於我們信仰體系核心的這種神話，而我們許多人並未檢驗這一體系，我們開始認爲如果要屬靈和善良，就必須否認自己的身體，並犧牲自己。馬里奧・馬丁內斯博士稱其爲「贖罪原型」，相信我，我們的社會充滿了贖罪原型。我們都聽到過這樣的話：「精神願意，但肉體軟弱。」僅此一句就設定了痛苦，並否定了使生命變得有價值的激昂情感和經驗。我們不必將肉體的欲望和需要與靈性分開，它們都是創意生活力量的體現。

我們的身體需要定期碰觸和歡愉才能眞正綻放。當妳聽到「歡愉」（pleasure）一詞，妳會立即想到性嗎？許多人都會，這太自我設限了！我們的文化將人類可以享受到的各種歡樂集中到了性這個狹窄的範圍，並在上面貼了一個大標籤：罪惡！

是的，性生活非常愉快。但是，當我們活在有意識地與神性和我們女神本性聯繫在一起的人體中時，我們可以享受無限的樂趣。在電影《X情人》（*City of Angels*）中，這種感官的歡愉感在天使（尼可拉斯・凱吉〔Nicolas Cage〕扮演）場景中描述得很好。當天使成爲凡人，並最終能夠體驗到梨子的精緻味道和多汁時，他便意識到人間簡單而神聖的歡愉。去看這部電影了解一下我的意思！我們只要有身體，就理當盡其所能去享用。

妳在找到自己的快樂點，並改變「靈性會否定」的執著想法時，會發現可持續的快樂是一種自覺的紀律，而不是成癮和懶惰的誘因。妳感到歡愉時，上帝就會透過妳而來。妳意識到自己的神聖本性時，會發現喜悅以妳特有的方式傳來。一個人可以透過跳舞的樂趣來表達自己的靈性，另一個人則可以經由熱愛騎馬和與馬匹一起工作來表達靈性。在我的成長過程中，家裡沒有人彈奏豎琴，我也從未見過一把豎琴，但是我非常渴望彈奏這種樂器，最終我也彈過。那把金豎琴現在正豎立在我面前，儘管我已多年沒彈，它卻象徵著我與自己靈性的緊密聯結。

妳感受到內心強大的呼召時，要知道那是從靈魂發出的。妳正在聆聽靈性要求表達自我的渴望，當妳回應呼召時，人人都會受益，因爲無論妳做了任何事情而將聖靈帶入物質，並將快樂帶入生活，都會改變整個宇宙。「物質」一詞來自詞根「mater」，意思是「母親」。當我們提到大地母親時，那不僅是隱喩而已，我們的身體是由與地球本身相同的元素組成的。骨頭成分是礦物質，血液和羊水非常像海水。物質是創造中最稠密的東西，當我們透過一次又一次連接和重新連接的訓練，將充滿聖靈的喜悅和快樂帶入稠密的物質時，我們將天堂帶到了人間。我們幫助減輕和消除羞恥、憤怒和怨恨的沉重振動，不僅爲了自己，也爲了所有的人！

妳是一個被設計成歲月無痕的神聖受造物。爲妳身體這個「容器」命名，並盡可能地享受生活每一刻，這就是在世上的全部意義所在。在這個特定的時間和空間中，妳被孕育和存在不是一個錯誤，而是靈魂在妳誕生之前就已計畫好的一個奇蹟，是妳永恆的部分。

我們是創造的前沿，是神在肉身中跳舞。我們並不是卑鄙的罪惡纏身的生物，需要爲生而爲人的原罪贖罪。我們和上帝合而爲一。妳如果恢復女神的本性並將其表達爲對生活的喜悅和激情，就會立即體驗神聖的創造，不必等待過渡到肉體消失的世界。妳能在地球體驗到神聖的創造時，生命就如花綻放了。

妳是天線，也是水晶

我們已經忘記一切都與其他一切聯繫在一起，這是科學事實。在我們體內，交纏的膠原蛋白束構成我們的結締組織，即筋膜，穿過器官和組織，將肌肉連接到骨骼和皮膚，充當細胞骨架。電流透過筋膜上的水分子，沿著筋膜傳導，水分子充當液晶，接收和發出能量（包括與資訊結合在一起的能量）。舉例來說，這就是爲什麼按摩腳部其實可以使整個身體恢復活力與放鬆！針灸經絡沿著筋膜分佈，就像一條高速公路，用於輸送微妙的能量和它們所包含的訊息①。在部落文化中，我們與萬物聯繫的智慧被認爲是理所當然的。古老的智慧正以科學方式記錄下來，因爲我們最終可以衡量，而不僅僅是簡單地感知。例如，紐約西奈山伊坎醫學院黑人家庭幹細胞研究所的湯瑪斯・茲瓦卡醫學博士（Thomas Zwaka ,M.D., Ph.D.）

進行的研究發現，抑癌蛋白p53可以阻止癌細胞取代健康細胞。當p53發生突變時，癌細胞就會增加②。他說，他的研究顯示我們的進化需要合作，因此我們之所以存在，實際上不是爲了作弊、相互操縱或激烈競爭，而是爲了共同努力。研究員琳恩·麥克塔格（Lynne McTaggart）在她的部落格文章「癌症是一種自私的基因」（Cancer Is a Selfish Gene）中指出，這種蛋白質或基因的作用就像是「和平的守護者，彷彿蜂巢中的女王蜂。」達爾文似乎忽略了表面看來明顯具有競爭力的這種合作本質③。

另一個說明我們所有人如何聯繫，以及本來應該如何聯繫的例子，是已故勞倫斯·安東尼（Lawrence Anthony）的「大象低語者」（elephant whisperer）故事。他是一位保護主義者，拯救了無數大象的生命，其中許多是離開象群註定要被人類獵殺的。安東尼去世後，他拯救過的兩群野生南非大象成群穿越祖魯蘭，經過十二小時沒吃沒喝的旅程，相隔一天抵達安東尼的營地。兩群象分別向那位救命恩人致敬與哀悼兩天，然後慢慢各自返回林中。兩群分開的野象是如何得知愛過牠們的偉人突然停止心跳④？

無論我們是在討論體內的細胞行爲，還是以某種方式知道朋友已死的大象群，都說明了一個深刻的事實：也就是「個人自身小宇宙的運作，與大宇宙日月星辰的運行息息相關」這種概念呈現的人與自然之間和諧的奧妙哲學，我們對宇宙的了解正處在十字路口。我們終於看到，人類不是被設計成控制自然和彼此，而是要合作生活。我們必須建立一種遠比自尊心更重要的關係。除非人類這樣做，否則就無法蓬勃發展。

與神聖的關係使妳可以信任神聖秩序並與神聖秩序保持一致。我們所有人最後都知道變化是經常不斷的，我們可以順其自然，也可以花一輩子與之抗爭，直到筋疲力盡。遵守神的旨意與消極地等待即將發生的事情無關，取而代之的是，臣服妳的意志於神聖意志，知道自己的神聖部分，永遠比妳受文化期望制約的、自覺的頭腦更了解自己的心。原本眞實的自我不會騙妳、誤導妳或使妳失去動力。將妳的生命轉交給神聖意志或上帝是一種解脫。記住，上帝不是什麼跟妳無關的外在力量，而是生命力量本身，這個力量存在妳體內，不是在遠方某處雲朵上。

與神聖秩序和神聖意志結盟後，妳就無需微觀管理生活了；追求完美後，妳就不再需要掙扎，也不再沉迷於控制或取悅別人。相反地，妳將自己的生命奉獻給神，並祈求上帝使用妳。然後，按照出現的標誌行動即可。

神聖秩序：女神般活著的關鍵

佛羅倫斯．斯科維爾．希恩（Florence Scovel Shinn）有一本精緻的著作《失落的幸福經典：影響千萬人的生命法則》（*The Game of Life and How to Play It: Winning Rules for Success and Happiness*）。她在書中已爲我們選擇生活中每一個問題或願望的完美結局，並在我們以神聖秩序召喚時顯示出來。多年前，我在成爲作者之前，正閱讀著希恩此書的舊版，深有同感。那是星期五的上午十一點，我站在臥室裡，大聲朗讀文字：「無限的聖靈，給我一個信號。讓我看看自己天賦才華下一個最好的用途。」當天下午兩點，我接到一位文學經紀人打來的電話，說：「我認爲妳應該寫一本書。」那就是神聖秩序在動工。

神聖秩序也適用於小東西。妳與其保持一致的作法越多，就越容易將其指向準確的需求方向（而不是當前自我所希望的方式），關鍵是要放下自己。去年夏天，我向剛訂婚的女兒建議購買婚紗，我不知道該去哪兒或如何去做，因爲我結婚時婚紗是借來的，第二天就歸還給主人。當時我在醫學院讀書，大家誤以爲，爲了婚禮這麼輕浮的事情大費周章，包括挑選禮服的所有浮誇之舉，都是愚蠢的。

總之，與當時的我不同，女兒爲了這件禮服大費周章，甚至創建了一個我從未見過的繽趣（Pinterest）網頁，其中包括她夢寐以求的禮服照片。她會根據自己想表達的觀點行事，而我只是對任何必須發生的事情保持開放態度。當天我們原本打算去看的前兩家商店都已經關門，稍晚時，我們完全沒抱任何期望，在沒有預約的情況下去了第三家。我不知道婚紗店如果沒有預約，經常會讓妳吃閉門羹，誰知道在婚紗店裡買婚紗這麼重要呢？凱特與商店的店主簡短交談後，說服對方讓我們進來，然後試穿了從架子上取下來的第一件衣服。非常合身，而且正是她一直想像的，實際上，禮服非常完美，以至於當她從更衣室出來站在鏡前基座上，看到鏡子裡的自己時，激動地哭了起來。這是一個很好的例子，說明當妳與聖靈結盟，而不是抗拒祂時會發生什麼事。沒有什麼事小到聖靈不會關心，妳的頭髮不是，田野的百合花不是，完美的婚紗也不是。有時彰顯得很快，有時需要數年，重要的是記住神知道妳到底需要什麼。是的，禮服看起來幾乎就像凱特繽趣網頁上的那件！

與神聖秩序保持一致的另一件事是，妳一旦有了生活經驗，就可以回頭看看那些所謂的障礙其實成了機會，而那些失去的機會變成最大的祝福。妳說：「哦，感謝上帝，我沒有堅持跟著那人！」和「如果我沒有被解僱，哇，我永遠也不會創業！」直觀醫學工作者卡羅琳．麥斯（Caroline Myss）說，當妳為改善生活而祈求天使時，最好要小心，因為普遍現象是，天使也可以在一週內讓妳的工作和婚姻都消失。這種情況會發生的，但是塞翁失馬，焉知非福，大難不死，往往帶來後福。

靈魂契約與神聖秩序

我自從十二歲時讀完愛德加．凱西的所有作品之後，就對輪迴和靈魂契約的想法產生共鳴。愛德加．凱西生活在十九世紀與二十世紀之交，被稱為沉睡先知（Sleeping Prophet），是著名的治療師，以「宇宙意識」（Universal Mind）協助數千人康復。我相信我們可以在靈魂轉世融入自己形體之前，與靈魂及其他靈魂簽訂靈魂契約。這些合約安排我們將與誰建立主要關係，在地球上時打算完成什麼類型的事情，以及要解決哪些未完成的事務。即使我們沒有意識到，一切也在運作著。一般來說，與我們有最多「未了結事情」的人最終都是家庭成員！因此，即使妳在學習和運用吸引力法則時，也經常會發現靈魂契約取代了妳獲得想要東西的能力。托沙．西爾弗這樣說：

我曾經檢查過一位女人，她非常重視自己的「顯現」。她在每個房間都有一個願景板、一名私人教練，以及一份長到每天得花一小時才能全部說完的確認單。然而，儘管她全力以赴，大多數願望卻從未實現。她感到絕望，特別是因爲教練認爲她「阻止」了這種顯現。

我對她說：「實際上，儘管我們的想法確實吸引了現實，但還有更多。因爲在上天賦予我們的一生中，還有靈魂的個人課程『業』（prarabdha karma），也就是靈魂的個人課程。因此，生命不總是看見、得到，然後及時行樂。」

有了足夠的獨立性、接受性和開放性，事情就毫不費力地到位了　只是按部就班進行而已。當妳想要的東西沒有顯現時，可以進行這個祈禱：「神聖之愛，將我轉變成一位希望眞正讓你帶領的人。讓我知道眞正的順服、開放和接受。接管我的行動，讓我知道何時開始、何時暫停。」

有一天，我們回頭看出了一種模式，終於了解自己一路走來應該有的經歷，那就是可以繼續下一段學習的時候。我寫日記的原因之一，是可以回顧自己一直以來得到的神助。記錄生命旅途的經歷，以及寫下自己的夢想，是在此神聖指導歷程中建立信任非常實用和積極的方式。妳回想很久以前的痛苦時光，是否能看到如何成爲轉折點，使妳進入如今從逆境中勝出的智慧、快樂和經驗的時刻？現在回想一下上週或上個月甚至今天早晨的痛苦經歷，妳是否已經將悲傷、沮喪、憤怒或迷失轉化爲喜悅？如果二十年前發生這種經歷，妳會盡快走過這趟旅程嗎？我打賭妳不會，妳已經步入了歲月無痕的歲月。喬．迪斯本札博士這樣說：「智慧就是沒有情感的記憶。」多麼好的啓示。當我們回顧旅途中的痛苦時光，往事逐漸浮現時，已經不再有痛苦的感覺，只是欣賞著其中的完美，那就是自由，使妳能夠充滿歡樂和喜悅地把握未來。

與神性同行

我每天的意圖都是將自己交託給神，然後等待悸動讓自己行動。如果我對某件事充滿熱情，我總是知道自己注定要去做這件事。對某事的興奮意味著妳與眞正的自己在同一條軌道上！我學習阿根廷探戈就是這樣。有時候，妳就是知道。有時妳會得到一個信號，可能是卡車或廣告牌上的訊息、夢境、正需要答案時聽到的一首歌詞片段，也可以從占卜卡中尋找信號，或者注意聽自己直覺反應的尖叫是要還是不要。幾天前，只是爲了好玩，我打算去體驗魔術。第二天，我在開車去朋友家路上，看到一輛車牌上就寫著「MAGIC」（魔術）。我高興地笑了。一旦妳開始與神性保持一致，這種事情就會一直發生！

採取一致行動並不意味著妳無法試著有些特別的表現，我完全贊成妳有願景，並專注在自己的意圖。妳可以向聖靈要求任何事，但是要靈活，不要爲了設法用個人意志代替神聖意志，而把自己弄得筋疲力盡。事實上，聖靈回答祈禱有三種方式：「是！」、「不是現在」和「不，因爲我太愛妳了。」妳要保持開放態度。請回想一下妳得到答案爲「不是現在」的時候，那個答案現在有意義了嗎？妳看出神那時有更好的想法了嗎？再回顧一下神不是說「不，因爲妳不應該得到它」而是說「不，因爲我太愛你了」的時候，那件事妳躲過了一劫，對嗎？

妳採取的與神聖秩序相一致的行動既要屬靈，又要務實。妳必須捨棄對來到生活中事情的期望，而接受上帝的計畫。我最小的弟弟豢養了騾馬這種以溫柔著稱的混血動物，最近他在騎騾馬下坡時摔下來，身爲醫生的我當然竭盡所能地從他醫生那裡取得資料，幫助家人了解他的病情，以及醫療上可以做什麼。那是行動的部分，但是也有靈性方面要顧及。我知道這個意外事故可能是他應該經歷的人生故事，我採取了靈性行動，祈禱他會完全康復。我還與其他家人聚集在一起，向他、特別是他的肺部發送神的愛，因爲我知道他需要肺部的力量，才能在急救手術中倖存下來。但是除了做我能做的事，包括祈禱和發送神的愛，我還必須讓造物主塡補弟弟故事的空缺。非常欣慰的是，他手術一切順利。藉由順服於神聖秩序，而不是設法以家中公認的某位萬事通成員（每個家庭面臨危機時似乎都有這樣一位）的方式來處理，我爲自己和周圍每個人省了很多折騰。

我無法保證，如果你過著快樂與歲月無痕生活，不好的事情就永遠不會發生在妳身上。地球上會發生各式各樣的事情，即使妳的身體老化、身受變故之苦或罹病，快樂與歲月無痕的生活也將最大化妳的健康幅度和壽命長度。而所有歡樂的源頭就是聖靈，古代蘇菲派詩人魯米（Rumi）寫道：「我們終生都渴望一種吻：神聖愛人的吻。」聖靈，也就是我們生命之源，是我們眞正心愛的人，祂始終接受、原諒和愛我們。這是我們所有人都在尋找的神聖愛人的吻，神聖愛人願意將它賦予我們。我們要做的就是邀請一直在耐心等待的心愛的人，我們不必等到減了最後十磅，或者清理了堆滿雜物的抽屜，或用吸塵器清潔了地毯，現在就可以擁有！

身體、聖靈和地球

我贊成安靜十五到二十分鐘左右來冥想，但我們是在生活，以及享受我們的身體、心靈和思想，而不是逃開這些。生活是眞正的冥想。我認識一位冥想老師，他每天要坐在墊子上十個小時，但他離開墊子下來的生活毫無可誇之處。妳可能會沉迷於整個「嗚嗚嗚」低吟似的形而上事物，以分散妳對身體和日常生活的需求。妳可以去印度，跋涉到古老的瑪雅遺址，坐在大金字塔前吟誦讚美詩歌。但是等回到家中，妳離家前那讓妳受不了的情愛關係仍然存在，就跟妳那堆沒洗的髒衣服一樣。妳不能忽略自己的身體以及與地球的聯繫。

我們與生殖盆腔，以及性感與感性力量的分離，可以對照於與大地母親的分離。這種痛苦的脫節始於數千年前，那時我們逐漸開始不再崇敬賦予生命的地球神聖性，開始佔上風的是統治而非合作的文化。我們堅信應該主宰並開發地球，但是，我們的直覺知道這不應該是與自然世界聯繫起來的方式，靈性與大地完全相連。蓋亞假說（Gaia hypothesis）認爲，地球是生物，我們不僅生活在地球上，還是地球的一部分。經過萬古分離之後，我們終於承認，基於統治而不協作的話，與靈性、地球以及彼此的關係是不健康的。而且，我們正在認識我們在地球這個家裡各種生命的神聖性，而不再認爲上帝存在於我們之上的天堂，是與我們、日常生活以及身體經驗分開的上帝。

重新與地球和天空建立聯繫不只是比喻而已，人類的身體經過進化而能在地球上行走、喝水、呼吸和曬太陽。妳可以透過在自然界中花費較多時間而與地球和天空保持聯繫，從而眞正改善健康。當妳這樣做，就會體驗到地球和身體的神性。

一百多年前，維多利亞時代的人認爲吸收新鮮空氣和陽光很重要。他們直覺地了解，公園可以幫助減少犯罪和混亂，並使享樂的人們安心，這就是爲什麼那個時代建造許多公園的原因⑤。如果人們感染了結核病，他們會去山上的療養院。這種治療方法之所以有效，是因爲新鮮的空氣、放鬆和緩解日常壓力，均有助身體康復。但是後來，我們開始將人們運送到有電燈的醫院和診所，並讓醫生用處方藥和手術刀來治療我們。幸運的是，我們開始看到有研究支持所有人都知道的這項事實：生活在自然界中可以使我們恢復活力與減輕壓力，從而改善健康狀況⑥。自然時光還可以降低皮質醇水平，增強免疫力⑦。在戶外陽光下會增加維生素D的含量，降低罹患抑鬱症、癌症、心臟病和其他嚴重疾病的風險。剝奪大自然的影響之一是，我們不再像人造光出現之前那樣靠近土地生活。將自然光視爲身體健康與保持心情平衡所需的營養物質，這是大地之母給妳的禮物。

妳如果生活在北半球，或者整日處在室內人工照明中而很少暴露在陽光下，維生素D就可能不足。妳可以藉由足夠的光照來提高維生素D水平，要較常出門，尤其是在晴天。我不主張在陽光下曝曬幾個小時，但是在清晨或午後不防曬地進行三十分鐘日光浴，可以改善情緒和維生素D水平。（除此之外，請使用防曬霜。）要確保房間採光良好，如果不可能，請使用用自然光譜燈泡。妳可以購買可模仿室外照明的額外全光譜燈箱，爲了避免眼睛疲勞，請設置成妳可以從旁邊視角看到它們。要讓天空的光照在身上來加強。

說到眼睛，近視與大部分時間待在室內有關，在戶外可能會防止或延緩其發展⑧，要確保像祖先一樣不戴太陽眼鏡而在戶外待上一些時間。另外，妳的視網膜需要自然光才能產生血清素，這是一種「感覺良好」的神經傳導物質，可改善情緒與防止抑鬱。季節性情緒失調（SAD）是一種臨時性疾病，在冬天自然光線較少的情況下最常見，可以藉由暴露在陽光或全光譜照明下來緩解。也就是說，要尊重和配合身體的自然循環和陽光。如果妳在昏暗而沉悶的時候偶爾會有睡意，請傾聽自己的身體。如果冬天睡得多一點兒，用不著擔心。

另一種待在大自然可以改善健康的方式是練習「接地氣」，接地氣意味著重新連接地球的電磁場（通常通過赤腳行走在地面上）來穩定自己的電場。我們周圍的所有現代電子設備，例如手機、電視和其他電子設備，都會影響個人能量場和彼此不斷互動的電磁場。我睡覺時是睡在一張插入接地插座的接地床單上，但是我也盡可能多花時間赤腳接觸大地。地球的負離子會抵銷正離子，而正離子會引起妳體內的氧化壓力，從而造成組織受損。實際上已有研究證明，站在地球表面可以減少時差和細胞炎症。下次妳必須飛去某個地方時試一次，這樣妳才能與大地和太陽的自然韻律保持聯繫。

自然週期，宇宙週期

與神聖秩序保持一致的一部分，是與地球和宇宙的自然週期保持一致。自然週期之一是太陽的周期，每年產生兩次冬至，即北半球的冬季和夏季，十二月二十一日和六月二十一日（南半球的日期相反）。冬至標誌著太陽回歸和白天時間延長，夏至標誌著一年中最長的一天，而夜晚開始變長，兩者各有不同的意義。對於比較靠近地球的人們來說，當女神母親成為靈性和宗教的中心時，夏至是歡慶和跳舞的時候；冬至是反思的時候。隨著光線的返回，是時候想像一下在更長的白天裡要創造什麼了。由於冬至臨近聖誕節和元旦，因此妳可能要選擇其中任一天或冬至那天，反思自己想要為生活創造什麼。花時間休息和思考會滋養妳的身心。

月亮也有周期或階段。古代傳統裡，太陽通常被視為男性能量，而月亮則是女神。畢竟，月亮控制著體內的液體流動，包括我們的月經週期。月亮還管理了地球上和地球內的液體流動，包括海洋的潮汐和許多動植物的繁殖週期。一個月裡有時會有滿月，有時看不見月亮，沒有光照在任何人身上。從事植物醫療工作的人經常跟隨月球的周期進行種植和收割。注意月亮如何影響妳的生活週期也很有幫助，上弦月和滿月是事物誕生與實現的時期，而下弦月是釋放中的月亮，這時是釋放不再需要的東西的好時機，包括舊的怨恨和傷害；新月則是種下新意圖「種子」的時候。月食和日食通常會引起人們的躁動和動盪，有研究表明，我們從事婦產工作的人早就注意到的事實：滿月時分娩的頻率更高⑨。注意月亮週期，思考一下妳想帶什麼給我們的世界，以及妳想捨棄什麼對妳不再有意義的東西。

行星有自己的週期。儘管報紙和雜誌上的占星術預言只是無害的娛樂，但真正的占星術會使用詳細的圖表，並比較妳出生時所有行星的位置與現在的位置，以幫助妳了解自己的週期如何適應更大的週期。如果妳選擇不相信這種基於自然的占卜方式，那也沒問題，但是對於包括我在內的許多人來說，占星術都是一種了解生活和社會模式的工具。占星圖是靈魂之旅的藍圖，我有一個由專業占星家每年製作的「太陽能回報」圖表，以查看哪些主要能量將影響我的旅程。了解我的占星術預言可以幫助我提高意識，並為將要經歷的一切做好準備，包括靈性課程。就像查詢天氣預報以決定是否帶雨傘或外套一樣有益，做好準備可以使我免受環境的困擾。沒有什麼「壞的」圖表，但有時行星的位置顯示妳將面對具有挑戰性的事情。如果妳想諮詢占星家，請不要去問用圖表訊息嚇妳的人，要請教使用占星術輔助自己理解的人。談論厄運和陰暗的占星家，就像總是尋找最壞情況，而不幫妳振作努力的醫生一樣糟糕。

希波克拉底是西醫之父，我們所有醫生取得學位時都要用他的醫師誓言宣誓。但是，我們已經失去了他那時代存在的地球、宇宙和我們身體之間的聯繫感。如果月亮控制著我們體內的液體流動，爲什麼月亮以外的行星不會影響我們？微妙的能量以及它們如何在我們分享的能量場中活動與互動，科學家們仍然無解，但這些能量是透過我們在結締組織中體驗到的電磁網格傳輸給我們的。這是科學事實，知道我們擁有這項工具很振奮人心！

我在二〇一三年九月撰寫本章時，土星進入了命運（Fate）的北節點（節點標記了月球軌道和太陽軌道相交的點），像土星這樣移動緩慢的的行星很少會加入這些節點。在這種情況下，該節點/土星相交也發生在二〇〇二年六月，之前在一九九一年一月和一九七九年七月。我在日記中追溯這些日期，發現實際上每個日期都發生了跟我著作有關的重大事件。許多人告訴我，他們在那段時期也經歷了人生的重大轉折。了解像這樣的占星術週期以及其如何在我人生中表現出來，是相信神聖秩序的方法。我了解此時我正在寫另一本書並不是「巧合」。

也要注意身體的自然循環。如果妳是早起的人，請刻意將早晨保留給妳優先考慮的活動，不要將一天的最佳時間留給任何人或事。如果妳發現傍晚最能夠反省，就好好利用那段時間寫日記，默想昨晚的夢境，或進行冥想。尊重自己的自然週期以及大地和天空的自然週期，有助妳聯結到聖靈，以及自己的創造力和喜悅。

自覺的聯繫

了解自然和宇宙的循環之後，妳可以有意識地選擇與其保持一致。這樣做時，妳也正與其他人保持一致，並且正在改變人與人之間，以及人與地球之間的關係。

我在第四章解釋了稱為一致性的一致心律活動現象。由心臟數學研究所在 www.glcoherence.org 發起的「全球連貫性倡議」，是利用連貫性將全球意識轉向平衡與協作的項目，涉及人們使用自覺的意圖、確認、祈禱和冥想來改變影響所有生命的地球電磁場（EMF）。他們實際上已經測量了EMF的活動，並發現與「九一一」等全球危機的相關性，當時我們的人類心臟都受到了非常巨大的影響。另一方面，當許多人集中精力藉由歡樂提高EMF的振動時，他們也看到了結果——人類能量場會影響地球本身！是的，這個項目正在使用科學研究方法來追蹤進度，他們通常會在特定時間發出全球祈禱和冥想的呼籲，像是在特定日期進行十分鐘的祈禱。「世界服務研究所」（www.worldserviceinstitute.org）的羅伯特・弗里奇和琳恩・麥塔格特（www.lynnemctaggart.com）都有大型網絡，可以協調這些活動。精神領袖也參與其中，尤其是在危機醞釀之際。參與提高EMF振動的每個人都為改變EMF做出貢獻，並且這種影響是累積的⑩。

無論採取什麼形式的禱告或冥想，與他人保持聯繫都是與聖靈保持聯繫的極好方法。教堂或猶太教堂經常幫助人們感到安全和具有歸屬感，並滿足重要的社會需求。耶穌說：「無論在哪裡，有兩、三個人奉我的名聚會，那裡就有我在他們中間。」換句話說，當至少兩個心靈脆弱的人選擇聚在一起，與神聖之愛和各自靈性建立聯繫時，就使靈魂添加了力量和養分。研究表明，定期參加教堂有益健康、長壽。各種戒癮的十二步驟計畫也非常有效，可以使人們一起記住聖靈是成癮的治療者。但是，這裡先警告：雖然教堂、猶太會所、佛教僧團、祈禱小組或十二步驟小組可以給妳情感上的寄託，並幫助妳感覺自己與神聖愛人和更廣泛的社區的聯繫，但這樣的小團體也可能是個人表達政治看法和心理功能上的障礙。如果妳在教堂或屬靈社區中有過糟糕的經歷，請不要因此而放棄加入或創建一所新的教堂，或改善自己所處的社區使其有利所有人的屬靈福祉。環顧妳自己群組中的參與者，跟妳參與各種網絡的朋友們談談。妳也可以透過網路找到群組，或者妳可以表達自己想結交志趣相投的人，不需要猶太會所、清眞寺、教堂或神廟等特定的建築物，就能積極地與聖靈聯繫。我幼年和父親一起去教堂，母親總是進入樹林裡，她會對父親說：「你去你的教堂，我去我的。」那段回憶成了兒時有關靈性不可磨滅的記憶！

妳在哪裡舉行聚會都沒關係，當妳記住上帝在自己體內時，所有空間都是神聖的。但是妳可能會發現，在自然界、美麗的公共場所，或人們祈禱了幾個世紀的地方聚集，感受會特別豐富。歐洲一些古老的大教堂座落在聖泉之前，那裡是基督教傳入之前居住在這些地區的人們認可的地方。塞多納一直被當地原住民視爲聖地，已經像磁鐵一樣吸引渴望體驗並表達自己天生靈性的人們。我第一次造訪時，第一個念頭是「哇，這是聖潔的地方，是一個庇護所。」

妳不需要得到宗教領袖的正式加持，就可組織一群會眾、一群靈性尋求者，或者只是探索自己的靈性。與神聖愛人重新建立聯繫意味著，只要妳想與聖靈保持聯繫，就放棄舊的想法，即需要有人擔任中間人。我們正在尋找的是聖靈，而不是「神靈」。我們所有人都值得與這份滋養力量直接聯繫。

我們感覺到這種聯繫時，就知道有一個神聖的計畫。隨著歲月無痕日子的到來，這個計畫也變得更容易看到，並且可能已經經歷了一個事實，那就是神性確實以神祕、非凡和精緻的方式運作。

雞皮疙瘩和內心的知覺

神聖之愛以多種方式與我們溝通，但我們必須放下理智來接受訊息。在蔑視直覺和占卜藝術的主流文化中，這是有爭議的。但我還是要說！身爲女性的我們深知直覺力量強大，我們可以信任直覺。有直覺與智慧的婦女已經被羞辱和邊緣化了幾個世紀，她們說：「我無法解釋原因，只知道這種情況不適合我。」傾聽妳內心直覺的「知」可能很困難，因爲我們被告知要從邏輯上判斷內心告訴我們的事情。但是，隨著女性感知方式越來越強，因而越來越容易理所當然地採取這種立場。

妳了解自己和內心。妳如果感覺自己抗拒某些東西，請探索這份抗拒。一旦有一段時間保持一個想法，或者在某種情況下維持一個想法保持專注，妳的眞實感受和信念就會變得比較清晰。安靜下來，傾聽內心的知覺以及「雞皮疙瘩」。我一直對於身體如何以未經過濾的形式產生「雞皮疙瘩」這種身體反應著迷，如果有人告訴妳不可思議的巧合，或者妳經歷了一次完美的心想事成，或者妳突然強烈感覺到自己受到愛心和保護性力量的指引，往往就會產生雞皮疙瘩。這是確認的信號，表明妳剛剛聽到的任何內容都具有特殊意義。「雞皮疙瘩」是這樣產生的：電子訊號啓動皮膚中供應毛囊的微小肌肉，頭髮眞的會直立。當我們內心深處的眞理與外在事物的深處眞理聯繫在一起時，電子訊號本身就會被啓動。外在眞理和自己內心經歷了一個共鳴場，將二者如同大網格上的點連接起來。雞皮疙瘩表示我們的網格與一種自己可能無法充分表達的深刻、直觀的事實是同步的。

如果妳發現自己無緣無故感到疲倦或悲傷，而妳剛去過墓地、酒吧或醫院，則可能是因爲妳在那裡吸收了黑暗和沉重的能量，或者有靈體徘徊不去。已故的由聖公會教士轉爲薩滿祭司的彼得・卡爾霍恩告訴我，與他一起工作的土著人經常說：「你們白人不知道該如何釋放你的死者，你被死者包圍著。」我們許多人都被教導說，如果，注意是「如果」，靈魂死後仍然在生活，那麼祂們就會去到一個我們無法感知祂們，而祂們也無法與我們交流的地方。但是，如果親人仍糾結對逝者未解決的感覺，那麼靈魂就不會去到那裡。我無法告訴妳，有多少婦女由於知道可以不再牽掛去世的母親或其他親人而受益。我的一位朋友注意到，她對於祖母的感覺在祖母去世後更明顯。這位祖母患有精神疾病，尤其是在後來的幾年中，這件事已經成爲家庭的主要負擔。果然，我的一位治療師朋友指出，她的祖母沒有跨過，仍在四處閒逛，使每個人的生活都沉重得多。當治療師幫助祖母跨過界線時，我朋友說她可以感覺腳踝周圍的重量減輕了！

令人欣慰的是，許多人過世後會定期與親人保持聯繫。這在電影《美夢成眞》（*What Dreams May Come*）中得到了很好的印證，我強烈建議可能對於親人離世難以釋懷的人去看這部電影。已跨過陰陽界線的親人傳來訊息，或與我們交流是很普遍的事，然而同樣地，我們對無法證明之事的直覺和經驗，在主導文化中被羞辱和拋棄。讓我們重新獲得這種經驗，這是眞實的，我們知道。我喜歡把生活想像成一個大市集，妳會一時與某人分開，最終又跟他們走在一起。

與神溝通

我們每個人都是一個自覺的光明生命，是神的一種形式，祂重返地球以記住並經歷其神聖本質。蓋瑞・施瓦茨（Gary Schwartz）博士在亞利桑那大學的實驗室中證明了我們是光的存在，實際上是我們在發光。妳的靈魂來此的原因，可能是想趁妳以人的形式處世時學習一些事情，然而妳不是來向任何人證明任何事。妳不必贏得造物主的愛，那樣的愛是白白給妳的。許多宗教都說上帝就是愛，那是事實。無論妳做什麼或想什麼，神的愛都會臨到妳，由妳來決定接受並與其連結。如果妳不同意，就表明妳需要重新與內心深處建立聯繫：妳是一位神聖、歲月無痕、心愛的女神，值得無條件的愛。擁有這份愛吧！

歲月無痕意味著妳要參與生活的創造性過程，而不受先入爲主的觀念束縛，也就是說妳「應該」如何行動、衰老或與神交往。神只想讓妳與祂聯繫，不是命令妳站在哪裡、坐在哪裡、如何握住妳的手或說些什麼話。

儘管神聖總是在我們身邊，但在一種神會被鎖在標有「宗教」的盒子裡，並被告知如果沒有經過特殊訓練的中間人就無法與神接觸的文化中，人很容易感到與世隔絕。然而，祈禱是有力量的，因爲祈禱能喚起神的力量，並幫助妳眞正感受到這種聯繫。禱告有多種形式，因此如果妳覺得自己不適合某一種禱告，就請嘗試另一種。有些人發現唱歌、說話或只是默默地念誦自己熟悉的禱告，會使聖靈在他們的體內產生共鳴，這些話喚起與每個曾經說過這種祈禱的人聯繫的感覺。說話或祈禱也會改變妳周圍的振動，因此，如果妳臨時自己編一個祈禱，仍然會非常有力。猶太人有每天感恩的傳統，何不習慣在進行日常工作時對所有可以想到的事情表示感謝呢？「感謝你賜下的良好鍋具，以及我如何使用它來準備可口美食的知識。感謝你爲我配備的冰箱、當季的新鮮櫛瓜。謝謝你讓我有鋒利的菜刀。」感恩的祈禱對健康非常有力。

我絕對喜歡托沙·西爾弗的「神聖的愛」禱詞。我在本書已經介紹了一些內容，妳會在下一章的「十四天歲月無痕女神計畫」中看到更多內容。托沙說，她是在與許多靈性導師一起工作後發明出這種禱告形式，他們指導她「放手」。她先是困惑如何做，她提出了自己的「改變我」祈禱，以此來吸引自我，幫助自我。「改變我」祈禱是一種非常有效的方法，可以繞過我一直想知道「如何、何時、何地、多麼高」等等的自我死亡感。實際上，妳是在要求高層次的自我掌握局面，並使妳與神聖秩序保持一致。當妳祈禱「神聖之愛，請把我變成對這種經歷及其爲我帶來的一切持開放態度的人」時，妳也在邀請聖靈幫助妳對神聖秩序有信心。妳正在透過與心臟相連的身體晶體結構發出訊息，並等待接受指導。由於妳的細胞骨架經過精確設計，可以發送和接收，並且受到妳內心渴望的控制，因此，妳可以確保祈禱的內容會被發送和接收。

但是，發出請求或祈禱的悸動通常與得到答案的悸動完全不同。妳的禱告可能需要幾週、幾個月，甚至幾年的時間才能得到回答。直到妳振作起來，妳才可能得到回應，而妳的做法是擺脫舊的情緒、悲傷或使妳無法發揮自己優點的信念。有時候，如我說過的，聖靈對禱告的回答是「不，還沒有」，因爲妳首先需要做一些工作。請記住，靈魂合約是解決未解決問題，並體驗我們想經歷的事情的協議。妳在準備好接受思想和內心的渴望之前，可能需要做一些成長和康復工作。

我喜歡喚起自己更聰明、堅強的部分，並要求這部分使我轉變為有條理、容易接受與有信心的人。這種妳可以向外求助、不一定要事必躬親的想法，尚未成為、但理應該是新時代思想的一部分。女人認為一切都必須親力親為，我們要讓事情發生！但是上帝每次都會在那裡幫助我們，當妳尋求上帝的幫助時，妳是在承認，作為一個設法對世界進行微觀管理的完美主義者實在太累，而妳配得神聖的干預！妳可以每天祈禱以下內容：「神聖之愛，將我變成一個喜歡自己的女神天性、以及與祢和地球聯繫的人。把我變成一個眞正相信神聖秩序的人。當祢這樣做時，請給我一些信號，提醒我一直與祢保持聯繫。」當妳說出來時，要讓自己感覺一下。

禱告的另一種形式是確認。當妳說出這些內容時，妳便會說出自己想要的東西，好像現在就是這樣。思想會產生振動，喚起情感，並改變沿著電網發出的電能。如果妳想改變情緒，就必須改變想法，並小心負面的自我交談。能量流向意識，大腦發射的神經元實際上完全匯聚在一起。如果妳思考的是問題，而不是解決方案和機會，那麼問題就會擴大。如果妳面臨健康挑戰，而這成為妳最關心的事，成為妳談論的話題、社交媒體上發給所有朋友的東西、家人和熟人的話題，那麼妳就是將大量精力花在疾病上，而這些精力原本可以導向快樂和健康的。想一想妳要肯定的事情：妳生病了嗎？還是妳即使過著幸福快樂的生活，也會積極地修復身體的細胞、器官和組織？

全心全意說出肯定的話，就好像妳現在所說的是眞的一樣，妳的電磁場和心臟會發出訊息，這些訊息開始吸引妳現在正在振動的事物。妳可能一直在肯定事情，但自己沒有意識到。想想妳一天中說「我是」的次數，妳說的是什麼？是否眞的想讓宇宙肯定「我很不知所措」或「我正在搞砸這個」？不，妳希望宇宙肯定妳說的「我正在蓬勃發展！我是一位快樂、歲月無痕的女神！」聖靈的原始名稱是「我是」（I AM）：聖靈是創造新事物意圖的力量。

用肯定句

肯定的話語效果最好的方式，是以現在時態完全肯定的語氣表達出來。妳可以使用以下幾種方法，但也可以根據自己希望彰顯的生活內容和感激之情，考慮自己編寫一些內容。或者參考我特別喜歡的凱瑟琳・龐德的冥想。（http://www.absolute1.net/catherine-ponder.html 上可以找到一些。）

用意義和激情說出肯定的話語。經過一段時間，話語背後的情感和重複性就會改變我們的生理。

我是健康、力量、和平、幸福和繁榮。
透過我表達的神聖之愛，吸引了所有使我快樂和生命圓滿所需的東西。
我的生活以興奮和振奮的方式完美展現。
我喜歡照顧自己的身體，我的身體對愛心的照拂產生美好的回應。
我會吸引財富、健康和真愛。
當我對自己和自己的需求說「是」時，能量總是在增加，我覺得很棒。
我每天早晨醒來，就感到新的一天和新開始的希望。
我喜歡活動身體。我喜歡每天變得更強大、更靈活。
我是神聖、歲月無痕的女神，深深被愛著！

寫下妳最喜歡的禱詞，每天大聲說幾遍。在運動、開車上班、清潔水槽或任何時候對自己說。我經常在橢圓機上大聲說出來！

靈性需要存在和專注。專注練習支持不老和健康，這也是與神交流的方式。幾種專注練習的形式，包括專注冥想或呼吸、專注與伴侶跳舞，或其他妳必須全神貫注，並清楚當下正在發生的事情等活動，但是還有許多其他的形式。專注不是必須學習的東西，妳要做的只是擺脫思慮、焦急和擔心自己不夠出色，把這些都忘掉。如果妳在冥想中意識到自己正在胡思亂想，笑一笑後將注意力重新回到呼吸或咒語上。每次妳將某種論斷替換爲專注當下，妳在使自己的思維遠離控制這件事上就會做得更好。只要妳能再次專注，就不要擔心自己不專注。

符號和儀式

儀式和象徵之所以強大，是因爲它們繞過了知識，透過我們的女神自我，建立直接通往神性的路線。我常常使用儀式，經常和朋友們一起做新月和滿月儀式，如果大家不能在一起，就利用免費電話會議聯繫。我點燃蠟燭，然後在四個方向呼叫天使長米迦勒和他的光之軍團。我呼籲保護這四個方向的強力動物，我剪斷繩子、祈禱、喚起神聖的愛。我用燃燒的鼠尾草掃過空間以淨化能量，我說「神聖之愛」禱詞，要求改變我成爲我想成爲的人。目前，我的儀式還在使用狀態，我會在儀式進行時加以調整。已故的彼得．卡爾霍恩談過，他作爲牧師，執行的儀式使自己和參加教堂的人們變得死板、枯燥，毫無意義。但是，當他開始用自然界的生命力和看不見的東西工作時，發生變化了。然後他眞正能夠幫助別人，而不是僅僅重複世代相傳、令人倦怠的老式講道。（還是可以使用，但前提是要注入生命！）我們天生就能回應自然界出現，或使用自然物件進行的儀式。這些儀式提醒了我們與偉大地球母親的聯繫。讓陽光和微風帶入能量吧！

儀式不一定要是完美的才有意義和強大。如果妳未正確說出這些字眼，或者妳的薰香棒燒壞，需要重新點燃，宇宙並不會用閃電擊倒妳。我有朋友喜歡和一個新興宗教一起做儀式，但是對方一直不太滿意，因爲她的閱讀障礙使她不由自主地「逆時針」而不是「順時針」轉向。然後她就會一面喃喃自語著「對不起！」一面尷尬地走進圈子轉身，於是就打破了保持神聖空間容器完整的規則。然後她會從西方而不是東方開始，呼喚四個方向，並抑制住緊張的笑聲。實際上，沒有什麼比笑自己更神聖的了！

笑嘻嘻的彌勒佛

許多宗教都沒有幽默和笑聲的符號或故事，讓妳的悸動和感覺與他人以及上帝的聯繫更緊密。佛教有一個笑嘻嘻的佛，他圓圓的大肚子和大大的笑容提醒我們，上帝既是愛又是笑。人們通常不認爲靈性和不敬虔的態度相容，但眞正有靈性的人並非只顧自己的想法、冷酷或好論斷的人。達賴喇嘛經常咯咯笑，但是在靈性、宗教和上帝方面，我們許多人都過於嚴肅。不僅如此，我們從小就認爲別人可以爲我們提供答案，而我們自己無能爲力。我們非常認眞地看對待專家。順便說一句，《庫馬里：一個假先知的眞實故事》（*Kumaré: The True Story of a False Prophet*）是一部很棒、有趣的紀錄片，討論了人們易於外求指導。紀錄片說的是一位尋找大師並決定要成為大師的男人，而他幾乎是偶然地發展出一群忠實的追隨者。故事成功地提醒了我們，與神的關係永遠是一種內在的工作。那位大師就是妳。

別再等著自己「值得」浸淫於喜悅、聯繫和樂趣的時候。妳已經值得了，就去做吧。也要袪除令自己沮喪的苛刻、醜陋的刺激。如今妳幾乎可以在地球上任何地方取出行動裝置搜索訊息。有必要隨時隨地了解全天候發生的所有恐怖事件？由於一些原因，好像如果我們不關注人類和動物苦難的每一個細節，我們就會認為自己是壞人。我們現在有能力不分晝夜與整個星球聯繫起來，但是必須非常注意自己關注的是苦難，還是療癒與欣欣向榮。一段時間之後，我們所經歷的圖像、思想和情感就會影響我們的生理進展。

無論妳是在螢幕還是在腦海中觀看，都不要再播放那幅引起傷痛的圖像。否則妳會陷入輕度的創傷後壓力症候群（PTSD）。這種令人衰弱的狀況涉及神經系統，會令該系統變得過度反應，讓人再度體驗創傷，包括心跳加速、皮質醇透過血流噴發，眼睛因恐懼遍佈全身而放大。身體和神經系統不知道危險已經過去，而妳過去依靠的壓力卻對身體造成嚴重破壞。妳可以緬懷過去及其悲劇，而不必再讓自己的身體和精神承受所有的創傷和壓力。在別人反複播放影像的過程中，我們可以富有同情心，但不必依靠別人的創傷。當妳意識到自己已經陷入過多的消極情緒或重現過去創傷的舊習慣時，請說以下祈禱：「神聖之愛，請把我變成知道如何專注於積極事物的人，把我變成容易將注意力從消極轉到積極的人。告訴我該怎麼做。」

人體及其神經系統還沒有發展到能夠容忍壞消息的衝擊，以及在情感上令人創傷的訊息和圖像（這是主流新聞的組成部分）的衝擊。只關注厄運和憂鬱既不是對現實的準確描繪，也不是健康的作法。請記住，對於每一個令人沮喪的新聞故事，都還會有一個令人振奮的故事。善良與謀殺、毆打、綁架或戰爭一樣眞實。

相信我，一旦妳開始尋找好事，就會到處看到它。現在轉移妳的焦點，限制進入妳意識的負面新聞數量，搜尋好消息、振奮人心的想法，以及人們尋找彼此和地球及其生物的紀錄。要經常大笑並尋找日常生活的魔力，當作日常的靈性訓練。知道自己越快樂，就越能提升整個世界。快樂與歡笑能夠在身體深層充電，因此請選擇生活中的喜劇片，而不是悲劇片。

妳加深與神的聯繫時會發現自己對生活的看法不一樣了，小事情不再讓那麼困擾妳，當妳放手而信任神的秩序時，焦慮和完美主義將逐漸消失。有一個文化規範需要捨棄，那就是像緊急狀態一樣地生活。我接受過可以「隨時待命」的醫生訓練，對可能落在患者身上的每一次災難保持警惕。這與我小時候學到的禱告「你的國降臨，你的旨行在地上，如同行在天上」不符。地球上的生命應該是天堂，天堂不應該只有死後，或只有當你是個好女孩時才能經歷。妳是神聖的女神。現在，透過妳的心臟、臀部和純粹的歡樂，將天堂帶到人間。擺脫與聖靈關係的舊觀念，進入神聖的擁抱中，神聖之吻等待著妳。

註釋：

①Robin Kelly, M.D., *The Human Antenna: Reading the Language of the Universe in the Songs of Our Cells* (Fulton, CA: Elite Books/Energy Psychology Press, 2007), 65–66. http://www.humanantenna.com.

② Marion Dejosez et al, "Safeguards for Cell Cooperation in Mouse Embryogenesis Shown by Genome-Wide Cheater Screen," *Science* 341, no. 6153 (September 27, 2013): 1511–14. DOI: 10.1126/science.1241628.

③ Lynne McTaggart, "Cancer Is a Selfish Gene," September 17, 2013, retrieved February 25, 2014. http://www.lynnemctaggart.com/blog/237-cancer-is-a-selfish-gene.

④ Rob Kirby, "Wild Elephants Gather Inexplicably, Mourn Death of 'Elephant whisperer,'" The Delight Makers, retrieved February 25, 2014 http://delightmakers.com/news/wild-elephants-gather-inexplicably-mourn-death-of-elephant-whisperer/.

⑤ David M. Scobey wrote, "New York's city builders... believed... public parks would educate the masses from riotousness to refinement." David M. Scobey, *Empire City: The Making and Meaning of the New York City Landscape* (Philadelphia: Temple University Press, 2003), 10–11.

⑥ The University of Rochester, "Spending Time in Nature Makes People Feel More Alive, Study Shows." (June 3, 2010). http://www.rochester.edu/news/show.php?id=3639.

⑦ Anahad O'Connor, "The Claim: Exposure to Plants and Parks Can Boost Immunity," *New York Times*, July 5, 2010. http://www.nytimes.com/2010/07/06/health/06real.html?_r=1&.

⑧ "Outdoor Recess Time Can Reduce the Risk of Nearsightedness in Children," *Science Daily*, May 1, 2013, http://www.sciencedaily.com/releases/2013/05/130501101258.htm.

⑨ P. Guillon et al, "Births, Fertility, Rhythms, and Lunar Cycles: A Statistical Study of 5,927,928 Births," *Journal of Gynecology, Obstetrics, and Biological Reproduction* (Paris) 15, no. 3 (1986): 265–71. http:// www.ncbi.nlm.nih.gov/pubmed/3734339.

⑩ Lynne McTaggart, "When You Wish upon a Star: Results of the Heal America Intention Experiments," July 12, 2013. Retrieved February 26, 2014. http://www.lynnemctaggart.com/blog/233-when-you-wish-upon-a-star-results-of-the-heal-america-intention-experiments.

12

14天歲月無痕女神計畫

老年是唯一透過模仿就會得到的疾病。

——馬里奧 · 馬丁內斯博士（Mario E. Martinez, Psy.D.）

我念醫學院時，有位教授向我們展示了從大腦各個神經元分支出來的樹突幻燈片。每個神經元都有幾十個樹突連接在不同腦細胞之間，以便傳遞訊息。爲了使連接清晰可見，圖片上的腦組織用了黃金似的橙黃色染料，在這樣的背景下，樹突呈現黑色。我坐在黑暗的演講廳中，被投影機螢幕上圖像的純粹美感嚇了一跳。看起來就像深秋的一棵樹，枝枒延伸出去，連接上其他樹上的枝枒。我們的思想和身體就像樹木一樣，總是在成長和擴展，在思想、觀念、活動和經驗之間形成新的聯繫。我們的思想、身體和器官每天都在形成並不斷重塑。這些連接的品質與我們的信念和行爲方式息息相關，我們在任何年齡也都可以更改。

要維持，甚至增強身體健康、態度和生活經驗（所有這些都是歲月無痕的核心），必須與生命力量保持聯繫。創造力、喜悅、富裕、歡愉、神采奕奕、愛和信念都是歲月無痕的一部分。每種狀態既是情緒狀態，也是生化現實，可以使生命能量在人體中自由流動。喬·迪斯本札博士的工作記錄了腦波振幅夠大的思考（通過腦電圖測量）如何眞正改變我們大腦的神經連接。毫無疑問，現代大腦掃描技術已經證明了思想對改變和治癒身體與生命是多麼強大，我們所謂的「信念」是從新的思想習慣形成新的神經細胞連接所花費的時間和意圖。爲了成爲一位歲月無痕女神，內心必須有這種意圖和慾望。這些令人驚訝的神經模式變化很好地記錄在迪斯本札的TED演講中，值得一看。

因此，既然妳已經了解思想、內心和精神的力量，這些力量可以改變身體並超越跟年齡有關的過時文化觀念，那麼問題是，如何將其融入有助於實現歲月無痕的生活中？需要怎麼做才能讓妳眞正的女神自我成長和綻放？換句話說，妳需要什麼來變得快樂、健康、精力充沛且永不衰老？現在如何將本書的思想應用到自己的生活中？

請記住，要找到答案，必須探索內在。妳知道如何才能歲月無痕嗎？藥劑師、治療師、診斷測試和核對表都是有價値的工具，但是成爲一位歲月無痕女神的意思是，妳不必擔心自己不夠聰明、沒受過足夠的教育或有足夠的直覺爲自己做出正確的決定。妳如果正在閱讀本書，就已經擁有進行自主健康管理所需的有效工具和資源。妳最需要做些什麼才能開始不受年齡限制、不用擔心衰老？

我在書中提供了許多幫助妳自己回答這個問題的想法，但是我還建立了一個十四天簡單易行的計畫，或者可說是清單，讓妳輕鬆地突破年齡限制。這個計畫與本書各章緊密相關，包含用兩天確定新想法，也有很大的個人化空間。妳必須根據自己的生活調整這些公式，並且注意自己身體在配合這項計畫上展現的智慧。計畫進行的兩週當中，請注意自己的直覺和身體信號。到了第三或第四天時，妳會發現自己的精力、情緒和幸福感都比以前好。完成計畫後，看看自己精神煥發了多少。

妳啓動「歲月無痕女神計畫」時，可能會發現自己從組織、筋膜和細胞深處釋放出身體和情緒上的毒素。由於所有類型的毒素都會以進入體內的方式排出體外，因此妳可能會比平時更加痠痛、疲倦或煩躁，請做好準備。改變可能很困難，如果能夠輕鬆愉快進入歲月無痕生活，當然每個人都會願意改變！改變很難的部分原因是，家人或朋友往往在我們陷於困境時給予支持，而我們致力於積極發展時則未必。請注意妳面臨的情況是否也如此。

這個計畫每天進行的活動不會超過幾分鐘，畢竟，妳可以在浴室的鏡子裡看著自己的眼睛說：「我愛妳。我眞的愛妳！」要大聲說出來，並在十五秒內營造出眞正的愛的感覺。如果一天之內不能完成所有建議的活動，請盡可能多做一些。而且，如果妳決定在某一天只能做些確定愛自己的事，那種確定就是有力的，因爲妳已經拒絕了完美主義、自我批評和自我忽視，而將它們換成了滋養自己的愛。明天是新的一天，所以當妳可以與神的愛重新連接並充實自己時，不要給自己壓力。

作爲計畫的一部分，請做一本歲月無痕女神日記，記錄自己的活動和想法。這對將來大有幫助，因爲屆時妳將能開心地回顧過去，知道自己已經走了多遠。晚上睡覺之前，回想一下自己一天所爲，品味其中所有美好時光。注意此計畫中哪個部分眞正對妳說了話，什麼事情使妳感到充實有用，什麼使妳感到壓力。妳可以用不同的方式進行某事，使其不會成爲耗盡妳經歷的瑣事？妳做的是自己不關心的事，還是眞正期待的事？

妳在反思自己所做的活動和相關的想法時，會知道什麼深深滋養了自己，什麼沒有。當妳查看跳過沒做的活動時，請反思爲何沒進行這些活動。妳爲什麼不花時間滋補自己呢？我們總是更動自己的行程安排來適應別人的需求，爲浪費時間在自己的快樂和福祉上而產生罪惡感。但是，將自己擺在優先位置對於歲月無痕至關重要！如果妳因害怕自己會不舒服而省掉某項活動，那麼請比較歲月無痕的好處與堅持舊情緒而避免不適的好處。如果妳不願進行悲傷和憤怒的鍛煉，記住，妳不必讓感覺壓倒自己。用神聖之愛禱告來準備練習，確保自己一直與神聖的愛和支持息息相關，並在努力面對痛苦和憤怒後，心理上準備好做些令人愉悅的事情，以便釋放出痛苦和憤怒。

鑒於將一種新習慣養成舊習慣比完全改變操作方式容易，所以請規畫在自己最有可能記得去做的時間，進行不被打斷的歲月無痕女神計畫活動。如果妳不是早起的人，並且通常在起床後趕著準備出門，就不要在早已過多的晨間例行事務中增加更多項目，也不要因爲過時的「早起的鳥兒有蟲吃」說法而帶給自己更多壓力。妳如果在每天較晚、事情平穩緩和下來時最有生產力，就請看一下自己下午或晚上的生活習慣。也許妳可以在那個時候寫日記，或者探索身體對快樂的需求，也就是任何妳希望加進來、讓自己成爲歲月無痕女神的生活習慣。

妳如果平時下班後通常會倒一杯紅酒，拿著遙控器或手機倒在沙發上，請設法在倒酒前做幾次確定儀式。或者只是閉上眼睛五分鐘，全神貫注在自己身上，好好感覺身體的悸動與浮現的情緒。妳可能會發現自己根本不想要或不需要酒精！而且也很快就會發現，打電話給總有傷感故事，或無法改變憤世嫉俗態度的老朋友，其實無濟於事。很快，妳會發現自己渴望做幾個恢復精力的伸展運動，再加上一、兩個「神聖之愛」祈禱，取代以往習以爲常的下班活動。

14天歲月無痕女神計畫

每天

遵循低血糖飲食，以保持血糖穩定。

此一主題的文章很多，但對於某些人來說仍然是新訊息。就如我之前說過的，用新思想取代舊思想需要很長時間。低脂飲食已經落伍與被淘汰，前面也提過，我們在應該吃大量健康脂肪以保持大腦、皮膚和器官健康時，卻幾乎總是藉由多吃糖來彌補脂肪的缺乏。要確保享用奶酪、雞蛋、酪梨、牛油、健康油、草食肉和魚。如果妳是素食主義者，要確保沒有吃太多的高血糖碳水化合物。第八章詳細解釋過，罪魁禍首不是脂肪或膽固醇，而是各種形式的糖，包括酒精。

但是，請不要過分考慮或強調自己應該和不應該吃的東西，健康的百歲老人一定不會這樣做。要記住，進餐應該是愉快的習慣，而不是某種基本教派的活動。多吃蔬菜、健康脂肪和蛋白質，去除或至少減少糖和穀物，避免加工食品，吃十字花科的蔬菜！還要喜歡與他人一起進餐。

服用有益健康的補品。

最重要的項目與推薦劑量請見下面列表。此表可作爲指導，任何補品都要注意「GMP」標籤代表「良好生產規範」和「保證效力」一詞，以確保其爲高品質補品。妳無法僅用一粒片劑就得到所需一切，但是可以從優質的綜合維他命入手，檢查其中的各種維他命和礦物質，然後使用下面的表格補充歲月無痕的營養品。

表 1　建議每日補充的營養素

維他命	
多種維他命	（見上文註）
維他命 C	1,000 至 5,000 毫克
維他命 D3	2,000 至 5,000 IU
維他命 A（作為 β- 胡蘿蔔素）	25,000 IU
維他命 E（作為混合生育酚）	200 至 800 IU
α- 硫辛酸	10 至 100 毫克
輔酶 Q10（泛醌）	10 至 100 m 毫克 *

* 如果妳罹患乳腺癌的風險很高，使用七十至一百毫克輔酶 Q10。如果妳服用他汀類藥物來降低膽固醇，請確保攝取輔酶 Q10，因為他汀類藥物會降低這種重要營養素。不過話說回來，（除非我們吃很多內臟）這種營養素在我們的飲食中是罕見的。

歐米茄 3 脂肪（Omega-3 fats）	
DHA	200 至 2,500 毫克
EPA	50 至 2,500 毫克

維他命 B 群（B-complex Vitamins）	
硫胺素（B1）	8 至 100 毫克
核黃素（B2）	9 至 50 毫克
菸酸（B3）	20 至 100 毫克
泛酸（B5）	15 至 400 毫克
吡哆醇（B6）	10 至 100 微克
鈷胺素（B12）	20 至 250 微克
葉酸	1,000 微克
生物素	40 至 500 微克
肌醇	10 至 500 毫克
膽鹼	425 毫克

礦物質（使用螯合劑以獲得最佳吸收效果）	
鈣	500 至 1,200 毫克
鎂	400 至 1,000 毫克
鉀	200 至 500 毫克
鋅	6 至 50 毫克
錳	1 至 15 毫克
硼	2 至 9 毫克
銅	1 至 2 毫克
鐵	15 至 30 毫克
鉻	100 至 400 微克
碘	3 至 12.5 毫克
硒	3 至 12.5 毫克
鉬	45 微克
釩	50 至 100 微克
碘	3 至 12.5 毫克 / 天 （從海帶、有機雞蛋，或補充劑）

來自海洋的微量礦物質

要在圍絕經期或更年期取得荷爾蒙以緩解潮熱和陰道乾燥等症狀，妳可以每天服用兩次八〇至一百毫克的的野葛根。要確保來源可靠，並且有效成分碧蕾朵（Puresterol）要印在標籤上。（有關野葛根產品，請至我的網站 www.a-ma-ta.com。）或者，妳可以使用瑪卡、黑升麻或亞麻籽。如果陰道乾燥，可以使用市場上任何數量的潤滑劑，包括那些含有野葛根的潤滑劑，此潤滑劑已被證實能對陰道組織產生非常有益的作用。妳也可以向妳的醫生索取陰道雌三醇乳霜，可至處方藥店購買。陰道乾燥非常非常容易改善。

與神連接。

說神聖之愛的禱告，說肯定語，或者乾脆把生命獻給神聖。我整本書都提供了範例，我每天都會建議一些具體的例子，但是妳可以自己編寫。當妳說祈禱或肯定語時，讓情緒自然上升很重要。妳如果發現自己在抵制這樣做，那麼請知道，在抵抗之下是真正的財富，即洞察力！也許妳必須更改自己使用的措辭，或者用祈禱代替肯定語，反之亦然。因此，如果妳不滿意說：「我是一位美麗、性感的女神。」請改寫不同的措辭，以克服消極的思想或懷疑的傾向。試試這個：「神聖之愛，請把我變成能感受並享受神聖美麗、性感和性魅力的人。幫助我體驗自己的豐富。」

一般而言，如果做肯定語或神聖之愛祈禱讓妳不舒服，那可能是因爲我們的頭腦不知道如何做這些事情。沒有人教我們說：「我太棒了！」妳可能對禱告有不好的回憶。要尊重這種經歷，我並不是要妳否認禱告的力量。但是要認識求助愛的神聖力量時，內在的力量會影響妳的價值。簡單地祈禱以幫助自己改變信仰，妳所得到的幫助會是無止盡的，但妳必須提出要求！正如聖經所說：「你們祈求，就給你們；……敲門，門就會向你敞開。」（譯者註：《新約聖經》〈馬太福音〉七章七節、〈路加福音〉十一章九節皆有此記載）是的，相信我，一個神聖之愛的「改變我」祈禱可以在生活中創造奇蹟。不要最初因神、宗教或祈禱而感到的任何不適，或陳舊的包袱妨礙妳使用這些非凡的工具來增強自己的能力，以及充實和振興自己。妳值得感到深深被愛。

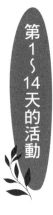

第1～14天的活動

第1天：關閉舊觀念！

肯定語：「我永遠年輕，充滿活力。」

祈禱：「請把我變成完全不受年齡束縛的人！」

第一天的重點是關閉文化管道，並換掉阻礙妳歲月無痕生活的舊觀念。在實行計畫的第一天，花一些時間思考這些想法，並做出滋養歲月無痕生活的決定和承諾。

別管妳的年齡！

實際上，甚至想都不要想。做些對「妳的年齡」的人來說「太年輕」的事情。妳可以改變穿著或髮型，或者參加每個人都比妳年輕的聚會或活動。這樣做的目的是停止賦予數字意義，或認爲某個年齡已經「老了」，或者妳在五十、七十或九十歲時應該或不應該做某事，因爲那是「不合適的」。

請注意妳的自言自語，並確保所說的話有助於超越年齡。

從妳的詞彙表中永久除去類似「我老人癡呆發作了」的話，說話時不再用「我這個年齡」開場。如果妳忘記了什麼事，可能是因爲事情太多而使大腦負擔過重，或者妳睡眠不足、飲食不佳。沒錯，隨著時間過去，大腦會爲長期忽略身體的需求，以及讓自己壓力過大而付出代價，但如果妳忘記了將手機放在哪裡，就用不著再強化自己衰老和退化的想法。停下來，好好吸一口氣，然後問自己：「我現在需要爲自己做什麼？」也許放錯手機是老天爺要告訴妳，不應該再爲了討老闆或客戶的歡心而檢查手機。

選擇妳將如何回答年齡的問題。

妳可能會說：「我目前正處於歲月無痕階段」或「我是二十世紀出生的。」接下來這個我個人最喜歡：「我的生物年齡是三十五歲，心理/情感年齡是三百歲。」

拒絕老年優惠。

跟年齡有關的文化信仰產生的影響，遠比基因影響更大。接受「老年優惠」會讓妳被歸入在文化上與惡化和衰敗相關的類別。話說回來，如果妳謹慎地接受優惠票，以便與青少年們一起觀看午夜科幻電影，或者參加熱門音樂會，那是另外一回事。這種事要相信妳的直覺。

找到幾個跟妳年齡相仿或更年長的榜樣，讓自己得到啟發。

妳如果沒有榜樣，請找一些。妳可能會想列印出一張照片，配上她們的雋語，放在家裡某處每天查看。花幾分鐘閱讀這些歲月無痕榜樣的訪談，或觀看相關影片。

第2天：體驗快樂的力量

肯定語：「我讓自己體驗快樂，我的身體、思想和精神都歡欣雀躍。」

祈禱：「神聖之愛，請把我變成享受生命樂趣的人，也讓其他人以我的快樂為樂。」

第二天是純粹的快樂和好玩的一天。重新發現讓妳愉悅並沉迷其中的事物，完全意識到讓自己成爲快樂的女神，可以增強免疫力，並幫助身體修復細胞損傷。

讓今天成為特殊的時刻。

爲了某個特殊場合，妳曾經推遲過什麼？用妳上好的瓷器和銀器？打扮？對家事或工作說不？宣布今天爲特殊的場合。就像幽默作家和壓力管理顧問羅莉塔・拉羅西（Loretta LaRoche）所說：「人生苦短，打扮好去派對吧。」體驗妳通常會在假期或特殊場合推遲掉的樂趣。

透過體驗快樂和喜悅來練習上揚的情緒。

如果妳當天提不起勁，試試內在微笑運動：閉上眼睛，微笑，然後用念力將微笑傳到肝臟、腎臟、肺部、心臟、生殖器、大腦、眼睛、耳朵、鼻子等整個身體。這個做法會使妳心情立即變好，並且增強免疫力。然後找到可以帶給妳單純樂趣的事情去做。

觀看十分鐘有趣的影片。

跟貓有關的影片永遠能讓我發笑，但是妳可以選擇任何一種對妳起作用的影片。笑聲會將一氧化氮和β內啡肽釋放到血液中，增強免疫力。

第3天：增強內在的治療能力

肯定語：「我的身體由神聖的輻射物質和神聖的愛所驅動。我現在如花綻放！」

祈禱：「神聖之愛，請把我變得完全信任自己的身體，以及這個身體告訴我希望如何被對待的所有訊息。」

在第三天，重點要放在身心連結上。在行動與休息之間找到平衡，並且改變思維方式，得到更好的身心健康。有許多活動可以幫助身體自己復原，其中之一就是關注內心對蓬勃發展所需要的信念。不論妳在應該做什麼方面得到什麼建議，都應尊重。注意今天吃什麼，並確保食物有營養；妳如果知道自己整天不怎麼動，那就多動一下。如果不確定自己是否願意運動，那就穿上運動服，誓言要運動十分鐘。通常，當妳越過開始時的糾結，那十分鐘會非常愉快地延伸下去。

開始養成休息和恢復的習慣來抵銷壓力。

如果妳想長壽，就必須養成放鬆的習慣。做什麼都行，瑜伽、正念呼吸、聆聽黃銅頌缽的迴響（用於冥想練習）、燭光沐浴、漫步在海灘或公園，或者只是赤腳站在地面上十五分鐘，就會聞到大自然的味道。即使只能找到十五或二十分鐘，也要爲自己花點時間。思考如何將放鬆時間眞正安排進行事曆中，休息和放鬆應如何融入妳的生活？要務實做到。

拒絕壞消息。

沒必要讓自己處於會引發焦慮、沮喪或憤怒等情緒反應壓力狀態和訊息之下。做一個好母親、好女兒或好朋友，並不表示妳必須成爲女兒、母親或朋友想要表達負面想法或情緒時的垃圾場。被告知一項消息，並不表示妳必須將自己暴露在令人沮喪的訊息之中。有線新聞台CNN似乎是負面新聞的縮寫（經常負面新聞 constantly negative news〔譯註：原爲有線新聞頻道 Channel News Network〕）！閱讀好消息或至少有益的消息，可以幫助自己更了解世界，但又帶來希望，有助看到怎樣可以有所作爲。建議妳馬上停止接收壓力來源，斷掉連結，將其徹底關閉。

問妳的身體，讓自己綻放需要什麼。

身體有智慧。花點時間讓妳對身體健康所需的直觀看法浮現出來，妳可能會得到檸檬汁的圖像，這就是說身體需要排毒；妳可能會意識到自己確實需要午睡。如果在問自己「我的身體需要什麼才能療癒和綻放？」這個問題時，妳什麼都沒想到，請在睡覺前提出問題，並默禱在夢中得到答案。

做一個上帝的盒子。

到目前爲止，憂慮是我所知最常消耗喜悅和熱情的事情。做一個上帝的盒子——它可以是妳爲此目的指定的任何盒子。任何擔心的時候，只需將憂慮的事寫下放入盒內即可。日後同樣的問題出現時，妳告訴自己：「問題在盒子裡。」這個問題就不再在妳的「待辦事項」清單中，上帝會加以處理。這種做法在減輕憂慮和壓力上有意想不到的效果。

第4天：了解並實行健康作法

肯定語：「神的愛現在在我的身體、思想和精神中擴大，我將所有問題都交給造物主。我充滿活力，煥發著健康的光芒。」

祈禱：「願我根據造物主的旨意得到神的愛。」

第四天要開始執行「搜索並銷毀」任務，找出體內問題予以修復，以此更新舊習慣。致力於了解妳的身體，對其表達愛意，傾聽身體的聲音。歲月無痕狀態就是對自己的身體和未來充滿信心。

向身體發送愛意。

確定妳的心臟、乳房和情慾構造的健康。設想在妳愛撫身體的這些部分時，向它們發送愛和讚賞。妳可以嘗試第六章中的「身體之愛」練習，並在燭光下欣賞自己的身體，注意並確定所有有益身體的事情。閉上眼睛，感受一下有腳能夠立足地面，有脊椎能支撐身體等等，是多麼美好的事情。慢慢來，讓妳對自己美麗而結實的身體產生眞正的感恩和驚奇。對妳身體的任何部分，妳希望以某種方式改善，或者擔心的任何部分做同樣的事情。期望妳的身體變得越來越健康，甚至爲妳服務得更好。例如，妳或許可以將注意力轉移到眼睛，表達對視力的感謝，並確定視力正在改善。

睡眠要充足，並確保吃得夠好。

如果身體表示要休息，就請上床睡覺，花一點時間思考自己的睡眠習慣以及如何予以改善。在進食方面要做出最好的選擇，如果妳今天不能在每餐或每個點心時刻吃到最好的食物，那請在知道食物的種類之前，祈求神聖之愛進入妳所食，知道神聖之愛已將其變成可以滋養妳的食物，甩開罪惡感。想一想，甚至記錄一下什麼事項讓自己無法爲身體提供所需的休息、睡眠和營養。

彎曲並鍛煉妳的骨盆底肌肉。

如廁時，請使用矮便凳或至少向前傾斜，讓骨盆底肌肉處於自然位置排便，不要著急著釋放大小便，讓其自然排出。確定收緊骨盆底肌肉的感覺，並在今天至少擠壓幾分鐘。這種作法有助建立肌肉，防止失禁（如果妳已經多少有這種狀況，鞏固骨盆底肌肉有助改善）。

第5天：悲傷，憤怒，繼續前進

肯定語：「充分感受並釋放情緒對我是安全的，哭泣會適可而止，我有能力忍受自己強烈的情緒。」

祈禱：「我用靈性確定神聖之愛。我請求靈性找出自己不舒服、怨恨、悲傷和憤怒的所有原因和症狀，並根據創世主的意願釋放給創世主。」

釋放舊的、有毒的情緒是對健康最重要的事情之一，但是大多數人從未學會如何做。第五天要開始釋放由過去發生的某些事情引起的憤怒、傷害、怨恨和悲傷。要了解怨恨之所以難以釋放，是因爲我們不知不覺將自己的價值感和自愛給了那些傷害我們的人。建議創建一個情緒釋放儀式，讓自己免於被情緒淹沒。一旦心頭湧上釋放眼前困難的需要，就設置計時器或決定要如何完成儀式。妳可能會說一段肯定語，或做些讓自己發笑的事情，藉以擺脫之前的情緒。儀式的這一部分通常被稱爲「打底」，因爲能讓妳回到平常的意識中；儀式之後吃點東西是另一種打底的方式。妳可能還會希望有人擁抱妳，或者可能會抱著寵物表示感激。妳可以就只是大聲說：「夠了，向前吧！」

自覺地選擇原諒某人。

寫信給傷害妳的人，說出妳一直想說的一切。不要停下來，直到妳感到怨恨和傷痛已了無痕跡。這項練習適合妳，只有妳一個人。妳必須採取的步驟是陳述經歷過的事物（有意識地承認），才能眞正從這個人的束縛中釋放出來。現在燒掉這封信，洗個舒緩的瀉鹽浴。當妳離開浴缸時，想像一下所有的負面情緒正在消退。如有必要，就重複做。要記住，寬恕是妳爲自己，而不是爲他人所做的事情。寬恕會讓妳的心靈得以自由。

如果妳不想寫信，可以使用今天的禱詞，也可以確定自己正有意識地選擇放棄過去經歷的消極想法和情感，並原諒他人。妳可能會說：「神聖之愛，請將我變成擺脫過去和童年信念的人，將我變成不再對父母生氣的人。」然後，用瀉鹽浴排毒，將舊毒素沖下排水孔。

選擇原諒和陳述自己的實際感覺，是真正原諒某人重要的第一步，但這也只是第一步。妳還必須釋放憤怒、恐懼和悲傷的舊情緒，而妳可以從今天開始這項工作。身體傾向於在深處堅持舊的情緒，因此務必遵循這第一步，至少做一次釋放情緒的操練。

以包容的方式釋放埋葬的情緒，這將使妳恢復自然的幸福狀態。

老舊的情緒埋藏在妳的個人能量場和身體中，隨著時間過去，這些情緒深入滲透體內組織，甚至導致結締組織變厚和結疤。按摩治療師和瑜伽教練經常注意到，他們的服務對象在處理身體過程中釋放這些筋膜區域後，會開始哭泣。定期釋放這些狀態是成爲歲月無痕女神的一部分，不妨在刷牙時想一想。

妳可以使用面對椅子表達情感的「消除悲傷和憤怒」練習（見第187頁），或者使用「切割能量臍帶」練習，切斷將妳與傷害者綁在一起的哀慟、憤怒、傷害和悲傷繩索（見第301頁）。妳也可以懷著渴望哭泣的心情打坐，或看會讓自己流淚的電影，或隨著會激起憤怒的歌曲狂舞。記住：我們透過行動、聲音和眼淚得到療癒。

要注意妳不是在迴避困難的情緒，不是只因很難忍受就掠過表面。如果妳在原諒某人時沒有投入情感，那麼很可能不會產生永久性的寬恕。我接過打到我廣播節目的電話，她們開始和我一起做刪除銘印的行動，我聽得出她們有意識地選擇原諒，但拒絕釋放舊的情緒。她們會說：「媽媽，我原諒妳忽視我或在注意到我時批評我。」然後她們會迅速補充道：「但是我知道妳承受了很大的壓力，妳自己的母親也沒有好好撫育……」她們開始為對方找藉口，並再次堵住自己的感情。如果妳希望眞正前進，就必須將這種情緒釋放出來。這不是智力活動，這是情緒體的釋放過程！

寬恕和祝福傷害過妳的人，是唯一使妳的生活永久擺脫他們本人或他們有毒模式的方法，妳因此跳出了自我設限。記住，寬恕與他人無關，也不意味著妳寬恕對方的所作所為。悲傷和憤怒非常棘手：如果妳不將其趕走，兩者就會不斷吸引同類過來。要得到更多情感釋放方面的幫助，請試試依洋拉．凡讚特（Iyanla Vanzant）所著《寬恕》（*Forgiveness*）書中為期二十一天的寬恕計畫「寬恕每個人的每件事」。露易絲．賀（Louise Hay）的《創造生命的奇蹟》（*You Can Heal Your Life*）和《奇蹟課程》（*A Course in Miracles*）也有很多關於寬恕的建議。

妳可能需要花費不止一次的時間來釋放之前堅持的強烈情緒，因此之後可能需要回來進行更多情緒釋放。記住妳先前學到的知識（神經元一起發射，連接在一起。）因此，如果妳養成釋放情緒的習慣，大腦實際上將為樂觀和寬恕重新進行內部連結。妳會希望釋放情緒後繼續前進，而不是永遠沉迷其中，如此方可養成歲月無痕的生活習慣。

第6天：性感和感性

肯定語：「我是阿芙蘿黛蒂，我是神聖的享樂、美麗和熱情女神，而且我魅力難擋。」

祈禱：「神聖之愛，請把我變成擁有並享受自己美麗和性感的人。」

性感和感性與骨盆腔有關，我們需要從頭頂回到臀部，這樣做也對大腦有益！我們還需要時間、空間和自由來體驗身體中的愉悅，並尊重自己以及對肉慾愉悅的渴望。這意味著爲自己騰出不受打擾的時間，那就是第六天等著妳光臨的樂趣。

重新連結上骨盆腔。

透過移動、觸摸和關注而與骨盆腔重新連結，是非常有益的。配合音樂搖擺臀部或跳肚皮舞。妳可以自摸取樂，或用雙手（不是振動器）甚至鏡子來探索妳的情色器官，並學到緩慢而性感收縮骨盆底肌肉的感覺，如第158～159頁所述。

創建性感的播放列表。

音樂直接進入大腦的情感中心。爲了進一步增強與自我感官的聯繫能力，我建議妳做一個「自我培養」的音樂播放列表，以便妳在做髖關節旋轉或自我取樂時聽。

建立與更新這個清單，本身就是一件樂事！以下是我的一些最愛：

- 「感到愛」（Feelin' Love）——寶拉．寇爾（Paula Cole）
- 「愛無私」（Sacred Love）——史汀（Sting）
- 「榮耀盒」（Glory Box）——Portishead
- 「瓷器」（Porcelain）——魔比（Moby）
- 「奶油」（Cream）——王子（Prince）
- 「舔」（lick）——喬伊（Joi）
- 「美麗」（Beautiful）——梅謝爾．恩德格歐塞洛（Meshell Ndegeocello）
- 「巧克力」（Chocolate）——凱莉．米洛（Kylie Minogue）
- 「我在親吻你」（I'm Kissing You）——黛絲瑞（Desree）
- 「鈕扣」（Buttons）——小野貓（The Pussycat Dolls）
- 「我觸摸我自己」（I Touch Myself）——迪凡諾合唱團（Divinyls）
- 「慢下來」（Slow Down）——Morcheeba

使用芳香療法。

氣味跟音樂一樣，對情緒有強大的影響。使用香水、香氛蠟燭、精油或芳香療法，可爲妳享受的任何活動帶來更多樂趣。妳可以查找香薰油，看看通常哪種油最放鬆，也可以使用讓妳感到平靜的任何一種。可在參考資料看到一些我的最愛。

享受誘惑性的潤滑劑。

許多婦女會有陰道乾燥的現象，這也很容易補救，以便妳能享受陰莖插入。市面上有許多效果很好的潤滑劑，妳甚至可以使用有機椰子油。

擁有「女士花園」的力量。

婦產科醫生莎拉．加特弗萊德博士（Ob/gyn Dr. Sara Gottfried）將女性生殖器官稱爲「女士花園」，我喜歡這個說法！身體這個區域一旦被喚醒，就會有強大的力量。請進行以下操作：今天某個時候當妳正在排隊買咖啡或站在結帳台前時，請注意妳的「女士花園」。感受因受到注意而出現的酥麻感，然後對某人微笑或讚美某人。注意什麼事會發生，尤其妳的對象是男人的話。只是想到這個就會讓妳微笑，不是嗎？

第7天：愛而不失去自己

肯定語：「我是神聖之愛的獨特體現，我的生活取決於與生命之源的聯繫，我感到完整、完成、一無所缺。」

祈禱：「神聖之愛，請讓我感受一下自己真實的一面，讓我真正感到完整、完成、一無所缺。」

關係的目的是使我們與心聯繫起來，並補足而非消耗我們。今天，在妳的關係中獲得快樂，從妳與自己的關係開始。使其成爲一場戀情，想像妳是一生的摯愛，妳將如何對待自己？如果妳有伴侶，請想像與妳相處的人會喜歡一個事實，那就是，最終妳是妳生命中的摯愛。

享受人際關係也意味著拒絕讓別人的需求成爲妳的負擔，這樣做可能不容易，因爲我們許多人花了很多年才將別人的需求放在自己的前面。一開始拒絕別人妳很可能充滿疑惑和內疚，透過練習，妳會了解釋放的方式。我最喜愛謝麗爾．理查德森（Cheryl Richardson）所著《極致自我照顧的藝術》（*The Art of Extreme Self-Care*）那章「讓我令妳失望」，那是有道理的。如果妳總是將自己的能量捐給別人，那妳永遠也無法進入歲月無痕的生活。

在朋友圈中找到樂趣。

辦一場女生之夜，邀請朋友過來，或者打電話約朋友出去玩。如果妳已婚或有伴侶，出去玩只是爲了好玩，不要給自己壓力，非要變成「完美」約會之夜不可。除了開心互動之外，不要設定任何目的。

設定良性的界限。

早晨起床時，請立意澄清與某人的關係，或建立界限。對方可能是朋友或家人，也可能是同事，甚至是熟人或陌生人。記住，當妳滿足自己的需求時，也會激勵別人滿足他們自己的需求，因此在被要求做自己不想做的事情時，不要不敢說：「我不能，我就是沒辦法。」要記住這一句話！此外，要自信，看情況經常微笑並重複相同的簡單陳述：「我對這樣不舒服。」「不，謝謝。」「我明白，不過我再說一次，我就是不能。」說「不」可能會令妳精神抖擻！如果妳覺得有人需要妳幫忙，妳可以說：「對不起，我很抱歉，但是我知道你會找到解決之道。」或「我眞抱歉，但願能爲你做什麼，但我相信會有方法的。」我們經常覺得不得不幫助別人，以減少自己的擔心和無助感。但是記住，人們往往是透過困難而重新連結上自己的神聖來源。妳幫他們，實際上是害了他們。不要只爲緩解自己的擔心而煩惱，要付出愛心和支持，並在妳認爲合適而且不會耗盡妳能量的情況下幫助對方。但是，如果妳內心

（或身體）告訴妳，最好的做法是表達同情，而不是將他們的麻煩攬過來設法解決，那就聆聽這樣的建議。

反思一下妳與男人的關係。

我們所有人的生活中都有男人。花一些時間思考一下妳關心的男人或男孩，無論他自己的感覺如何，何以會感到有壓力。無論是覺得自己必須擅長運動的兒子，還是覺得面對年邁父母時不該暴露軟弱和恐懼的兄弟，當妳與歲月無痕女神自我共處，因而拋掉古老觀念，認爲「應該」怎麼行動，或感覺要去適應去掉女性化的文化，妳的生活中都會有男人受益。

對妳從母親或女兒那裡學到的知識表示感謝，並努力治癒這種關係。

沒有什麼比母女聯繫更能引起妳極大的歡樂或痛苦，無論妳的母女關係有多麻煩，妳的靈魂都可以從中學到東西。今天妳要對其表示尊重和珍惜，然後，爲自己著想，努力恢復與母親或女兒的母女關係。可以是一件小事，就像簡單地告訴她：「我好一陣子沒這麼說了，我愛妳。」也可以是爲雙方建立良好的界限。例如：如果妳知道母親打電話來只是在抱怨，那麼就不要接聽她的電話。即使妳沒有女兒或母親已經過世，也請思考一下偶爾會抽乾妳的女友或女性家庭成員。藉由剪去臍帶練習來表達對自己的愛，確保妳沒有保存與已逝母親或汲取妳能量的其他臍帶關係。

第8天：像女神一樣吃飯

肯定語：「我高高興興地緩慢而感性地進食，細細品味每一口。」

祈禱：「神聖之愛，將我變成喜愛自己身體，也能享用自己所選健康食物的人。幫助我做出最佳的營養選擇。」

對我們許多人來說，食物已成為一件例行公事、一種威脅、一項必要之事，就是不是樂事。今天妳要消除食物警察以及對自己攝食內容的內疚感與論斷，在菜單上列入新鮮美味的食物。在眞正享受食物的同時滋養自己的身體，感性地進食，就像神聖的女神在她的身體上灌進大地甜美的果實。

無論妳吃什麼，都要好好品嚐。

將食物在盤子上佈置得美美地，然後慢慢地、感性地進食，就好像妳在月光下緩慢跳舞一樣，妳可能還要特別注意與能帶給妳快樂的人們一起吃飯。吃飯時，注意自己的感覺，體會這樣的用餐經驗多麼美好。嘗試盡可能健康地進食，如果妳最終沉迷於一樣美食，就要細細品嘗每一口！將食物或飲料帶到嘴唇之前，先吸收那份香氣，然後享受每一口。想一想與良性食物建立愉悅關係的感覺，以及在不感內咎或羞愧的情況下享受美食的感覺。要像跟食物做愛一樣吃東西。

試試新的健康食品或食譜，尤其是蔬菜方面的。

就現實面而言，在所有關於飲食的建議下，除去個人差異外，我們每個人都不妨多吃蔬菜。有時候，只是因爲別的食物比較容易取得而放上餐桌罷了。建議今天就刻意嘗試或準備一種新蔬菜，妳可以很容易在網路上找到食譜，甚至可以用關鍵詞搜索蔬菜，這在某種蔬菜盛產時、口味和營養品質都達到巔峰時很有用。

建議在每次用餐或吃零食前，運用情緒釋放技巧（EFT）拍打身體。

妳可以在www.TheTappingSolution.com的影片中看到示範動作。這套動作有助擺脫對過去涉入的食物、體重，以及與食物相關的恥辱或內疚。找一天在開始用餐或吃零食之前使用一次，注意自己在動作進行與結束後的感覺。

第9天：像貓一樣快樂而感性地活動！

肯定語：「我的身體就是為了活動和伸展而設計，感到強健、靈活和充滿活力，我喜歡這種感覺。」

祈禱：「神聖之愛，將我變成喜歡活動身體的人。幫助我找到整日活動身體的方法，這些方法可以增強我的力量和活力。」

不必擔心「運動」。今天是重新與妳身體接觸的日子，妳可以用自己喜歡的方式活動，伸展肌肉，使能量流淌，從而恢復活力。

跳舞或嘗試有趣的新運動。

無論妳是跳舞還是進行間歇訓練，無論是參加健身課程還是只在客廳做瑜伽，要活動身體並樂在其中。如果妳用跳舞或遠足作爲運動，今天來做些不同的事。到妳從未去過的地方走走，或者試試新的舞蹈課。要注意伸展或活動身體時感覺良好和不適的地方，這樣做會不會讓自己不舒服？之後的感覺好嗎？誠實地讓自己知道動作給妳的感覺，不要僅僅因爲列在清單中，或者因爲妳將運動與減肥聯繫起來就去做。今天改用比較快樂的運動方式，看看感覺如何。妳可以建一個音樂播放清單，在屋子裡打掃或整理衣服，或者與朋友一起出去散散步。

如果妳一天中大部分時間都坐著，請放一個計時器，讓自己每十五分鐘站起來一次。

做一點伸展運動或瑜伽，即使只是一分鐘也好，做一些臀部旋轉和伸展動作。注意在一天結束時，妳感到多麼有活力。

練習平衡。

一隻腳站立（不穿高跟鞋時），閉上眼睛，盡量保持平衡，然後換另一隻腳，全天都這樣做。

假裝自己是貓。

像貓一樣伸展；像貓或狗一樣打哈欠。當妳伸展肌肉時，真實地去感覺肌肉緊縮有多棒。全天做幾次類似貓的伸展運動。

第10天：展示魅力

肯定語：「我是美麗、神聖、魅力無限的創造物。」試著在清晨和就寢時，深深注視鏡內自己的眼睛，說：「我愛妳，充滿魅力的女人，我真的愛妳。」

祈禱：「神聖之愛，請把我變成看到自己多麼美麗的人。」

第十天是爲了與內在美麗能量的維納斯聯繫起來，並向其致敬，只因爲妳值得感受與看到自己充滿魅力。今天是重新定義美麗的含義與發現歲月無痕之美的一天，要意識到今日美的文化門檻而予以拒絕。不要粉飾年齡！

進行美容儀式或美容治療。

無論妳是在家中還是在沙龍，都可以做點事來提高自己的美感或修飾自己，並樂在其中。重要的不是妳花多少時間或金錢去照顧外表，而是要享受裝飾和增強身體來讓自己感到美麗的儀式。如果妳對面部或修指甲感到不舒服，請去精品服飾店，在試穿和選擇衣服上得到個性化的服務，在家中進行頭髮護理或到化妝專櫃免費化妝。這是簡單的家庭美容習慣：將一湯匙糖或鹽與橄欖油倒入妳的手掌，混合後揉入手中讓手柔軟，最後用溫和的肥皂清洗。柔軟的雙手會使妳有奢華感。

關起跟美有關的文化門檻。

穿上妳曾經認爲「太年輕」或「太大膽」的衣服，或以適合自己的方式改變頭髮或指甲樣式，無論是否有人說看起來太年輕。如果衣櫥裡有妳買過但從未穿過的衣物，因爲與平時穿的相比，看起來「太招搖」了，今天請立即穿上。請務必肯定自己的美麗和時尚感，並記住，把握機會打扮自己是歲月無痕態度的一部分。

進入人群中。

好像被天花板上的一根繩子懸著一樣抬起頭來，放鬆肩膀，彷彿自己是宇宙女王般，緩慢而優美地走進房間。注意在妳有意識地這樣做時感覺如何。

第11天：知道自己是神聖的

肯定語：「我是神聖之源，我是，我是，我是。上帝使我與祂合一。」

祈禱：「神聖之愛，把我變成感覺到生命中有祢，也看見自己內在神性的人。」

妳以前無疑已經聽說過，但這值得在此重複。妳是目前棲息在人身的靈體。第十一天就是讓妳記住並重新認識自己，也就是妳的靈性本質。

拿起日記。

與作爲靈體的妳（本質上就是妳）重新連結上的一種方法，就是寫日記或閱讀過去的內容，或兩者都做。如果妳一向不寫日記，就從今天開始寫。沒有任何規則要妳必須寫多少，或者是否必須每天寫，還是大部分日子都要寫。妳甚至可能想在日記本中畫圖，畫圖是表達自己和感覺的絕妙方式。妳在與日記一起度過安靜時光時，就會再次連結妳的靈性本質和聖靈。

提醒自己的靈性方面。

通常，我們感到不得不虛假行事，違背了我們的靈性本質。今天是重新與靈性連結的日子，要提醒自己爲何重要的是成爲眞正的自己，而不是別人希望妳成爲的人。今天，妳或許可以看看自己充分表達出內在精神時的老舊照片；妳或許也可以出門，赤足走在土地上，或在林中度過一段時光，重新連結上與大自然融爲一體的自我感覺。做一份占星圖，花時間思考占星圖揭示的內容是否與妳若合符節；或者只是思考一下妳經歷的某些週期和克服的挑戰。

練習專心一意。

妳如果覺得有需要，就祈禱並說今天安排的肯定語，但妳今天特別要不加判斷地將注意力轉移到當前所做的事情或感覺上，看看有什麼感覺和悸動出現，直接面對。妳可能會自豪於度過上週的混亂局面，或因工作上的困難時刻而感到壓力，或者可能意識到自己很累或生氣。藉由練習專心一意向自己的靈性致敬，讓自己得以注意到正在經歷的事情。

尋找在精神以及群體上與他人聯繫的方法。

與靈性重新連結經驗的力量在小組中會擴大，因此，無論是十二步驟戒癮計畫、冥想小組，還是禱告小組，都可以考慮加入其中。我也知道無數女性會在月圓之夜或冬至和春分時聚集，與神聖之愛以及每個人心中的神性相連。我自己做這件事，發現很有價值。如果妳對參與群體工作感到更自在，那麼今天就愉快地做下去，同時還要意識到融入共享經驗群體的感受。

說一個祈禱或一段肯定語。

如果妳一直在避免說祈禱或肯定語，那麼今天就是嘗試的日子。也許妳會覺得很奇怪，但妳可能會意識到自己從意外經歷中得到了某些東西。默默地或大聲地說出本書中的祈禱或肯定語，隨時更改措辭，讓自己更自在，也讓祈禱或肯定語成為重新連結靈性和聖靈更好的工具。

第12天：打造配得上阿芙蘿黛蒂的個人天堂

肯定語：「我值得擁有自己的個人天堂，一個充滿活力和返老還童的地方。」

祈禱：「神聖之愛，請改變我，讓我身處反映自己內在美和神性的空間，成為以此尊崇自己的人。」

第十二天要來改變妳的空間，因爲我們經常不認爲處在讓我們煥發青春的空間中有多麼重要。我們常常接受在醜陋的房間、黑暗，或人工照明空間中安頓下來，忘記了在自然界，也就是我們的自然家園中有什麼感覺。

因此，第十二天要創建一個私人天堂，是美麗與和平的具體呈現。要讓此事簡單可行。花十五分鐘重新安排空間，以便更能支持妳歲月無痕女神的思維構造。將計時器設爲十五分鐘，然後進行以下一項操作：

- 用蠟燭、鮮花、最喜歡的照片或一塊漂亮的布料，做一個美麗的小祭壇。
- 清出一個抽屜，清理浴室櫃檯或凌亂的梳妝台。注意每當自己在任何時候進入房間時，都會覺得這塊「空白區域」非常好。

很重要的是，整理過這個空間後要花一、兩分鐘時間了解自己感覺，這將強化妳的想法，即空間看起來和感覺起來如何是重要的。今天要開始養成在家裡創建漂亮空間習慣的一天，即使妳只能一次做十五分鐘。

將空間簡單地做一些改變，打造值得女神使用的閨房或化妝間。

這個空間需要使用高品質的精油和音樂，讓妳精神煥發、身心放鬆。如今，妳可能只需要訂購一些洗澡時享受的新唱片，或運用蠟燭、鮮花和甜美的氣味來改善這些房間。然後花一些時間享受妳剛爲自己打造的感性空間，將其視爲妳的私人天堂。

在自然界中找到完美的地方讓自己重新得力。

走進大自然，選擇舒適的特殊地點，在那裡待上至少二十分鐘，留意陽光在臉上、頭髮上，以及腳下大地的感覺。這是妳自然界的家，因此請經常造訪！

第13天：確定妳的女神天性

肯定語：「我值得高興和喜悅。我歲月無痕，堅強有力，我很健康。我是歲月無痕的女神，是創造力和神聖生命力的體現。」

祈禱：「神聖之愛，請把我變成自覺歲月無痕的人，讓我感受到內在永恆的源泉。」

在第十三天，請選擇過去十二天內完成的一項活動，重複進行一次，要確保做愉快的，而不只是有益的事情。記住，像歲月無痕女神一樣生活意味著將越來越多樂趣帶到生活中，將煩惱和恐懼置諸腦後。要開心，並透過肯定語或神聖的禱告來確定自己有享樂的權利。成爲一位歲月無痕女神並以女神身分生活是一種方式，不是目的。這就是說要從內而外生活，並知道靈魂是由臀部而不是腦部進入妳的身體。妳無法靠想像讓自己幸福（雖然積極的態度確實有益），妳還必須體驗身體的愉悅，尤其是骨盆的愉悅。

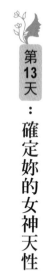

第14天：與神聖秩序保持一致

肯定語：「神聖秩序掌管著我的生活。現在，我將生活轉到了神聖的秩序，知道自己生活中的各種情況已經有了完美的解決方案。」

祈禱：「神聖之愛，請讓我相信，屬於我的永遠會為了我最大的益處，以正確的方式在正確的時間降臨。」

歲月無痕地生活需要勇氣和紀律。沒有什麼比抱怨和倚老賣老更容易的了，有些只不過三十多歲的人就這樣了！要達到歲月無痕，就必須與神聖秩序保持一致，並讓自己得到啓示去遵從這個秩序。歲月無痕需要活在當下，與自然節奏保持一致。說來簡單，做來卻不容易，因爲我們處在很多壓力之下，需要提前考慮與計畫好一切。我們習慣性地擔心自己做錯事，又會因爲不完美而打擊自己。不完美的過程是唯一會持續的道路。在妳似乎熬不下去的時刻，試試以下這個神聖之愛祈禱：「神聖之愛，請把我變成確切知道如何像歲月無痕女神一樣生活的人。」與神聖秩序一致需要向妳的神聖部分降服，它比妳的智力（妳的自我）知道更多。妳的神聖部分是妳的靈魂，這意味著要相信對妳有意義的東西會永遠存在；反正如果對妳沒有意義，妳也不會想要。

歲月無痕的生活

完成爲期十四天的歲月無痕女神計畫後，妳的任務是創造女神生活，並確保周圍都是支持妳以這種方式生活的人。找到至少一個朋友與妳同行；親自或透過網路與其他歲月無痕女神聯繫（妳如果每天都很難出門與他人或支持歲月無痕女神生活的人在一起，這一點就尤其重要。）每天要記錄跟當天經歷有關的事情，便於了解要進行哪些活動。使用日曆、網路上有提醒功能的應用程式，以及與自己的約定，確保妳尊敬作爲歲月無痕女神的自己。

從現在起，請記住這一點：無論以前發生了什麼，妳都有能力成爲歲月無痕女神，並且活生生地體現快樂、歲月無痕的生活。俗話說：「妳正在尋找的，也正在尋找妳。」那麼，妳眞正想成爲誰？如果不考慮年齡，妳寧可是誰？每天早上問自己這些問題，然後在妳的一天中活出那樣。讓內心的歲月無痕女神有家的感覺，祝福她，取悅她，歡迎她。一點一點地，她會出現得越來越多，直到有一天妳照鏡子，看到一位嶄新的女人向妳微笑。這是妳人生新的一頁，妳的新生活。最好的還在後頭呢！我保證。

參考資料

第一章

建議在馬里奧・馬丁內斯博士（Dr. Mario E. Martinez）於「生物認知科學研究所」（Biocognitive Science Institute）網站 www.biocognitive.com 上可以了解更多有關文化途徑的資訊。也可到 Facebook 的「身心代碼」（The Mind Body Code）上關注他，他的貼文很棒。他還提供了一系列 YouTube 影片。也建議閱讀他的著作《身心代碼》（*The Mind Body Code, Boulder*, CO: Sounds True, 2014）。

我強烈推薦托沙・西爾弗（Tosha Silver）的書《無限制開放：讓神聖帶頭》（*Outrageous Openness: Letting the Divine Take the Lead*, New York: Atria Books, 2014）和《讓我自己擁有：獻給神聖之愛的詩》（*Make Me Your Own: Poems to the Divine Beloved*, Alameda, CA: Urban Kali Productions, 2013）。她的網站是 www.toshasilver.com，妳可以在 Twitter 上的 https://twitter.com/toshasil 以及 Facebook https://www.facebook.com/tosha.silver.7?fref=ts. 上關注她。

第二章

吉兒・波特・泰勒博士（Jill Bolte Taylor, Ph.D.）在她的《奇蹟》（*My Stroke of Insight: A Brain Scientist's Personal Journey*, New York: Viking, 2008）和二〇〇八年三月TED相同名稱的演講中講述了自己的右腦，也就是直覺的大腦能力被喚醒的故事。在 http://new.ted.com/talks/jill_bolte_taylor_s_powerful_stroke_of_insight 可看到。

艾妮塔．穆札尼（Anita Moorjani）在重病後從瀕死經歷中恢復過來的故事非常鼓舞和啓發人心。她的書是《死過一次才學會愛：艾妮塔的瀕死重生奇蹟》（*Dying to Be Me: My Journey from Cancer, to Near Death, to True Healing*, Carlsbad, CA: Hay House, 2012）。

妳可以在我的《更年期的祕密歡愉》（*The Secret Pleasures of Menopause*, Carlsbad, CA: Hay House, 2008）一書中了解更多有關無齡歲月的快樂以及一氧化氮的作用。

克萊特．巴倫—里德（Colette Baron-Reid）的《多愁善感人士的減肥書：一個四步驟八週的計畫，最終減輕體重，管理情緒飲食並發現神話般自我》（*Weight Loss for People Who Feel Too Much: A 4-Step, 8-Week Plan to Finally Lose the Weight, Manage Emotional Eating, and Find Your Fabulous Self*, New York: Harmony, 2013），談到克服使用愉悅性食物彌補情緒障礙的習慣。

「媽媽吉娜」（Mama Gena），也就是雷吉娜．湯瑪肖爾（Regena Thomashauer），開設了一所學校，目的是恢復妳的性能力和性感。妳可以在她的著作《媽媽吉娜女子藝術學院：利用快樂的力量遊走世界》（*Mama Gena's School of Womanly Arts: Using the Power of Pleasure to Have Your Way with the World*, New York: Simon & Schuster, 2002）中了解她的想法。要了解她的課程，請造訪 www.mamagenas.com。

第三、四章

許多草藥用在緩解更年期症狀上都很成功，其中包括聖潔莓（Chasteberry）、當歸、瑪卡（maca）和泰國草藥野葛根，其中含有一種獨特而有效的植物雌激素，稱爲葛雌素（miroestrol）。我對野葛根印象太深刻，以至於創立了一家新公司 www.a-ma-ta.com，將最有效的補充形式帶給世界各地的婦女。

欲知絕經後乳房健康和乳腺癌更多資料，請參見 www.breasthealthcancerprevention.com/What_is_breast_

cancer.htm。

可以透過 www.precisionhormones.com 進行連續尿液測試，此測試不僅測試雌激素、孕酮和睪酮，還測試妳的壓力激素釋放模式。

妳可以在 www.grassrootshealth.com 了解更多維生素D程度與疾病風險之間的關係，並進行維生素D測試。

妳可以在 www.health-and-wisdom.com 上從 Health and Wisdom 購買沐浴露、油或沐浴晶。

生物反饋設備，例如「心能商數學會」（Institute of HeartMath）的 emWave，可以幫助妳學習如何進入稱爲「心臟連貫性」（cardiac coherence）的狀態，在該狀態中，HRV（心率變異性）得到優化。見 www.heartmath.org。

膽固醇的核磁共振（NMR）脂質譜只能由 LabCorp（www.labcorp.com）或 LipoScience（www.liposcience.com）取得。

妳可以透過 www.saveonlabs.com 的 SaveOnLabs 自己訂購維生素 D3 測試。

要了解有關古代道教的更多訊息，例如「雌鹿功」（Female Deer Exercise），請閱讀張緒通（Stephen T. Chang）的著作《道的性理學：無限智慧之書》（*The Tao of Sexology: The Book of Infinite Wisdom*（San Francisco, CA: Tao Publishing, 1986）。

如果妳想找到執行和解釋熱成像的醫生，以便妳可以定期監測乳房，作爲愛的自我保健計畫的一部分，請造訪 www.breastthermography.com、www.breastthermography.org 或「國際臨床熱病學院」（International Academy of Clinical Thermology）的網站 www.iact-org.org 或「美國臨床熱病學院」（American College of Clinical Thermology）的網站 www.thermologyonline.org。

www.squattypotty.com 上提供用於支撐健康骨盆底的廁所矮凳。凱瑟琳・卡薩伊（Kathryn Kassai, P.T.,

C.E.S.）和基姆・佩雷爾（Kim Perelli）合著的《浴室鑰匙：杜絕失禁》（*The Bathroom Key: Put an End to Incontinence*, NewYork: Demos Health, 2012, www.demoshealth.com）書中有更多骨盆肌肉調理的訊息。

我強烈推薦 USANA 品牌的藥用級補充劑，我已經使用並推薦了很多年，我也是經銷商。更多訊息請見 www.usana.com。

第五章

《陰道獨白》（*The Vagina Monologues*）的作者伊芙・恩斯勒（Eve Ensler）組織了名爲「十億人起義」（One Billion Rising）的全球運動，www.onebillionrising.org，並舉辦了向性虐待倖存者致敬的活動。

有關兒童不良經歷的 ACE 研究結果資料，請見 www.acestudy.org。

「蒼蠅女士」（The Fly Lady）（www.flylady.net）的瑪拉・契利（Marla Cilley）教過數百萬人如何克服 CHAOS（不能擁有任何人綜合症）的知識，可借助她讓生活變得更加輕鬆。

第六章

我推薦以下幾本有關女性性行爲的書：

珍妮・韋德（Jenny Wade），《超越性：當做愛揭開面紗》（*Transcendent Sex: When Lovemaking Opens the Veil*, New York: Gallery Books, 2004）。

塔米・林恩・肯特（Tami Lynn Kent），《狂野女性：在女性體內尋找力量、精神與歡樂》（*Wild Feminine: Finding Power, Spirit & Joy in the Female Body*, New York: Atria Books/Beyond Words, 2011）。

雪莉・溫斯頓（Sheri Winston），《女人性覺醒的構造：指向隱匿歡愉的祕密地圖》（*Women's Anatomy of Arousal: Secret Maps to Buried Pleasure*, Kingston, NY: Mango Garden Press, 2009）。

芭芭拉・漢德・柯洛（Barbara Hand Clow），《性的液體之光：昆達里尼、占星術和重要的人生轉變》（*Liquid Light of Sex: Kundalini, Astrology, and the Key Life Transitions*, Rochester, VT: Bear and Company, 2001）。

博丹斯基夫婦（Steve and Vera Bodansky），《擴展大規模性高潮：妳如何施予和接受強烈的性快感》（*Extended Massive Orgasm: How You Can Give and Receive Intense Sexual Pleasure*, Alameda, CA: Hunter House, 2013）。

大衛・黛妲（David Deida），《通過性找到上帝：通過肉體的兩個喚醒靈魂的一個》（*Finding God Through Sex: Awakening the One of Spirit Through the Two of Flesh*, Boulder, CO: Sounds True, 2005）。

曼塔克・奇亞（Mantak Chia）和瑞秋・卡爾頓・阿布拉姆斯醫生（Rachel Carlton-Abrams, M.D.），《多性高潮的女人：每個女人都應該知道的性秘密》（*The Multi-Orgasmic Woman: Sexual Secrets Every Woman Should Know*, New York: Harper- One, 2009）。

我強烈建議妳觀看由「令人愉快的共識」（Welcomed Consensus）（www.welcomed.com）製作的DVD《高潮指南》（*A Guide to Your Orgasm*）。

由雷吉娜・湯瑪肖爾（www.mamagenas.com）經營的紐約市媽媽吉娜女子藝術學院，是學習如何與盆腔和性行爲重新建立聯繫的不可思議的資源。見其著作《媽媽吉娜女子藝術學院：利用快樂的力量遊走世界》（*Mama Gena's School of Womanly Arts: Using the Power of Pleasure to Have Your Way with the World*, New York: Simon & Schuster, 2002）和《媽媽吉娜給男性的經營者指南》（*Mama Gena's Owner's and Operator's Guide to Men*, New York: Simon & Schuster, 2004）。

吉娜・奧頓（Gina Ogden）博士是一位先驅研究人員，其 ISIS 研究揭示了有關新的女性性行爲資料，她撰寫了幾本該主題的書籍，包括《熱愛性愛的女性：普通女性描述快樂、親密和狂喜的道路》（*Women Who Love Sex: Ordinary Women Describe Their Paths to Pleasure, Intimacy, and Ecstasy*, Boston, MA: Trumpeter Books, 2007）。她的網站是 www.expandingsextherapy.com。

如今已經八十多歲的貝蒂・多德森（Betty Dodson）是鼓勵女性自我愉悅的先驅，她在 www.dodsonandross.com 上有一個專門介紹此主題的奇妙網站。

潭崔性愛學生萊拉・馬丁（Layla Martin）在其網站 www.layla-martin.com 上提供了有關女性特質和性行爲有效且有趣的線上課程。

婦女健康復健師塔米・林恩・肯特（Tami Lynn Kent）（www.wildfeminine.com）和開發沃恩技術（Wurn Technique）的沃恩夫婦（Larry and Belinda Wurn）（www.clearpassage.com）培訓了許多復健師，他們報告了因筋膜瘢痕和病變而導致性交痛苦的女性使用手動療法後難以置信的結果。珍妮佛・莫西爾醫生（Jennifer Mercier，M.D.）也是該領域專家，她爲一些從業者培訓盆腔瘢痕徒手治療的技巧。更多婦女健康復健師的資料請參見 www.obgyn-physicaltherapy.com。

我最喜歡的可用於芳香療法的精油是 www.Gabrielyoung.com 的 Uttati 油和 www.youngliving.com 的 Young Living 精油。

第七章

彼得・卡爾霍恩（Peter Calhoun）和阿特蘭・甘茲（Astrid Ganz）的著作《地球上最後的希望》（*Last Hope on Earth*, Knoxville, TN: World Service Institute, 2013）提供了積極的修復技術，包括去除烙印。

塔夫茨大學營養學家米莉安・E・尼爾森博士（Miriam E. Nelson Ph.D.）和珍妮佛・艾克曼（Jennifer Ackerman）合著了《社交網絡飲食：改變自己，改變世界》（*The Social Network Diet: Change*

Yourself, Change the World, FastPencil, 2011），內容涉及社交網絡如何影響我們的飲食和運動行爲，以及妳如何實行健康的生活方式並得到支持。此書可在 http://premiere.fastpencil.com 找到。米莉安・尼爾森的網站是 www.strongwomen.com。

有關能量連接的更多訊息，請閱讀羅賓・凱利醫生（Robin Kelly, M.D.）著作《人類天線：閱讀細胞歌曲中的宇宙語言》（*The Human Antenna: Reading the Language of the Universe in the Songs of Our Cells*, Fulton, CA: Elite Books/Energy Psychology Press, 2007）。www.humanant.com。

第八章

測試膽固醇的最新方法是 NMR 脂質譜，可從 LabCorp（www.labcorp.com）或 LipoScience（www.liposcience.com）取得。

妳可以透過 www.saveonlabs.com 上的 SaveOnLabs 訂購許多自己的實驗室測試，例如維生素 D 水平測試。妳可以在 http://www.vitamindcouncil.org 上了解更多有關維生素 D 的 25（OH）D 測試家庭版的訊息。妳可以透過 New Century Diagnostic Home Health Testing 網站的 ZRT 實驗室或英國的城市檢測中心訂購家庭檢測。

我發現最好的甲狀腺網站是瑪麗・舒蒙（Mary Shomon）的 www.thyroid.about.com。

每位患有甲狀腺問題的人都需要了解碘。請閱讀大衛・布朗斯坦醫生（David Brownstein, M.D.）所著《碘：爲什麼需要，爲什麼沒有就無法生存》（*Iodine: Why You Need It, Why You Can't Live Without It*, 5th edition, West Bloomfield, MI: Medical Alternatives Press, 2014）。

要克服既有的食物和體重障礙，我建議閱讀潔西卡・奧特納（Jessica Ortner）所著《減肥和身體自信解決方案：減輕壓力、減輕體重和增加愛心的女性指南》（*The Tapping Solution for Weight Loss &*

Body Confidence: A Woman's Guide to Stressing Less, Weighing Less, and Loving More, Carlsbad, CA: Hay House, 2014）。也可以造訪她的網站 www.thetappingsolution.com。

我也建議閱讀艾力克斯．賈米森（Alexandra Jamieson）寫的《女人、食物和慾望：擁抱渴望》（*Women, Food, and Desire: Embrace Your Cravings*, New York: Gallery Books, 2015），以及《與食物和好》（*Make Peace with Food, Reclaim Your Body*, New York: Gallery Books, 2015），還有珍娜．拉．弗拉梅（Jena la Flamme）寫的《愉悅減重的祕密：愛護身體和感覺極好的無內疚、無壓力做法》（*The Secrets of Pleasurable Weight Loss: The Guilt-Free, Stress-Free Path to Loving Your Body & Feeling Great* by Boulder, CO: Sounds True, 2015），或瀏覽珍娜．拉．弗拉梅的網站 www.PleasurableWeightLoss.com。

第九章

鮑伯．庫利的「抵抗靈活性」計畫大要見諸於其著作《靈活天才：伸展和增強身體的聰明方法》（*The Genius of Flexibility: The Smart Way to Stretch and Strengthen Your Body*, New York: Touchstone, 2005）。更多訊息參見其網站 www.thegeniusofflexibility.com。

有關肌筋膜釋放技術的信息，例如沃恩夫婦（Larry 和 Belinda Wurn）使用的技術，可以在 www.clearpassage.com 上找到。

妳可以在 http://fitness.mercola.com 上了解有關 Sprint 8 及其優勢的更多訊息。

第十章

勞瑞妮．內塔特（Llorraine Neithardt）是有直觀能力的人，她有自己的廣播節目「維納斯不插電」（Venus Un plugged）。她也設計鞋子做爲給阿芙蘿黛蒂的獻禮。

第十一章

羅伯特・弗里奇（Robert Fritchie）撰寫了精彩的《與神聖合一：以神聖之愛自我療癒》（*Being at One with the Divine: Self-Healing with Divine Love*, Knoxville, TN: World Service Institute, 2013）。他向世人傳授神聖之愛的力量，並花了數十年的時間記錄這種能量的治癒能力。妳可以在他的網站 www.worldserviceinstitute.org 上了解更多訊息並購買他的著作。我鼓勵妳至少參加一場他可能改變妳生命的線上研討會。

琳恩・麥塔格特（Lynne McTaggart）（www.lynnemctaggart.com）像羅伯特・弗里奇一樣擁有大型網絡，可以調控大宗事件以提高行星的振動。她寫了幾本有關能量連接的書，包括《鍵結效應：少數人的念力，如何改變多數人的生活？》（*The Bond: How to Fix Your Falling-Down World*, New York: Atria Books, 2011）。

我們是光，並且實際上會發光的這個事實，已由研究人員蓋瑞・施瓦茨博士（Gary Schwartz, Ph.D.）在亞利桑那大學的實驗室中得到證明。

賽拉・貝克（Sera Beak）的《熾熱與神聖：異端的愛情故事》（*Red Hot & Holy: A Heretic's Love Story*, Boulder, CO: Sounds True, 2013）和梅格恩・華特森（Meggan Watterson）的《顯示：達到精神上赤裸的神聖手冊》（*Reveal: A Sacred Manual for Getting Spiritually Naked*, Carlsbad, CA: Hay House, 2013）詳細探索了靈性、愉悅和神聖女性特質之間的關係。

妳可以在 www.absolute1.net/catherine-ponder.html 看到凱瑟琳・龐德（Catherine Ponder）的肯定語。

致謝

我首先要肯定自己寫書的軌跡。《女性的身體，女性的智慧》（*Women's Bodies, Women's Wisdom*）就像是不得不跟進的行軍，是改變婦女健康相關語言和習慣的「成敗攸關」任務。我感覺正在佈滿灌木叢和險惡岩石的山上徒步旅行一樣，而且還沒有前人留下的足跡。但是我非做不可，我成功了，感覺宿業債務已經償還。

儘管第一本書是極其痛苦的過程，但我一直認爲創作不必那樣辛苦。畢竟，我知道有些婦女在性高潮時生下了自己的嬰兒，何不以同樣的方式創作一本書？我終於做到了！《女神歲月無痕》的寫作和編輯過程極爲愉快，部分很簡單地可以歸因於持續有進展。現在，我們擁有的工具和科學技術已證明了思想、情感和身體之間的深刻聯繫，因此，我的工作並沒有受到任何質疑，需要我反覆「證明」自己的知識。當然，另一部分是我自己的個人發展。現在，我能夠認識並獲得自己一直夢想的支持和協助。一直以來都有很多！我只需要表示歡迎即可。因此，我很高興地感謝以下人士。

南希·佩斯克（Nancy Peske），編輯助理兼研究員，她那中西部人士的實用性格和職業道德正適合跟我合作。妳一直是天賜禮物，令創作本書充滿趣味。

我在Hay House出版社的編輯安妮·巴瑟爾（Anne Barthel）。妳從一開始就「進入狀況」，妳所有的建議都使本書大爲增色，妳讓編輯過程成爲一大樂事。

派蒂·吉福特（Patty Gift），感謝妳將如此出色的東海岸嚴謹編輯態度帶進這份工作。還有探戈、巴黎以及所有令人愉悅事物帶來的歡樂。

里德·崔西（Reid Tracy）、瑪格麗特·涅爾森（Margaret Nielsen）、克莉絲蒂·薩利納（Christy Salinas）以及 Hay House 的全體員工。我幾乎不敢相信自己能和如此志趣相同又有趣的團隊一起工作。

霍帛·馬修斯（Hope Matthews）是一位出類拔萃的直覺運動治療師。多年來，妳了解經典皮拉提斯運動以及情緒對身體的影響，見證並促進了我轉型，我非常感激。

朱莉·霍夫海默（Julie Hofheimer）是我的按摩治療師和直觀治療師，多年來幫助我保持肌肉和精神柔軟與協調，她見證並記錄了我身體的重生。

鮑伯·庫利（Bob Cooley）和波士頓天才靈活性中心（The Genius of Flexibility Center）的精英培訓師們。鮑伯，你和你的工作是我生命中很棒的禮物。你的慷慨、才氣和知識將繼續令我和身體驚奇、愉悅並且改變。

寶琳娜·卡爾（Paulina Carr）是我的超級助理，她竭盡全力維持我的公司和私人生活順利運作，有良好的幽默感和工作意願。

珍妮特·蘭伯特（Janet Lambert）是我深爲信賴的簿記員。她讓我的財務狀況循規蹈矩，其餘時間就是跳傘或滑水，展現了歲月無痕女神的強大實力！

費恩·曹（Fern Tsao）和女兒莫琳·馬內蒂（Maureen Manetti），我很幸運有妳們兩位極其高明的中醫師在附近執業，妳們所做的正是未來必備的醫療方式。

托沙·西爾弗（Tosha Silver），妳在對的時刻來到我的生命中，讓我想起了神聖秩序及其用法，我的生活和心靈都得到了深刻的療癒。

馬里奧・馬丁內斯（Mario Martinez），你的工作爲我提供了奠定這本書內容的科學基礎。我不知如何才能充分感謝你給我勇氣，用你的方式重塑自己的健康，也要感謝你教我明白表達實際健康和身體綻放的全新語言。你是我生命的禮物。

羅伯特・弗里奇（Robert Fritchie），謝謝，謝謝，感謝你對「神聖之愛」的奉獻以及創造出實用的方法，將這種愛帶給世上所有人，感謝你私下爲我和家人提供服務，也感謝你成爲我很好的朋友。

桃樂絲・E・寇恩（Doris E. Cohen），感謝妳的句子，後來成爲本書書名。在我最深的悲傷和靈魂黯淡的時刻，妳一直是我精神上的助產士和熟練的嚮導。妳已經啓動我最深切的渴望，給了我繼續前進的勇氣。我感激不盡。

梅蘭妮・埃里克森（Melanie Ericksen）是我的魔法美人魚醫生。第一次接受妳的治療，我就知道自己找對了人。妳是一位療癒、喜悅、美麗、有魔法和技巧的女神。我很高興妳和配偶托爾能進入我的生命。

黛博拉・克恩（Deborah Kern），感謝妳的友誼、映照，以及神聖存在。還有妳的各種可能性，所有一切。

雷吉娜・湯馬肖爾（Regena Thomashauer）（也就是媽媽吉娜），親愛的姐妹，感謝妳的勇氣和厚臉皮，將歡愉和快樂的作法帶入全世界女性的身心靈。願我們的歡樂之舞永遠持續。

對家中所有的「生活助理」。史蒂芬・米漢（Stephen Meehan）在花卉和植物方面的技巧超凡脫俗，你爲我創造了令我不斷驚奇的個人天堂。邁克・米漢（Mike Meehan）負責整理土地和樹木，他在凌晨五點就很開心地完成工作。邁克・布魯爾（Mike Brewer）多年來一直是最可靠、最開心的雜工。卡洛・多里奧（Carlo Dorio）是地球上最神奇的水管工。感謝父子電氣專家范恩（Vern）和麥克・卡西迪（Mike Cassidy）維護所有使此處「點亮」的東西。查理・格羅弗（Charlie Grover）每週一次前往回收中心，並確保戴安娜飲食無虞。感謝各位讓我們一直可以依靠的眼神。

我的兄弟和了不起的弟妹約翰（John）和安妮（Annie）、比爾（Bill）和洛里（Lori），你們的愛與支持對我意義重大。妹妹彭妮（Penny）和妹婿菲爾（Phil）（他稱我們爲姊妹妻子），在本書撰寫過程中與你們分享這麼多的冒險經歷多麼快樂。

媽媽，妳的體力和冒險精神一開始就開闢了這條路。沒有妳，我永遠也無法生出走完全程的毅力。

安妮（Annie）和凱蒂（Katie），我美麗的女兒。看著妳們倆在成年後蓬勃發展，眞是我的福氣。很開心我們一直有很多時間在一起，感謝妳們不管我的一些古怪和偶爾表現出來的強悍，仍然陪在我身邊，還有那些歇斯底里的狂笑。也要感謝我的新女婿邁克・沃茨（Mike Watts），他是一位「全能」、英俊又隨時用得上的男人。說眞的，我怎麼這麼幸運？

最後要感激戴安娜・格羅弗（Diane Grover），我一切事務的首席執行長、我的商業夥伴和好友、我的左右手。妳從一開始就陪著我，幾十年來也用不勝枚舉的方式爲這項工作服務。妳是眞正無價的珍珠，我不知道自己如果沒有妳，怎麼可能完成任何一件事。我向妳膜拜致敬。

衆生系列　JP0199

女神歲月無痕——永遠對生命熱情、保持感性與性感，並以靈性來增長智慧

Goddess never age : The secret prescription for radiance, vitality and wellbeing

作　　者／克里斯蒂安・諾斯拉普醫生（Dr. Christiane Northrup）
譯　　者／馬勵
責任編輯／劉昱伶
業　　務／顏宏紋

總 編 輯／張嘉芳
出　　版／橡樹林文化
城邦文化事業股份有限公司
104 台北市民生東路二段 141 號 5 樓
電話：(02)2500-7696　傳眞：(02)2500-1951
發　　行／英屬蓋曼群島商家庭傳媒股份有限公司城邦分公司
104 台北市中山區民生東路二段 141 號 2 樓
客服服務專線：(02)25007718；25001991
24 小時傳眞專線：(02)25001990；25001991
服務時間：週一至週五上午 09:30 ～ 12:00；下午 13:30 ～ 17:00
劃撥帳號：19863813　戶名：書虫股份有限公司
讀者服務信箱：service@readingclub.com.tw
香港發行所／城邦（香港）出版集團有限公司
香港灣仔駱克道 193 號東超商業中心 1 樓
電話：(852)25086231　傳眞：(852)25789337
Email: hkcite@biznetvigator.com
馬新發行所／城邦（馬新）出版集團【Cité (M) Sdn.Bhd. (458372 U)】
41, Jalan Radin Anum, Bandar Baru Sri Petaling,
57000 Kuala Lumpur, Malaysia.
電話：(603) 90578822　傳眞：(603) 90576622
Email：cite@cite.com.my

內　文／歐陽碧智
封　面／兩棵酸梅
印　刷／韋懋實業有限公司

初版一刷／ 2022 年 7 月
ISBN ／ 978-626-96138-1-6
定價／ 630 元

城邦讀書花園
www.cite.com.tw

國家圖書館出版品預行編目（CIP）資料

女神歲月無痕：永遠對生命熱情、保持感性與性感，並以靈性來增長智慧 / 克里斯蒂安．諾斯拉普醫生（Dr. Christiane Northrup M.D.）著；馬勵譯 . -- 初版 . -- 臺北市：橡樹林文化，城邦文化事業股份有限公司出版：英屬蓋曼群島商家庭傳媒股份有限公司城邦分公司發行，2022.07
面；　公分 . --（衆生；JP0199）
譯自：Goddess never age : the secret prescription for radiance, vitality and wellbeing.
ISBN 978-626-96138-1-6（平裝）

1.CST：女性　2.CST：健康法

411.1　　111007395

廣　告　回　函
北區郵政管理局登記證
北 台 字 第 10158 號
郵資已付　免貼郵票

104 台北市中山區民生東路二段 141 號 5 樓

城邦文化事業股分有限公司

橡樹林出版事業部　收

請沿虛線剪下對折裝訂寄回，謝謝！

|橡|樹|林|

書名：女神歲月無痕——永遠對生命熱情、保持感性與性感，並以靈性來增長智慧

書號：JP0199

橡樹林文化

讀者回函卡

感謝您對橡樹林出版社之支持，請將您的建議提供給我們參考與改進；請別忘了給我們一些鼓勵，我們會更加努力，出版好書與您結緣。

姓名：＿＿＿＿＿＿＿＿ □女 □男 生日：西元＿＿＿＿＿年

Email：＿＿＿＿＿＿＿＿＿＿＿＿＿＿＿＿

●您從何處知道此書？

□書店 □書訊 □書評 □報紙 □廣播 □網路 □廣告 DM □親友介紹

□橡樹林電子報 □其他＿＿＿＿＿＿

●您以何種方式購買本書？

□誠品書店 □誠品網路書店 □金石堂書店 □金石堂網路書店

□博客來網路書店 □其他＿＿＿＿＿＿

●您希望我們未來出版哪一種主題的書？（可複選）

□佛法生活應用 □教理 □實修法門介紹 □大師開示 □大師傳記

□佛教圖解百科 □其他＿＿＿＿＿＿

●您對本書的建議：

＿＿＿＿＿＿＿＿＿＿＿＿＿＿＿＿

＿＿＿＿＿＿＿＿＿＿＿＿＿＿＿＿

＿＿＿＿＿＿＿＿＿＿＿＿＿＿＿＿

＿＿＿＿＿＿＿＿＿＿＿＿＿＿＿＿

＿＿＿＿＿＿＿＿＿＿＿＿＿＿＿＿

非常感謝您提供基本資料，基於行銷及客戶管理或其他合於營業登記項目或章程所定業務需要之目的，家庭傳媒集團（即英屬蓋曼群商家庭傳媒股份有限公司城邦分公司、城邦文化事業股分有限公司、書虫股分有限公司、墨刻出版股分有限公司、城邦原創股分有限公司）於本集團之營運期間及地區內，將不定期以MAIL訊息發送方式，利用您的個人資料於提供讀者產品相關之消費與活動訊息，如您有依照個資法第三條或其他需服務之業務，得致電本公司客服。

我已經完全了解左述內容，並同意本人資料依上述範圍內使用。

＿＿＿＿＿＿＿＿＿＿（簽名）

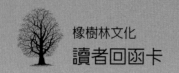